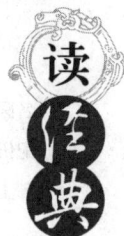

读经典 学名方系列

心系病名方

主　编　张国华　高日阳

副主编　安海燕　冯文林

编　委　（按姓氏笔画排序）

　　　　山林林　吕　琳　伍海涛

　　　　洪金妮　黄少慧

中国医药科技出版社

内容提要

本书是"读经典学名方系列"之一，以病证名为纲，以方剂为目，择取了历代中医典籍和近现代名医经用有效的心系病名方，并详细介绍每首方剂的名称、来源、组成、用法、功效、主治、方解、配伍特点及临床运用。方从法出，法从证出，方证相应，体现了中医辨证论治特色。本书适合临床医务工作者、医学生及患者家属参考使用。

图书在版编目（CIP）数据

心系病名方/张国华，高日阳主编 . —北京：中国医药科技出版社，2013.9
（2024.8 重印）.

（读经典学名方系列）

ISBN 978 – 7 – 5067 – 6103 – 1

Ⅰ. ①心…　Ⅱ. ①张…　②高…　Ⅲ. ①心系病（中医）- 验方 - 汇编

Ⅳ. ①R289.5

中国版本图书馆 CIP 数据核字（2013）第 075796 号

美术编辑　陈君杞
版式设计　郭小平

出版　中国医药科技出版社

地址　北京市海淀区文慧园北路甲 22 号

邮编　100082

电话　发行：010 – 62227427　邮购：010 – 62236938

网址　www. cmstp. com

规格　710 × 1020mm $^1/_{16}$

印张　19 $^1/_2$

字数　264 千字

版次　2013 年 9 月第 1 版

印次　2024 年 8 月第 2 次印刷

印刷　大厂回族自治县彩虹印刷有限公司

经销　全国各地新华书店

书号　ISBN 978 – 7 – 5067 – 6103 – 1

定价　38.00 元

《读经典学名方系列》
总编委会

中华医学源远流长，博大精深，是中华民族优秀传统文化的代表，是国家非物质文化遗产保护的重要内容，但随着全球经济一体化的推进，中华传统医药面临着边缘化的危险，中医药的保护、传承和发展工作迫在眉睫，应当引起我们的关注和重视。

方剂是中医重要的治疗手段，亦是中医文化的基础和核心内容之一。中医经方的产生可以追溯到商代的初期，由西汉刘向等整理并著录于《汉书艺文志》的《汤液经法》相传为伊尹所作，东汉张仲景在此基础上作《伤寒杂病论》，之后《千金要方》、《外台秘要方》、《太平圣惠方》等世代传承，人们创制总结出了大量的临床经用有效的方剂。这些方剂，经过历代学者们不断地充实和发展，已成为中医学中取之不尽的宝库，有效地指导着人们的临床。尤其是许多经典方剂，更以其科学的组方、合理的配伍、可靠的疗效而经久不衰，至今仍被作为指导临床组方的基础和处方的依据。本丛书收集的名方，即是中医经方的延续，有着重要的实用价值。我们从这些方剂中，筛选出临证各科名方，这些医方出自历代著名医家和经典医籍，同时广泛用于古今中医的临床实践中，具有较高的历史文化价值和很强的实用性。

本丛书以现代临床常见病为依据，本着符合现实、方便查阅的原则，参考现代中医学、西医学对疾病的命名和分类进行分册，分为呼吸病名方、养生名方、心系病名方、脾胃病名方、肝胆病名方、肾病名方、脑病名方、糖尿病名方、风湿病名方、妇科病名方、男科病名方、儿科病名方共12个分册，供不同专业的医务工作者及广大中医爱好者阅读和研究使用。

需要说明的是，中医讲究同病异治、异病同治的辨证论治原则，一方常常可以多用，在每一个方剂的【临床应用】部分，大部分都有提示和说明。希望读者在阅读本书和临床实践应用时，能够根据情况充分理解方剂的用法，达到灵活运用的目的。

先将本丛书的编辑特点和编写体例作统一说明：

1. 选方以古方为主，现代方为辅。从古籍中选取的方剂占60%～70%，从现代文献中选取的方剂占30%～40%。近现代名方主要选择一些已经公开的传统老字号配方、民国时期的名老中医和国家级名老中医的验方。

2．对方剂的介绍较为完整。介绍了每首方的名称、来源、组成、功效、主治、方解、临床应用等知识，有利于全面把握每首医方的特征。

3．突出方剂的临床实用性。在每首方的临床应用部分，归纳出用方要点，及历代医家应用该方的经验，可以使读者在学习的基础上能尽快将该方运用于临床。

4．同一病证下的方剂排序，主要依所出文献的年代顺序排列。现代方剂排序也是主要按照作者所处年代排序。

本丛书执行总主编高日阳教授和中国医药科技出版社范志霞主任一起负责丛书的设计规划和组织工作，并负责丛书资料补充和统稿定稿工作。分册主编承担各分册的组织落实工作，并负责分册的资料收集、撰稿和审定稿工作。

我们本着严谨认真的态度编辑本套丛书，但由于水平所限，思虑不周，引证和解释或欠详尽，敬请读者批评指正。

中国医药科技出版社

2013年5月

编写说明

中医药学是一个伟大的宝库，经方与验方浩如烟海，经方的延续，有着重要的实用价值，历代医家十分重视对经方的整理编纂。上自先秦，下迄明清、近现代，其中包涵大量的治疗心系病的名方和验方，犹如零金碎玉，散落在历代文献和学术著作中。积极发掘和整理治疗心系病的经方、以及历代名家的经验方，不仅能为广大医务工作者学习交流带来方便，也能让中医学习者起到事半功倍的效果。编者编写本书目的就是为广大医务工作者提供一部方便、实用的心系病名方工具书。

为方便读者查阅和使用，本书内容的编撰以病名为纲，以方剂为目，方剂根据其功用主治进行归类；本书所收方剂，多病机复杂，仅根据其主要病机进行归类。根据中医理论，心主神志，将神志性疾病归入心系病，如癫狂等。本书分心悸怔忡、胸痹心痛、不寐、癫狂、痫证、健忘、郁证来介绍，共收录各类效验良方 300 余首。方剂的收入以经方、历代名方、验方为主，包括近现代名家和国医大师的心得和经验。组方要求科学合理，简明精练，临床疗效显著。

本书部分经方采用了原著的用量及用法，读者在临床应用过程中，应在专业医师的指导下使用。本书适合广大医务工作者、中西医临床医师、基层医生、医学院校学生、及心系病患者参考使用。

受编者水平所限，本书编写难免有误，敬请读者批评指正。

编　者
2013 年 5 月

目　录

第一章　心悸（怔忡）

第二章　胸痹心痛

第三章 不 寐

第四章 多 寐

第五章 癫 狂

第六章　痫　　证

第七章　健　忘

第八章　郁　　证

第一章　心悸（怔忡）

心悸是指病人自觉心中剧烈跳动，心慌悸动不安，甚则不能自主，或脉见参伍不调的一种病证。常伴有气短、胸闷、眩晕、喘促等。心悸包括惊悸、怔忡。一般病程短、症状较轻者，称为惊悸；全身情况较差，病程长、病情较重者，常称为怔忡。

本病的形成因与内伤七情、痰饮、瘀血、过劳等有关。其病机主要有虚实两方面；虚证多由气、血、阴、阳亏损，心失养所致，实证多由痰火扰心，水饮上凌或心血瘀阻，气血运行不畅所致。心悸常见证型有心气不足、心虚胆怯、心阳不振、水饮凌心、心血不足、心脾两虚、阴虚火旺、心血瘀阻、痰瘀阻络、痰火扰心等。

心悸的治疗，虚证分别予以补气、养血、滋阴、温阳；实证则以祛痰、化饮、清火、行瘀。但本病以虚实错杂为多见，且虚实的主次、缓急各有不同，故治当相互兼顾。同时，由于心悸以心神不宁为其病理特点，故应酌情配合安神镇心之法。各种原因引起的心律失常（如心动过速、心动过缓、期前收缩、心房颤动或扑动、房室传导阻滞、预激综合征、病态窦房结综合征）、扩张性心肌病、风湿性心脏病、心功能不全、心肌炎、以及部分神经官能症等，如表现以心悸为主症者，均可参照本病辨证论治。

一、心阳不振

桂枝甘草汤

【来源】《伤寒论》

【组成】桂枝（去皮）四两，甘草（炙）二两。

【用法】上两味，以水三升，煎至一升。去滓，顿服。

【功用】补心气，温心阳。

【主治】心阳不足之心悸、怔忡。可因发汗过多，心下悸欲得按，心阳亏虚，短气急迫，身为振振摇，脉数不静，或大或小。

【方解】此方由二味药组成，其中的桂枝，辛甘，温通经脉，入心助阳，故以桂枝补心阳；甘草甘温，补心气、健脾气、益血脉，且二药相合，辛甘化合为阳，阳生阴化而奉心，心阳得复，心悸自愈。本方在伤寒论中的主治病机主要是心阳受损，无论是由于发汗太过，或者是由于病家延治而导致的发汗太过，其结果皆为心阳受损。由于心阳受损，故而才会出现"心动悸不安，欲得手按"等，故采用桂枝温通心阳。另外，因心阳不足，同时也一定会容易损伤脾胃之阳气，导致胸中之宗气受到严重的影响，故而采用炙甘草一味来顾护脾胃之阳气，补中气益脾胃，加之脾胃又是后天之本，治疗心脏的阳气不足则必要前提是脾胃功能正常。本方以复阳为主，阳生阴化是其宗旨，其助阳而不燥，滋阴而不寒，实为此方之特点。

【临床应用】

1. 用方特点 本方为心阳不足之心悸、怔忡的常用方剂。以心中悸动不安、胸闷、体疲乏力、面色淡白、形寒、舌淡苔白、脉弱或迟或结代为证治要点。

仲景治心阳虚弱，心悸、脉结代者，桂枝、甘草为必备之药，其治心阳虚为主时，皆用桂枝、甘草补益心阳。如治"心下逆满，气上冲胸"的苓桂术甘汤、"其人脐下悸者"的苓桂甘枣汤、"气从少腹上冲心者"的桂枝加桂汤、"厥而心下悸"的茯苓甘草汤、"脉结代，心动悸"的炙甘草汤。又如心阳虚且心悸烦汗出者用桂枝甘草龙骨牡蛎汤，桂枝去芍药加蜀漆龙骨牡蛎救逆汤属此类。

2. 现代应用 本方现代常用于治疗心律不齐，心肌缺血、心动过速、肺心病、风心病、冠心病、慢性胃炎等属上述病机者。还有报道用本方合真武汤治疗充血性心衰；在治疗失眠、房室传导阻滞、青紫舌、阳虚感冒、心血管疾病等方面均有良好效果。

3. 名家用验 当代名医刘渡舟治疗心阳虚心悸，症见患者两手交叉按其心上，伴有呕吐、体疲乏力、少气懒言、脉缓软无力，有时也呈结象，舌苔薄白，舌质淡嫩，治当甘温补虚，以补心胸阳气，方用桂枝甘草汤。

国医大师颜德馨教授擅长运用本方加减治疗各种心律失常。颜老认为，治疗心悸，通阳安神是必用之大法。对于脉迟、脉结等属阳虚夹瘀痰纠缠者，注重通阳祛邪之用，或配以麻黄附子细辛汤温阳通阳，或取瓜蒌薤白汤化痰通阳，或用血府逐瘀汤祛瘀通阳，以求通阳宁心之效；对脉代、脉微等属阳气衰微者，则合用通脉四逆汤以温阳通脉，此方为治疗少阴虚寒重证，故干姜用量较四逆汤增一倍，附子也选大者，温阳散寒通脉力宏；对脉促、脉数按之无力，或兼见沉细脉者，则按"实宜凉泄虚温补"之说，在温阳诸方中加入安神定悸之品；兼有神疲气短，心气不足者，则配以茯苓、茯神、酸枣仁、柏子仁等养心安神；兼有头晕头痛，肝阳上亢者，则佐以龙齿、龙骨、牡蛎、琥珀等平肝安神，或配以珍珠粉、琥珀粉、生晒参粉和匀吞服，既可安神定悸，又能制约附子辛热上亢之弊，有一举两得之功。可见颜老不拘于用本方治疗缓慢型心律失常，也常用本方得当加减治疗快速型心律失常，临床效果颇著。

4. 使用注意 本方辛温助热，易伤阴动血，凡温热病及阴虚阳盛、血热妄行、孕妇胎热以及产后风湿伴有多汗等情形均忌用。

桂枝甘草龙骨牡蛎汤

【来源】《伤寒论》

【组成】桂枝（去皮）一两，甘草（炙）二两，牡蛎（熬）二两，龙骨二两。

【用法】上四味，以水五升，煮取二升半，去滓，温服八合，日三次。用药10天为1疗程。病轻者需服用1~2疗程，病重者需服用3~4疗程。

【功用】潜阳，镇惊，补心，摄精。

【主治】心阳虚之心悸，症见心悸怔忡、虚烦、脏躁、失眠、遗精、舌质淡、苔薄白、脉虚弱等。

【方解】本方主治心烦，失眠、遗精，舌质淡，苔薄白，脉虚弱等。阳气虚弱而不能守护于心，则心悸；阳气虚弱，寒气内生，肆虐心神，则烦躁；阴寒浊气壅滞于胸，则胸闷；阳虚不能守护营阴，则汗出；阳虚不能和调内外，则乏力；阳虚阴寒困扰心神，则失眠，或精神萎靡；舌淡，苔薄，脉虚弱均为心阳虚之征。

　　方中桂枝温通心阳，和畅心气。甘草温补心气，与桂枝相用，温阳补阳。桂枝、甘草以复心阳之气。龙骨镇静安神，使神明内守。牡蛎潜镇浮阳之躁动。全方共奏补益心阳，潜镇安神之功，用之阳气得复，心神复安，病证得除。

　　【临床应用】

　　1. 用方特点　本方为治疗心阳虚烦躁证的基础方。以心悸易惊，失眠，畏寒，头晕，手足欠温，舌质淡红，苔薄白，脉沉弱者为证治要点。主治肾虚失精证为临床扩大应用。

　　2. 随症加减　若伴见头晕头痛者，加天麻，钩藤以平肝潜阳；伴见心动悸、烦躁不安者，朱砂、远志以安神定志。伴自汗者加玉屏风散、山萸肉、浮小麦等。若气虚明显者，加人参、白术；若气短者，加黄芪、山药；若胸闷明显者，加蛤蚧、木香；若心烦者，加知母、百合；若胸满者，加甘松、香附；若梦多者，加酸枣仁、磁石；若形寒肢冷者，加附子、肉桂、细辛；若有脑病者，加元胡、五灵脂；若舌苔腻明显者，加薤白、瓜蒌等。水饮内停加葶苈子、五加皮、车前子、泽泻；夹瘀血者加桃仁、红花、赤芍、川芎。

　　3. 现代应用　现今多用于治疗各种心律失常、急慢性心肌炎、心脏神经官能症、心肌缺血、精神分裂症，精神抑郁症、神经性头痛、中风、癫证、遗精、自汗等。无论是治疗心血管疾病，还是治疗精神神经疾病，都必须符合桂枝甘草龙骨牡蛎汤主治病机与审证要点，以此才能取得治疗效果。

　　4. 名家用验　国医大师颜德馨教授常用本方治疗心阳虚，伴见头晕头痛之心悸；当代名医赵锡武治疗充血性心力衰竭，伴见心动悸、烦躁不安者，用桂枝甘草龙骨牡蛎汤。刘渡舟治心悸常用此方，症见心悸甚而神不宁，坐立不安，其脉弦缓，按之无力，其舌淡而苔白。刘老认为：舌淡苔白，脉弦而缓，按之无力，阳气虚象端露。《素问·生气通天论》："阳气者，精则养神"，离宫火衰，失于潜养，神气浮越，故病心悸而神不安宁。故常以本方加味，方以桂枝、甘草温振心阳，龙骨、牡蛎潜镇心神，标本同治，疗效颇著。

　　5. 使用注意　本方温阳为主，对于阴虚火旺，症见烦躁易怒、口干、五心烦热、舌红少苔、脉细数者，不宜用本方；瘀血内阻者，痰湿内盛者，阳热体质者，慎用本方。桂枝甘草龙骨牡蛎汤证，是因为火逆下之，又以烧针反复误治，导致阴阳两伤，邪气微、正气亦弱，卫阳浮越，故桂枝用量稍轻。

忌海藻、菘菜、生葱、猪肉、冷水。

小建中汤

【来源】《金匮要略》

【组成】桂枝（去皮）三两，甘草（炙）二两，大枣（擘）十二枚，芍药六两，生姜（切）三两，胶饴一升。

【用法】上六味，以水七升，煮取三升，去滓。内饴，更上微火消解。温服一升，日三服。现代用法：水煎取汁，兑入饴糖，文火加热溶化，分两次温服。

【功用】温中补虚，和里缓急

【主治】中阳不足之心悸怔忡。症见心中悸动，虚烦不宁，面色无华；或伴四肢酸楚，手足烦热，咽干口燥。舌淡苔白，脉细弦；或中焦虚寒，肝脾不和证。腹中拘急疼痛，喜温喜按，神疲乏力，虚怯少气等。

【方解】本方为桂枝汤倍芍药加胶饴组成。主治中焦虚寒，肝脾失和，化源不足。中焦虚寒，肝木乘土，故腹中拘急疼痛、喜温喜按。脾胃为气血生化之源，中焦虚寒，化源匮乏，气血俱虚，故见心悸、面色无华、发热、口燥咽干等。治当温中补虚而兼养阴，和里缓急而能止痛。方中重用甘温质润之饴糖为君，温补中焦，缓急止痛。臣以辛温之桂枝温阳气，祛寒邪；酸甘之白芍养营阴，缓肝急，止腹痛。佐以生姜温胃散寒，大枣补脾益气。炙甘草益气和中，调和诸药，是为佐使之用。其中饴糖配桂枝，辛甘化阳，温中焦而补脾虚；芍药配甘草，酸甘化阴，缓肝急而止腹痛。诸药合用共奏温养中气，平补阴阳，调和营卫之功。六药合用，温中补虚缓急之中，蕴有柔肝理脾，益阴和阳之意，用之可使中气强健，阴阳气血生化有源，故以"建中"为方名。

【临床应用】

1. 用方特点　本方既是温中补虚，缓急止痛之剂；又为调和阴阳，柔肝理脾之常用方。以心中悸动，虚烦不宁，腹中拘急疼痛、喜温喜按，面色无华，口燥咽干，神疲乏力，虚怯少气，舌淡苔白，脉细弦为证治要点。

2. 随症加减　本方是由桂枝加芍药汤，重用饴糖组成，然其理法与桂枝汤有别。桂枝汤以桂枝为君，具有解肌发表，调和营卫之功，主治外感风寒表虚，营卫不和证；本方以饴糖为君，意在温中补虚，缓急止痛，主治中焦虚寒，虚劳里急证。若中焦寒重者，可加干姜以增强温中散寒之力；兼有气滞者，可加木香行气止痛；便溏者，可加白术健脾燥湿止泻；面色萎黄、短气神疲者，可加人参、黄芪、当归以补养气血。

3. 现代应用　现代临床多用于治疗胃及十二指肠溃疡、慢性肝炎、神经衰弱、再生障碍性贫血（再障）、功能性发热属于中气虚寒，阴阳气血失调者。

4. 名家用验　当代名医奚凤霖喜用本方治疗过缓性心律失常，症见心悸眩晕、腹部冷痛、肢体倦怠、舌体淡胖、苔白、脉迟等，用小建中汤，以补虚建中。名医焦树德用此方随症加减，治愈过许多疑难病证，如过敏性结肠炎、胃肠神经官能症、肠功能紊乱、顽固的溃疡病、年久难愈的腹痛等等；兼见心痛、胃脘痛者可加元胡。有血虚证者，加当归、川芎。盗汗多者，加浮小麦、茯神。兼虚热，体温在 37.6℃～38℃ 左右者，可加北柴胡、地骨皮。

5. 使用注意　本方常用于治疗中焦虚寒之脾胃病，但呕吐或中满者不宜使用，阴虚火旺之胃脘疼痛忌用。

苓桂术甘汤

【来源】《金匮要略》

【组成】茯苓四两，桂枝（去皮）三两，白术二两，甘草（炙）二两。

【用法】上四味，以水六升，煮取三升，去滓，分温三服。

【功用】温阳化饮，健脾利湿。

【主治】中阳不足、痰饮凌心之心悸怔忡。症见胸胁支满，目眩心悸，或短气而咳，舌苔白滑，脉弦滑或沉紧。

【方解】脾阳不足，健运失职，则湿滞而为痰为饮。而痰饮随气升降，无处不到，停于胸胁，则见胸胁支满；阻滞中焦，清阳不升，则见头晕目眩；上凌心肺，则致心悸、短气而咳；舌苔白滑、脉沉滑或沉紧皆为痰饮内停之征。方中以茯苓为君，健脾渗湿，祛痰化饮。以桂枝为臣，温阳化气，配合茯苓以温化水饮。以白术为佐，补益脾气，且助茯苓运化水湿。以炙甘草为使，调和诸药，健脾益气。

【临床应用】

1. 用方特点 本方为治疗中阳不足痰饮病之代表方。临床应用以胸胁支满、目眩心悸、舌苔白滑为辨证要点。

2. 随症加减 如咳痰量多、胸闷气喘、舌淡苔厚腻、脉弦滑，可酌加川贝、陈皮、半夏、全瓜蒌、苏子以燥湿化痰；心下痞或腹中有水声者，可加枳实、生姜消痰散水。如头目眩晕较重的，可加泽泻；若头面有烘热之象的，可加白薇；若血压偏高的，可加红花、茜草、益母草、牛膝；若脉见结代，则减去白术而加五味子；若湿痰作咳，则减去白术而加薏米；若见惊悸不安的，可加龙骨、牡蛎。偏于血瘀者，如胸痛较甚，伴见舌暗有瘀点瘀斑，可酌加丹参、川芎、红花、桃仁以活血化瘀；偏于气虚者，如气短乏力，动则心悸、脉沉细无力，酌加黄芪、党参或红参、麦冬、五味子以补气养心；偏于阳虚者，如下肢水肿、小便量少、两足不温、舌边有齿痕、脉沉而缓，酌加仙茅、仙灵脾、制附子、车前子、白茅根以温阳利水。

3. 现代应用 本方常用于冠心病、心源性水肿、心律失常、慢性支气管炎、支气管哮喘、心脑血管病之动脉硬化、慢性肾小球肾炎水肿、梅尼埃病、神经官能症等属水饮停于中焦者。

4. 名家用验 当代名医赵锡武治疗冠心病，症见心悸目眩、胸胁支满、苔白脉滑者，方从苓桂术甘汤出入。本方去白术加半夏、生姜为茯苓桂枝汤，主治伤寒发汗后，引饮过多，心下悸动。

刘渡舟用此方辨治为水气凌心、心阳受阻、血脉不利之"水心病。"症见心胸疼痛，心悸气短，多在夜晚发作；每当发作之时，自觉有气上冲咽喉，顿感气息窒塞，有时憋气而周身出冷汗，有死亡来临之感；颈旁之血脉又随气上冲，心悸而胀痛不休。视其舌水滑欲滴，切其脉沉弦，偶见结象。刘老认为此病由心、脾、肾阳虚，水不化气而内停，成痰成饮，上凌无制为患，心阳虚衰，坐镇无权，水气因之上冲，则见胸痛、心悸、短气等心病证候，用苓桂术甘汤治疗，效果颇优。

陈可冀教授常用此方合补心丹治心悸，获得良好效果。

5. 使用注意 若饮邪化热，咳痰粘稠者，非本方所宜。本方药性偏温，对中医辨证属阴虚，津液不足者，用之宜慎。

温通复脉汤

【来源】陈可冀验方

【组成】党参 10 ~ 15g，黄芪 10 ~ 15g，柴胡 10g，干姜 10g，升麻 10g，肉桂 1.5 ~ 3g（后下），白术 10g，当归 10g，陈皮 10g，净麻黄 3 ~ 6g，细辛 3 ~ 6g，制附子 10g，炙甘草 10g

【用法】水煎服，每日 1 剂；也可制成丸剂服用，每日 3 次，每次 3g。

【功用】益气补阳，温经散寒，提高脉率。

【主治】缓慢性心律失常（证属心肾阳虚之心悸），包括以心动过缓为表现的病态窦房结综合征，可以加速传导，提高脉率，改善虚寒证候。

【方解】本方以党参、黄芪、白术、炙甘草益心气；肉桂、干姜、附子温中散寒，回阳通脉；麻黄、细辛辛温散寒；柴胡、升麻升阳举陷；当归补血；陈皮理气。

【临床应用】温通复脉汤为陈老所常用之治疗缓慢性心律失常用方，效验明确。陈老非常重视芳香温通治法的应用，认为多种疾病，包括心脉痹阻及血脉不通，每与寒凝气滞有关，芳香温通以开窍醒神复脉，常可取得显著效果。并随症加减，温而无燥，口干者可伍石斛 30g，知母、黄柏各 6 ~ 10g，以制其燥，欲其温阳益气而不助火；有血瘀征象者，可加鸡血藤 30g、川芎 10g 以活血通瘀；有咽干、牙痛"上火"征象，不宜用大辛大热药者，药量酌减，或以巴戟天 10g、仙灵脾 30g、补骨脂 12g 温润药取代肉桂、附子及麻黄。尤其久服者，更应注意阴阳寒热消长情况。眩晕或晕厥发作，心率减慢，可以"生脉、四逆浓缩煎剂" 30 毫升服用（相当于常用量中药 1 剂）；畏冷明显，脉沉者，肉桂末 1.5g 冲服，一日 2 ~ 3 次；恶心、心悸等痰饮征象，可伍用苓桂术甘汤；血压高且有头晕、头痛、肢麻症状者，可酌加珍珠母 30g、葛根 12g、菊花 12g。

陈老在治疗缓慢性心律失常患者时，常用温热类药物方面，并依其程度强弱把温热药物分一、二、三类，①鹿茸、韭菜子、乌头、附子、肉桂；②仙茅、仙灵脾、巴戟天、胡芦巴、覆盆子、金毛狗脊、补骨脂、阳起石、益智仁、锁阳；③肉苁蓉、枸杞子、菟丝子、金樱子、骨碎补、鹿角胶、沙苑子、杜仲、续断。依病情不同酌加选用。

四合一方

【来源】秦家泰验方《名医治验良方》

【组成】党参15g，麦冬10g，五味子6g，桂枝10g，炙甘草5g，附子10g，北黄芪15g，当归10g。

【用法】每日1剂，水煎服，分2次温服。

【功用】温通血脉，强心助阳。

【主治】心阳虚损，心血不足所致的胸闷不舒，心悸怔忡，气短汗出，喘息乏力，动则加甚，面白肢冷，脉象细涩或结代。包括现代医学的风心病，窦性心动过速、期前收缩（过早搏动），心房颤动等各种心律失常病症。

【方解】本方以生脉散、桂枝甘草汤、当归补血汤、参附汤四方合方而成，故名四合一方。方中之生脉散，以其人参甘温补气，麦冬养阴补水之源，五味子敛肺生津，全方可益气生津，敛阴止汗，此即张景岳谓"善补阳者，必于阴中求阳，则阳得阴助而生化无穷"之意；桂枝甘草汤之温通心阳，专治心阳虚之心悸证，《伤寒论》以本方治"其人叉手自冒心，心下悸，欲得按者"；当归补血汤以黄芪大补脾肺之气，以资生化，当归养血通脉，共奏补气生血之功；参附汤之附子可强心壮阳，温通血脉。四方合一，温通血脉，强心补阳。盖心主血脉，心血不足则心失所养而见心悸气短，怔忡不安等症。肾为元阴元阳所寄之处，肾阳虚，阳失敷布，则气血运行受阻，故见面色白而肢冷，脉结代等。凡心律失常，传导阻滞，心房纤颤等病，中医辨证皆责之于心阳虚而心血不足，故治用本方可应手取效。

【临床应用】本方气血阴阳俱补，但以温通血脉，强心助阳为主，陈老常用此方治疗缓慢性心律失常、慢心心衰、心肌梗死等，效果明显。临床可根据兼症，适当加减。若阳虚肢冷较甚者可加淫羊藿、巴戟天、细辛等；若心阳虚，血脉瘀阻，舌质有瘀点，唇紫者，加丹参、三七、红花等；兼胸闷气滞者，可加香附，郁金等；大便秘结者，加火麻仁、桃仁等；胃纳不馨者，加鸡内金、炒山楂等；若痰热痹阻，心痛彻背，背痛彻心者，合瓜蒌薤白半夏汤；善后调理宜加生姜、大枣，以调和营卫。本方附子，宜用制附子，且须先煎久煎。陈老根据病情，若气息衰微，方中党参常易为红参，并重用黄芪。

温阳益气复脉汤

【来源】李介鸣验方（程爵堂，程功文．秘方求真．学苑出版社，2003）

【组成】黄芪20g，丹参18g，人参15g，北细辛6～15g，麦冬、五味子各12g，制附片、桂枝、甘草各10g，炙麻黄6g

【用法】每日1剂，水煎2次，早晚各服1煎。

【功用】温阳益气、和络复脉。

【主治】心肾阳虚，心阳不运所致脉象迟滞结代、心悸怔忡、胸憋气短等症。包括现代医学的病窦综合征以缓慢为主者，及窦性心动过缓（单纯性）。

【方解】本方系仲景方"麻黄附子细辛汤"改变君臣佐使加味而成。本病多生于年老体弱、久病过劳者，其心肾阳气亏损，心阳不运，胸中阴霾不散，则脉络受阻，心血失养，即可出现心悸怔忡，脉迟结代之诸症。故方中以人参、黄芪、附子益气壮阳以为君；细辛、麻黄、桂枝通阳以为臣；甘草益气兼和诸药；丹参活血通脉兼以养心；麦冬、五味子滋阴敛气，是遵景岳"善补阳者，必于阴中求阳，则阳得阴助而生化无穷"之训，辅阳气之生，制阳药之燥。诸药合用，共奏温阳益气，活血复脉之效。

【临床应用】本方为麻黄附子细辛汤、参附汤化裁而来，主治各种慢性心律失常或慢性心衰等。临床以心肾阳虚，心悸怔忡，脉迟结代为用方特点。

1. 随症加减　有房颤者加珍珠母、百合、琥珀末安神敛气，去附子、麻黄、桂枝，减细辛用量；心痛者加元胡、生蒲黄、檀香活血行气；胸憋者加瓜蒌、薤白宣痹通阳，或用菖蒲、郁金解郁理气；头晕者加菖蒲、磁石开窍通阳；气喘者加重人参用量，补元固脱。李老本方细辛用量较大，最大量可达30g，李老认为一般服药一个半小时即可见心率增加，4小时后逐渐下降，服用大剂量细辛只要用法得当，除少数人有一过性面红潮热外，未见有不良反应。

2. 使用注意　细辛毕竟有毒，此用量须在专业医生指导下应用。麻黄

（尤为生麻黄）用量一般10g，先煎，去上沫，因含有麻黄碱，可导致血压升高、异位心率增快、期前收缩，需要特别注意。附子因含有乌头碱有心脏毒性，如引起心率减慢、传导阻滞、室性期外收缩一般不用，用量：3～15g，需先煎至口尝无麻舌感为度。炙甘草大量长期服用易导致水肿，不适宜于湿盛胀满及心功能不全患者。红参虽可以改善心功能及心律失常，但易致血压升高，对合并高血压者慎用，同时注意另煎兑服。

健心汤

【来源】陈泽霖验方（《名医特色经验精华》上海中医学院出版社，1987）

【组成】党参12g（最好用生晒参4.5～6g），淡附片、枳实、桂枝、炙甘草、丹参、川芎、桃仁、红花各9g

【用法】水煎服，每日1剂，日服2次。

【功用】温通心阳、兼通心气。

【主治】由于病态窦房结综合征引起的心动过缓。

【方解】方用党参补心气；附片、桂枝温通心阳；炙甘草益气复脉；枳实行气导滞；丹参、川芎、桃仁、红花活血化瘀。诸药相辅相成，有助宗气推动之力，对加快心率有很好的作用。

【临床应用】本方为陈泽霖教授专为病态窦房结综合征引起的心动过缓而设，屡用屡验，效果甚佳。对心房纤维性颤动，其脉律绝对不规则，时快时慢，时强时弱，时有时无，此病属元阳虚微，心气大伤，可加淮小麦、龙齿、珍珠母、柏子仁、丹参、万年青。

阴阳调和汤

【来源】何立人验方（胡熙明编《中国中医秘方大全》）

【组成】熟地15g，肉桂3g，麻黄5g，鹿角胶10g（可以鹿角片，或鹿角粉、鹿角霜代用），白芥子10g，炮姜炭5g，生甘草10g。

【用法】每日1剂，分2次煎，每煎又分2～3次服完。

【功用】调和阴阳气血。

【主治】各种心律失常。

【方解】方中熟地能安五脏、和血脉、养心神；鹿角胶填精补髓，助熟地养血，据现代药理研究，本药对节律不齐的心脏可使节律恢复正常；麻黄走心经，兴奋心脏，加快心率，增加心搏（心率较快者禁用麻黄根），取其兴奋高位起搏点的作用；肉桂、炮姜炭温阳通脉；白芥子豁痰利气，散结通络；生甘草调和诸药。本方从整体着手，心肾并治，心脾共调，故用之多效。

【临床应用】何立人教授以本方为基础方，随症加减，用于治疗各种心律失常。伴口干，口苦黏，舌苔黄腻，舌质红，舌尖起刺而溲赤，心中热者，加黄连、山豆根；寐中不宁，心悸易发者，加淮小麦、琥珀、龙骨、牡蛎；口渴喜饮，易汗，舌红脉细数者，加生地、麦冬、阿胶、五味子、柏子仁等；畏寒肢冷，脉沉缓者，加附子、紫石英、赤石脂；气短、面色少华，舌淡脉弱者，加党参、黄芪、当归；胸闷痛者，加薤白、瓜蒌皮、郁金、茶树根；舌边有瘀斑，或舌质紫暗而胸部剧痛如刺者，加桃仁、失笑散；泛恶或咯吐黏痰，胸脘闷胀，舌苔黄腻，脉滑数者，加竹沥、半夏、石菖蒲、茵陈等。

破格救心汤

【来源】李可验方（《李可老中医急危重症疑难病经验专辑》）

【组成】附子30～300g，干姜60g，炙甘草60g，高丽参10～30g（另煎浓汁对服），山萸净肉60～120g，生龙牡粉、活磁石粉各30g，麝香0.5g（分次冲服）。

【用法】病势缓者，加冷水2000毫升，文火煮取1000毫升，5次分服，2小时1次，日夜连服1～2剂；病势危急者，开水武火急煎，随煎、随喂，或鼻饲给药，24小时内，不分昼夜频频喂服1～3剂。

【功用】回阳救逆，扶正固脱，活血化瘀，开窍醒脑。

【主治】心衰并发频发室性早搏、心房纤颤等。症见冷汗淋漓，四肢冰冷，面色㿠白或萎黄、灰白、唇、舌、指甲青紫。口鼻气冷，喘息抬肩，口开目闭，二便失禁，神识昏糊，气息奄奄。脉象沉微迟弱。

【方解】本方脱胎于《伤寒论》四逆汤类方，四逆汤合参附龙牡救逆汤及张锡纯来复汤，破格重用附子、山萸肉加麝香而成。方中四逆汤为中医学强心主剂，救治心衰，疗效显著。加入人参，成为四逆加人参汤，大补元气，滋阴和阳，益气生津，使本方更臻完善。山萸肉"能收敛元气，固涩滑脱，收涩之中，兼具条畅之性。故又通利九窍，流通血脉，敛正气而不敛邪气"，可助附子固守已复之阳，挽五脏气血之脱失。龙牡二药，为固肾摄精、收敛元气之要药；活磁石吸纳上下，维系阴阳；麝香急救醒神要药，开中有补。

【临床应用】李可运用此方治疗肺心病心衰、呼吸衰竭合并脑危象，肺心病心衰合并脑危象急性肾功能衰竭，风心病心衰，生命垂危，布鲁杆菌病急性心衰濒危，冠心病心绞痛发作或急性心梗，冠心病并发频发室性早搏，纤颤休克等症，效果显著。

破格救心汤的创制，继承发扬了四逆汤类方救治心衰的成熟经验，并师法近代中西医结合的先驱者张锡纯先生救治各类心衰休克的学术经验，大胆突破，破格重用附子、山萸肉，经40年反复临床验证，本方较之古代及现代同类方剂，更全面，更有效，更能顾及整体，纠正全身衰竭状态。在救治各类型心衰垂危急症方面，不仅可以泛应曲当，救生死于顷刻。而且突破了古代医籍所载五脏绝证、绝脉等必死之症的禁区及现代医院放弃治疗的垂死病人。一经投用本方，多数可以起死回生。

应用本方，要严格遵循中医学辨证论治法则，胆大心细，谨守病机，准确判断病势。脉证合参，诸症若见一端，即宜急服。凡亡阳竭阴之端倪初露，隐性心衰的典型症状出现（如动则喘急，胸闷、常于睡中憋醒，畏寒肢冷，时时思睡，夜尿频多，及无痛性心肌梗死之倦怠乏力，胸憋自汗等），急投本方平剂；亡阳竭阴之格局已成，急投本方中剂；垂死状态，急投本方大剂。服药方法，急症急治，不分昼夜，按时连服，以保证血液浓度，有效挽救病人生命。重症要24小时连服3剂。内外妇儿各科危重急症，或大吐大泻，或吐衄便血，妇女血崩，或外感寒温，大汗不止，或久病气血耗伤殆尽……导至阴竭阳亡，元气暴脱，心气暴脱，心衰休克，生命垂危（一切心源性、中毒性、失血性休克及急症导致循环衰竭），均可使用本方。临床以冷汗淋漓，四肢冰冷，面色㿠白或萎黄、灰白、唇、舌、指甲青紫。口鼻气冷，喘息抬肩，口开目闭，二便失禁，神识昏糊，气息奄奄，脉象沉微迟弱为证治特点。

使用注意：本方附子用量极大，运用不当可能中毒，故须在专业医生的指导下应用，且附子多采用黑顺片，并须同大量生姜和炙甘草先煎久煎。

麻辛附子汤

【来源】顾宣文验方（《中医内科学》，第七版）

【组成】麻黄 30g，熟附子 15g，细辛 9g，肉桂 15g，龙骨 30g，牡蛎 30g，檀香 9g，郁金 12g，红花 12g，川芎 12g，炙甘草 10g。

【用法】每日 1 剂，水煎 2 次，早晚分服。

【功用】温经散寒，和血通脉。

【主治】多用于病态窦房结综合征、窦性心动过缓、窦性心动过缓兼房性早搏或室性早搏、Ⅱ～Ⅲ度房室传导阻滞等缓慢型心律失常。

【方解】本方是在麻黄附子细辛汤的基础上加味而成。方中附子、肉桂温阳通脉；麻黄、细辛辛温散寒；龙骨、牡蛎重镇安神；檀香理气；郁金行气化瘀，清心解郁；红花、川芎活血化瘀；炙甘草益气复脉。全方共奏温经散寒，和血通脉之效。

【临床应用】顾宣文教授认为，本方的特点为温经散寒、和血通脉，且重用麻黄；麻黄用量可由小增大，可由 30g 增至 120g，并采用多次分服法，使药力持续而稳定在一定的水平上，且在治疗中并无发汗之弊。本方麻黄用量较大，须在专业医生指导下应用。

温阳散寒调脉汤

【来源】魏执真验方（随殿军，王迪《国家级名医秘验方》）

【组成】党参、生黄芪、白芍各 30g，当归、桂枝、肉桂、干姜、附片、鹿角片各 10g，川芎 15g。

【用法】水煎服，每日 1 剂，水煎 2 次，早晚分服。

【功用】温阳散寒，活血升脉。

【主治】消渴病心悸（糖尿病心律失常）阴寒类，心脾肾虚，寒邪内生，阻滞心脉型。症见心悸，气短，胸闷，胸痛，乏力，怕冷，肢凉，便溏，腰腿酸软无力或伴头晕，耳鸣，阳痿等，舌质淡暗，苔白或白腻，脉迟。

【方解】方中党参、黄芪益气；桂枝、肉桂、干姜、附片温阳散寒；白芍、当归养血；鹿角片补肾壮阳；川芎活血行气。全方共奏温阳散寒，活血复脉之效。

【临床应用】魏执真老中医立本方专为消渴病心悸而设，常用于糖尿病及糖尿病心脏病引起的心律失常；魏教授指出，本方不拘于糖尿病心律失常，对于各种病窦综合征、房室传导阻滞及室性早搏等，临床辨证属心脾肾阳虚者，均可用本方加减治疗。

振心复脉汤

【来源】魏汉林验方（随殿军，王迪《国家级名医秘验方》）

【组成】桂枝、茯苓、茯神各10g，炙甘草、太子参各15g，大枣5枚，远志6g，生龙骨、生牡蛎、珍珠母各30g（后三味先煎）。

【用法】水煎内服，每日1剂，首煎与复煎各取200ml，混合后分2次温服。2个月为1个疗程，观察2个疗程。

【功用】温阳益气，养心复脉。

【主治】心阳气虚型心悸。症状为心悸、胸闷、气短、神疲、失眠、多梦、易感冒、脉结或代等。

【方解】本方症乃因心阳气不足所致。心之阳气推动血液在脉管中川流不息，周而复始地运行。若心气不足，胸阳不展则见心悸、气短、胸闷、神疲；阳气虚不能固外则易感冒；心主神明，阳气虚则神无所主而失眠、多梦。故治宜振心阳，益心气，安心神，复心脉，方中用桂枝配炙甘草以振奋心阳；炙甘草、太子参、大枣、茯苓合用以补益心气；远志、龙骨、牡蛎、珍珠母、茯神安神定志。诸药合用，益气温阳，养心复脉，安神定志，标本兼顾。

【临床应用】本方振心阳，益心气，安心神，复心脉，但以益气温阳为主，临床适用于心阳不振为主要病机的心悸；在此基础上，可随症加减：若阳虚较甚，面色㿠白或萎黄，畏寒肢冷，加淡附片；心悸甚，早搏频发，用红参代太子参，炙甘草加倍；咽中不适，舌尖红者，加黄芩或再加知母；胸闷喜太息，加旋覆花（布包）、广郁金；失眠或彻夜不眠，加丹参、炒枣仁。

本方临床用于心律失常的治疗，效验明显。现代药理研究表明，本方中桂枝有中枢及末梢性扩张血管作用，能增强血液循环，可增强环己巴比妥钠的催眠及镇静作用；甘草有强心作用；大枣有增加肌力和耐力作用，可增加血清总蛋白与白蛋白作用；远志有降血压作用；龙骨有镇静作用；茯苓对小鼠有镇静作用，其浸剂对蛙心有抑制作用；茯神有明显的镇静作用；珍珠母有强心作用，并有利尿作用。

保元强心汤

【来源】钟坚验方（周宾．名医钟坚治疗心功能不全的经验方——保元强心汤．求医问药，2011）

【组成】红参（另煎冲）10g，黄芪30g，麦冬15g，炙五味子10g，丹参15g，川芎15g，鹿角霜10g，三七粉（分冲）3g，制附片10g，桂枝10g，泽泻20g，车前子（包煎）20g，地龙12g，炙甘草15g。

【用法】每日1剂，煎2次后合在一起，分6次温服（间隔1小时以上）。

【功用】补益心肾，活血通络，温化水饮。

【主治】风湿性心脏病，心功能不全、心律不齐，属心肾阳虚，血瘀水泛者。症见胸痛心悸，畏寒乏力，唇舌两颊发绀，喘息不能平卧，动则加剧，水肿腰以下为甚。舌淡胖，脉沉细或结代。

【方解】方中人参、黄芪补益元气，配鹿角霜、桂枝、附片温补心肾之阳，辅麦冬、五味子益气复脉强心；心衰者，血脉瘀阻，心络以通为用，故加入丹参、川芎、地龙、三七以活血化瘀通络；心衰者，阳虚水泛，方中桂附佐泽泻、车前子温阳利水；桂枝配炙甘草以助心阳，鼓舞气血运行。诸药合用，可温补心肾之阳，活血化瘀通络，强心复脉，利水退肿，实为标本同治之验方。

【临床应用】

保元强心汤为钟坚临床30余年来经验方，该方以《博爱心鉴》之保元汤和《内外伤辨惑论》之生脉散加减而成。该方主治中医辨证属心肾阳虚，血瘀水泛之心功能不全。钟坚曾以该方加减治疗风心病心衰，经住院以强心利尿治疗效果欠佳，心衰难予纠正患者多例，服药5剂后即能收效。因患者全心功能不全，多脏器慢性持续性充血，消化吸收功能差，故每剂药煎后宜多次分服。若将该方去利水药泽泻、车前子用于治疗冠心病之阳虚血瘀型，心功能不全之心绞痛，疗效亦佳，心功能改善，夜能平卧。水肿减退后人参改用党参30g，去桂附；阳虚肢冷加仙灵脾15g、干姜6g温脾肾之阳；舌紫有瘀斑者加桃仁10g、红花6g；脘腹胀气加木香10g、枳壳12g；苔腻纳差加炒苍白术10g、白茯苓15g、山楂12g、鸡内金6g。

二、心气不足

人参汤

【来源】《圣济总录》

【组成】人参一两半，茯神（去木）、百合、柴胡（去苗）各一两，木通（细剉，微炒）、麦门冬（去心，焙）、龙齿各一两半。

【用法】上七味，粗捣筛。每服五钱匕，用水一盏半，大枣三枚劈破，煎至一盏，去滓。分温二服，早食后相次服之。

【功用】益气养阴，安神定惊。

【主治】主治气阴不足之心悸怔忡。症见心烦，惊悸，失眠，言语谬误，不欲视听。

【方解】方中人参益心气安神；百合、麦冬滋阴；龙齿、茯神安神定惊，柴胡解郁，木通清心火，利小便，交通心肾。全方共奏益气养阴，安神定惊之功。

【临床应用】

1. 用方要点 本方以气阴不足、心神不宁为用方特点。症见心悸虚烦，失眠，言语谬误，不欲视听，舌红少苔，脉细数等。

2. 现代应用 本方临床常用于治疗气阴不足之心悸怔忡、失眠、神经官能症等。

3. 名家用验 当代名医赵锡武治疗冠心病，若伴心中痞气，胁下冲胸证偏虚者，常用人参汤加味，疗效显著。

龙齿散

【来源】《太平圣惠方》

【组成】 龙齿（细研如粉）三分，汉防己三分，麦门冬（去心）三分，黄芪（剉）三分，人参（去芦头）一两，独活一两，羚羊角屑一两，甘草（炙微赤，剉）三分，细辛三分，桂心三分，生干地黄一两，远志（去心）三分，白茯苓一两，杏仁（汤浸，去皮尖双仁，麸炒微黄）四十九枚。

【用法】 捣粗罗为散，先以水一大盏，入银一两，煎至六分，去银，次入药末四钱，又煎至四分，去滓，入竹沥半合，更煎一两沸，不计时候温服。

【功用】 镇静安神，益气养心。

【主治】 心风恍惚惊恐，心气不安。

【方解】 本方以龙齿镇惊安神；人参、黄芪、茯苓益气养心；麦门冬、生地滋心阴；远志安心神；防己、独活祛风；羚羊角屑平肝熄风；细辛、桂心通心阳；杏仁祛痰下气；甘草调和诸药。

【临床应用】

1. 用方特点 本方以气阴不足、心神不宁为用方特点。症见虚劳，不汗出而闷，心悸虚烦，脉结等。

2. 现代应用 现临床常用此方治疗失眠、癫痫等病。

紫石英散

【来源】《太平圣惠方》

【组成】 紫石英二两（细研如粉），桂心二两，白茯苓一两，人参一两（去芦头），白术半两，黄芪半两（剉），熟干地黄一两，甘草半两（炙微赤，剉），麦门冬一两（去心）。

【用法】 上药，捣粗罗为散，每服三钱。以水一中盏，入枣三枚，煎至六分，去滓，不计时候温服。

【功用】 益气镇心。

【主治】 治心气虚，苦悲恐，惊悸恍惚，谬忘，心中烦闷，面目或赤、或黄，羸瘦。

【方解】本方用紫石英镇心宁神，安魂定魄；紫石英，手少阴、足厥阴血分药。上能镇心，重以去怯也。下能益肝，湿以去枯也。心生血，肝藏血，其性暖而补，故心神不安，肝血不足者宜之。人参、黄芪、茯苓、白术益气养心；熟地、麦门冬滋心阴养心血；桂心通心阳；甘草调和诸药。全方共奏益气镇心之效。

【临床应用】

1. 用方特点　以心气虚，苦悲恐，惊悸恍惚，谬忘，心中烦闷，面目或赤、或黄，羸瘦为用方特点。

2. 现代应用　临床运用紫石英散从阴引阳、从阳引阴的方法治疗病窦综合征日久，出现阴衰阳脱，气血逆乱的离经脉和阴阳不相顺接的厥逆证。

惊悸养血汤

【来源】《医学正传》

【组成】黄芪、茯神、半夏曲、川芎各五分，远志（去心，甘草水浸）、桂心、柏子仁、酸枣仁（炒）、五味子、人参各二分半，甘草四分。

【用法】上细切，作一服。生姜三片，大枣一枚，水一盏，煎至七分服。如停水，加茯神、槟榔各三分同煎。

【功用】益气安神，燥湿化痰。

【主治】心气不足，痰浊扰心之心悸。症见形体肥胖、倦怠乏力、心悸不宁，舌淡苔厚腻，脉滑。

【方解】方中黄芪、人参益气宁心；茯神、远志、柏子仁、酸枣仁养心安神；五味子收敛心气安心神；半夏曲燥湿化痰；川芎活血行气，祛风止痛；桂心通心阳；甘草调和诸药。

【临床应用】

1. 用方特点　本方适用于气虚痰浊内停所致之心悸。临床以患者形体肥胖、倦怠乏力、心悸不宁，舌淡苔厚腻，脉滑为辨证要点。

2. 随症加减　如停水，加槟榔。

3. 现代应用　现常用于治疗肥胖患者心律不齐、失眠、郁证等。

益气安神汤

【来源】《万病回春》

【组成】当归一钱二分，茯神（去皮木）二钱一分，黄连八分，麦门冬（去心）、酸枣仁（炒）、远志（去心）、人参、黄芪（蜜炙）、胆星、淡竹叶各一钱，小草六分，生地黄一钱。

【用法】上判一剂，生姜一片，枣一枚，水煎服。

【功用】安神，补虚，化痰。

【主治】惊悸属心虚气虚而有痰者。

【方解】方中人参、黄芪益心气；当归补心血；茯神、酸枣仁、远志安心神；黄连、淡竹叶清心热；麦门冬、生地滋心阴；胆南星清热化痰；甘草调和诸药。

【临床应用】

临床运用益气安神汤治疗惊悸、失眠、多梦以及不寐等症。

三参珍灵汤

【来源】费一峰验方（《中医内科学》第七版）

【组成】太子参、丹参各18g，苦参18～24g，珍珠母30g，灵磁石30g，缬草（可用甘松代）、桑寄生各15g，炙甘草6g。

【用法】水煎服，每日1剂。

【功用】益气，安神，定惊。

【主治】阵发性心动过速。

【方解】本方以太子参、炙甘草益气；丹参活血；苦参清热；珍珠母、磁石安神定惊；缬草安神镇静；桑寄生补益肝肾。

【临床应用】

费一峰教授专为阵发性心动过速而立本方，伴阴虚者，加生脉饮；虚火妄动遗精腰酸，加知母、黄柏、龟板、熟地；伴胸阳不振，痰浊瘀阻者，加栝楼、薤白、桂枝、半夏等；气滞血瘀者，重用丹参，加黄芪、赤芍、桃仁、红花等；自汗，加麻黄根、浮小麦、山萸肉、乌梅。

心痹汤

【来源】 朱良春验方（《国医大师临床经验实录——国医大师朱良春》）

【组成】 生黄芪、潞党参、炒白术、茯苓各20g，当归尾、丹参、桃仁、红花各10g，水蛭粉（分吞）2g，䗪虫1.5g，炙甘草5g。

【用法】 水煎服，每日1剂。

【功用】 活血化瘀，温阳利水，益气宁心。

【主治】 治疗风湿性心脏病出现心衰属心气不足，心脉瘀阻，心下痞坚，心悸气短，唇绀足肿，舌有瘀斑，脉细结代者。

【方解】 方中黄芪、党参、白术、炙甘草益心气；茯苓利水渗湿，健脾，安神；当归、丹参、桃仁、红花活血化瘀；水蛭粉治此证效著，盖化瘀即所以利水也，配合益气扶正之品，遂无耗伤气血之弊。䗪虫破血通经，逐瘀消癥。全方共奏活血化瘀，温阳利水，益气宁心之效。

【临床应用】

朱老认为，风心病相似于"心痹"之候，多因风、寒、湿之邪侵入经络，搏于血脉，以致心体残损，气血亏虚，血脉瘀滞，久则脾肾亦虚，症见心悸气短，唇绀足肿，舌有瘀斑，脉细结代。凡瘀血征象明显而正气不太亏虚者，应侧重活血化瘀，佐以温阳利水、益气宁心之品。另临床还常用此方加减治疗冠心病、心绞痛、心律失常等。验案：郭某某，男，45岁，农民。5年前患风湿热，经治稳定；但后因受寒、劳累而数度复作，以致二尖瓣狭窄，诊为"风心病"。面色少华，两颧紫黯，稍事活动即感心悸、气短，甚则唇绀、咳呛；入暮两足浮肿加甚。苔薄腻，边有瘀斑，脉细涩而结代。病久致虚，心气不足，肺气失宣，遂致血行瘀滞，脉气失利。心痹已成，不易根治。治宜益气养营，活血化瘀，以调心气而利脉道。予上方5剂。药后自觉胸中畅适，心悸、气短亦较缓；后继守原方加减，症情逐步稳定，舌边瘀斑日渐消失，遂以膏剂调治巩固之。

健脾补气调脉汤

【来源】魏执真验方（随殿军，王迪《国家级名医秘验方》）

【组成】生黄芪、太子参、泽泻、羌活、独活各30g，白术、茯苓、陈皮、防风、柴胡各10g，升麻、葛根、川芎各15g。

【用法】水煎服，每日1剂，水煎2次，早晚分服。

【功用】健脾补气，活血除湿升脉。

【主治】消渴病心悸，证属心脾气虚，心脉瘀阻，血流不畅型。症见心悸，气短，胸闷或胸痛，乏力，不怕冷反怕热，肢温不凉，舌质淡暗，苔薄白，脉缓而细弱。

【方解】方中黄芪、太子参、白术健脾益气；茯苓利水渗湿，健脾，安神；泽泻、羌活、独活、防风除湿；陈皮理气，燥湿化痰；柴胡、升麻、葛根升阳举陷；川芎活血行气。全方共奏健脾补气，活血除湿升脉之功效。

【临床应用】

本方用于糖尿病心悸，证属心脾气虚，心脉瘀阻者，临床以心悸，气短，胸闷或胸痛，乏力，不怕冷反怕热，肢温不凉，舌质淡暗，苔薄白，脉缓而细弱为辨证要点。魏执真教授还用本方治疗窦性心动过缓，结区心律，加速的室性自主心律等。

三、心血不足

四物汤

【来源】《太平惠民和济局方》

【组成】当归（去芦，酒浸炒）、川芎、白芍、熟干地黄（酒蒸）各等份。

【用法】上为粗末，每服三钱，水一盏半，煎至八分，去滓，热服，空心，食前。现代服法：作汤剂，水煎服。可一日服用三次。早、午、晚空腹时服。

【功用】补血、和血、调经。

【主治】营血虚滞之心悸怔忡。可见心悸失眠，头晕目眩，面色无华，妇人月经不调，经量少或闭经，脐腹作痛，舌质淡，脉弦细或细涩等症。

【方解】本方是治疗营血亏虚，血行不畅的常用方剂。方中熟地，味甘，性微温，入肝肾经，补血滋阴、填精益髓为君药；当归，味甘，性辛温，入肝心脾经，能补血调经、活血止痛为臣药；白芍，味酸苦、性微寒，入肝脾，可补血柔肝、缓中止痛为佐药；川芎，味辛，性温，入肝胆，行气活血、镇定安神、祛湿止痛、疏肝散郁为使药。四药相合，动静结合，则补中有通，补而不滞，使营血恢复，而周流无阻。

【临床应用】

1. 用方特点　本方是治疗营血亏虚，血行不畅的常用方剂。以心悸失眠，头晕目眩，面色无华，妇人月经不调，经量少或闭经，舌质淡，脉弦细或细涩为证治要点。本方是从《金匮要略》胶艾汤化裁而来，为补血调经的基础方剂。本方皆补血入肝之品，共四味药物配伍，故名"四物汤"。"四物汤"是中医补血、养血的经典药方，方用当归、川芎、芍药、熟地四味药组成。四物汤一个很大的特点是，随着四味药物的比例不同，四物汤可以发挥广泛的功能。如重用熟地、当归，轻用川芎，则是一个补血良方；当归、川芎轻用或不用时，可以帮助孕妇保胎；重用当归、川芎，轻用白芍则能治疗月经量少、血瘀型闭经等等。此外，四物汤衍生出的无数"子方"、"孙方"在治疗妇科病方面也功不可没。较著名的有桃红四物汤，该方剂是由四物汤加桃仁、红花而成，专治血虚血瘀导致的月经过多，还能对付先兆流产、习惯性流产；四物汤加艾叶、阿胶、甘草后取名为胶艾四物汤，用来治疗月经过多，是安胎养血止漏的要方；四物汤加四君子汤后，名"八珍汤"，能气血双补；在八珍汤的基础上再加上黄芪、肉桂，则成为老百姓非常熟悉的十全大补汤。四物汤还被称为"妇科圣方"。

2. 随症加减　若血虚伴痛经可加香附、延胡索以活血调经；兼有气虚者，加入党参、黄芪以益气补虚；若血虚有寒者，则加肉桂粉、炮姜以温阳；若出现崩漏，则加入茜草根、艾叶、阿胶等以祛瘀止血。

3. 现代应用　现常化裁用于治疗心律不齐、失眠、冠心病、月经不调、胎产疾病、荨麻疹、骨伤科疾病、过敏性紫癜、神经性头痛等属营血虚滞者。

4. 使用注意 孕妇或月经期间慎用，对于阴虚发热，以及血崩气脱之证不宜。

安神镇惊丸

【来源】《万病回春》卷四

【组成】当归（酒洗）一两，白芍（煨）一两，川芎七钱，生地（酒洗）两半，白茯苓（去皮、木）七钱，贝母（去心）二两，远志（去心）七钱，酸枣仁（炒）五钱，麦门冬（去心）二两，黄连（姜汁炒）五钱，陈皮（去白）一两，甘草二钱，朱砂（研末飞过）一两。

【用法】上为细末，炼蜜丸，如绿豆大。每服五十丸，食远枣汤送下。

【功用】养血安神，清热镇惊。

【主治】血虚，心神不安，惊悸怔忡，不寐。

【方解】方中当归、白芍养心血；茯苓、远志、酸枣仁、朱砂安神定志；黄连清心热；生地、麦门冬滋心阴；川芎活血行气；贝母清热化痰；陈皮理气燥湿化痰；甘草调和诸药。

【临床应用】

1. 用方特点 以心悸气短，头晕目眩、失眠健忘，面色无华，倦怠乏力，纳呆食少，舌淡红，脉细弱为辨证要点。

2. 现代运用 现常用此方加减治疗心律不齐、失眠、小儿惊风，惊悸搐搦等症。

养血清心汤

【来源】《寿世保元》

【组成】当归（酒洗）一钱，川芎七分，白芍（酒炒）、生地黄（酒洗）、黄连（姜汁炒）各一钱，片芩（去朽）八分，栀子（炒）八分，酸枣仁（炒）、远志（去心）、麦门冬（去心）各一钱，甘草三分。

【用法】上剉一剂，生姜煎服。

【功用】养血清心，安神定悸

【主治】血虚火盛之怔忡，心慌恍惚，烦躁不宁。

【方解】方中当归、白芍养心血；黄连、黄芩、栀子清心热；生地、麦门冬滋心阴；酸枣仁、远志安神定志；川芎活血行气；甘草调和诸药。

【临床应用】

1. 用方特点 以心悸气短，头晕目眩、心烦失眠，舌尖红绛、脉细数为辨证要点。

2. 现代应用 现常用本方治疗心血不足伴心火偏亢之失眠、健忘等病。

养血安神汤

【来源】《万病回春》

【组成】当归身（酒洗）五分，川芎五分，白芍（炒）五分，生地黄（酒洗）一钱，陈皮五分，白术七分，茯神一钱，酸枣仁（炒）七分，柏子仁（炒）五分，黄连（酒炒）五分，甘草（炙）三分。

【用法】上剉一剂，水煎服。

【功用】养心清火。

【主治】惊悸属血虚火动者。症见心悸气短，头晕目眩、心烦失眠，舌尖红绛、脉细数。

【方解】本方以当归、白芍养心血；生地滋心阴；黄连清心热；茯神、酸枣仁、柏子仁安神定志；川芎活血行气；陈皮理气；白术健脾益气；甘草调和诸药。

【临床应用】

1. 用方特点 以心悸气短，头晕目眩、心烦失眠，舌尖红绛、脉细数为辨证要点。

2. 现代应用 临床运用养血安神汤加减治疗心律失常、失眠等症。

3. 使用注意 起居有节，劳逸适度，避免不良刺激。

安神补心汤

【来源】《古今医鉴》

【组成】当归一钱二分，川芎七分，白芍（炒）一钱，生地黄一钱二分，白术一钱，茯神一钱二分，远志（甘草水泡，去心）八分，酸枣仁（炒）八分，麦门冬（去

心）二钱，黄芩一钱二分，玄参五分，甘草三分（一方去远志、麦门冬、黄芩、玄参、加陈皮、柏子仁、酒炒黄连）

【用法】每天1剂，煎2遍和匀，早晚分服。或用10剂，研细末，炼蜜为丸，每粒10g，每服1粒，日2次。

【功用】养血安神，滋阴清热。

【主治】眠差、健忘，时易心悸、动辄易惊者。

【方解】当归、川芎、白芍、生地养血安神；远志性善宣泄通达，既能开心气而宁心安神、又能通肾气而强志不忘，为交通心肾、安定神志、益智强识之佳品；黄芩清热；茯神味甘、淡，性平，本方主要取其安神之功效；白术可补脾益气；枣仁养肝、宁心、安神，为治疗失眠要药。甘草性平、味平，归心、肺、脾、胃经，可补脾益气，且调和诸药。

【临床应用】

1. **用方要点** 临床应用以血不养心而致惊悸怔忡为病机特点。

2. **随症加减** 时有自汗或盗汗者加炙黄芪10g、煅牡蛎10g，以补气固表敛汗。失眠严重者加龙齿、珍珠母；胸闷痛者，加丹参、三七；大便秘结者，加酒大黄、火麻仁等。

3. **使用注意** 阳虚之人慎用。

4. **现代应用** 现代临床主要用于梅核气、梅尼埃病、失眠、心悸、神经官能症、中枢疾病、高血脂症、及动脉粥样硬化、中风、眩晕病等。

安定汤

【来源】《辨证录》卷四

【组成】黄芪一两，白术五钱，当归五钱，生枣仁五钱，远志三钱，茯神五钱，甘草一钱，熟地一两，半夏二钱，麦冬五钱，柏子仁三钱，玄参三钱。

【用法】水煎服。一剂而惊悸轻，再剂更轻，十剂全愈。

【功用】益气生血，补心肝。

【主治】心肝血虚之心悸怔忡。

【方解】方中黄芪、白术益气；当归、熟地补血；枣仁、远志、茯神、柏子仁安心神；半夏开郁散结；麦冬、玄参滋阴；甘草调和诸药。

【临床应用】

现临床常运用此方治疗冠心病、心律失常等病。

四、气血两虚

炙甘草汤

【来源】《伤寒论》

【组成】甘草（炙）四两，生姜（切）三两，人参二两，生地黄一斤，桂枝（去皮）三两，阿胶二两，麦门冬（去心）半升，麻仁半升，大枣（擘）三十枚。

【用法】上九味，以清酒七升，水八升，先煮八味，取三升去滓。内胶，烊消尽。温服一升，日三次。

【功用】益气滋阴，通阳复脉。

【主治】阴血不足，阳气虚弱、心脉失养之心悸怔忡。症见心悸心慌，虚烦失眠，面白无华，咽燥而渴，大便干结，舌质淡红少苔，脉细软结代。亦适用于温病后期，久热伤阴，津液耗伤，症见久热不退，口干舌燥，烦躁不安，以及心悸脉促。不仅治疗脉结代、心动悸有良好效果，并可以治疗阴虚肺燥，咳唾流涎，带有血丝，咽干舌燥，气短心跳，自汗颊红的虚劳性肺痿，也有良好的效果。

【方解】张仲景在《伤寒论》里面写道："伤寒，脉结代，心动悸，炙甘草汤主之。"本方是《伤寒论》治疗心动悸、脉结代的名方。其证是由伤寒汗、吐、下或失血后，或杂病阴血不足，阳气不振所致。阴血不足，血脉无以充盈，加之阳气不振，无力鼓动血脉，脉气不相接续，故脉结代；阴血不足，心体失养，或心阳虚弱，不能温养心脉，故心动悸。治宜滋心阴，养心血，益心气，温心阳，以复脉定悸。方中重用炙甘草甘温益气，通利血脉，缓急养心为君；人参大补元气、大枣甘温助甘草益气补脾养心，生地、麦冬、阿胶滋养营血，麻仁甘润补血共为臣；佐以桂枝、生姜辛行温通，温心阳，通血脉，诸厚味滋腻之品得姜、桂则滋而不腻。加清酒煎服，以清酒辛热，可温通血脉，以行药力，是为使药。诸药合用，滋而不腻，温而不燥，共奏益气养血，滋阴复脉之功，使气血充足，阴阳调和，则心动悸、脉结代，皆得其平。

【临床应用】

1. 用方特点 本方为阴阳气血并补之剂，是《伤寒论》治疗心动悸、脉结代的名方。临床应用以脉结代，心动悸，虚羸少气，舌光色淡少苔为辨证要点。

2. 现代应用 本方广泛用于治疗冠心病、风湿性心脏病、心肌炎、心肌病等，特别是用于治疗由这些疾病所致的各种心律失常。

3. 随症加减 方中可加酸枣仁、柏子仁以增强养心安神定悸之力，或加龙齿、磁石重镇安神；偏于心气不足者，重用炙甘草、人参；偏于阴血虚者重用生地、麦门冬；心阳偏虚者，易桂枝为肉桂，加附子以增强温心阳之力；阴虚而内热较盛者，易人参为南沙参，并减去桂、姜、枣、酒，酌加知母、黄柏，则滋阴液降虚火之力更强。

4. 名家用验 国医大师邓铁涛教授用本方加养心安神之珍珠层粉和化瘀通脉之蒲黄、五灵脂，共奏双补气血、养心安神、化瘀通脉之功，治疗风心病阴阳俱虚夹瘀之心悸，症见心动悸，体羸气短，面色黧黑，精神差，舌质胖嫩，边有齿痕，脉弱或虚大或结代。当代名医赵锡武治疗冠心病，若见脉结代、心动悸善用炙甘草汤。

5. 使用注意 全方的用量无需过大，过大量会导致腹胀。甘草的量，治疗心律不齐，可以用量大些；但对于肿瘤患者，甘草量大可以导致浮肿。另本方要用文火慢煎，煎煮时加"清酒"久煎，清酒，为古代的米酒，酒精含量不高，且经煎煮后，大部分酒精挥发，一般勿用高度白酒代替，以免辛燥过度，不利于心动悸恢复。

人参养荣汤

【来源】《太平惠民和济局方》

【组成】 白芍药三两，当归、陈皮、黄芪、桂心（去粗皮）、人参、白术（煨）、甘草（炙）各一两，熟地黄（制）、五味子、茯苓各七钱半，远志（炒，去心）半两。

【用法】 上剉散。每服四钱，水一盏半，生姜三片，枣子二枚，煎至七分，去滓，温服。现常作汤剂，水煎服。

【功用】补益气血，宁心安神。

【主治】气血两虚之心悸怔忡。可见积劳虚损，四肢沉滞，骨肉酸痛，呼吸少气，行动喘喂，小腹拘急，腰背强痛，心虚惊悸，咽干唇燥，饮食无味，阴阳衰弱，悲忧惨戚，多卧少起。久者积年，急者百日，渐至瘦削，五脏气竭，难可振复。又治肺与大肠俱虚，咳嗽下痢，喘乏少气，呕吐痰涎。

【方解】本方以人参、白术、茯苓、甘草补肺以生气，取血不足而益其气，阳生则阴长之意；辅以当归、熟地、白芍养血荣心；佐以五味子收心安神，远志能通肾气上达于心，使上下相交而气血化生，陈皮行气使补气药补而不滞，而充分发挥补气的作用；更使以肉桂导诸药入营分，配远志之入心而助生血之力。诸药共达五脏互养互荣之功，而统治诸虚。总之，其功效主在于养荣，故曰养荣汤。

【临床应用】

1. 用方要点 本方为治疗心气血两虚之心悸的常用方剂。以惊悸、乏力、自汗、健忘、失眠、舌淡苔白、脉虚弱无力为辨证要点。

2. 随症加减 此方以芍药为君，建中汤诸品俱在，恶饴糖之过甜动呕，故以熟地、当归、白术、人参诸种甘润之品代饴糖，以补至阴。然饴糖制造主以麦，麦为心谷，心者化血而奉生身也，故又代以远志之入心，又代以陈皮之行气。气血两虚变见诸症者，皆可服也。伴遗精滑泄者，加龙骨一两；伴咳嗽者，可加阿胶。本方与八珍汤的双补气血有所不同，八珍汤以四君子汤补气，四物汤补血，好象如此气血即得以双补。然进一步分析，四君子汤补气过于呆滞；四物汤补血却含川芎行血芳香燥烈之品，不适用于久虚之证。本方加陈皮以行气，去川芎之芳燥，再加远志、五味子，则静中有动，动中有静，动静药相得益彰，故可养荣而强身。方中虽有甘酸合化生阴之意，而酸收之中又有辛温之品通达，甘缓之中又有渗运之品行利，因而无壅滞碍胃之弊。功主于奉养心营，适于久服。十全大补汤为八珍汤中加黄芪、肉桂而成，虽然亦能双补气血，但仍存在上述八珍汤的缺点。如气血两虚欲长期服药者，或遇气血两虚证中兼有心虚，症见惊悸、自汗、健忘、失眠诸症者，则不如本方五脏互养互荣之效佳。

3. 现代应用　本方现代可用于气血两虚的多种病证，如冠心病、心律不齐、贫血、神经衰弱、月经不调、慢性气管炎、高血脂症、低营养创伤愈合障碍、慢性疲劳综合征、癌症、防治癌症放疗和化疗副作用等。有用本方加生地、珍珠母、茯神木等，用以治疗产后心肌炎、风湿性心肌炎、病毒性心肌炎等病。

4. 使用注意　本方适于气血两虚的多种病症，若属实证者则不适宜。由于阴虚阳旺而致心悸、自汗、失眠、健忘诸症者，不可用本方。

十全大补汤

【来源】《太平惠民和济局方》

【组成】人参，肉桂（去粗皮，不见火），川芎，地黄（洗酒，蒸，焙），茯苓（焙），白术（焙），甘草（炙），黄芪（去芦），川当归（洗，去芦），白芍药各等份。

【用法】上一十味，剉为细末。每服二大钱，水一盏，生姜三片，枣子两个，同煎至七分，不拘时候温服。

【功用】温补气血。

【主治】主治气血两虚之心悸怔忡。症见形体消瘦，神疲倦怠，气短乏力，面色萎黄，心悸失眠，或虚劳咳嗽，或崩漏不止，血色暗淡，或疮疡溃后久不收敛，舌淡苔白，脉虚弱无力者。

【方解】本方是由八珍汤加黄芪、肉桂组成。方中以四君子汤（人参、白术、茯苓、甘草）大补脾肺之气，四物汤（当归、熟地黄、川芎、白芍）养血活血，滋阴和营，更以肉桂、黄芪温阳益气，鼓舞气血生长，佐以生姜、大枣，鼓舞脾胃之气，以资气血生化之源。诸药合用，共奏补脾益气，滋补阴血之功，是治疗气血两虚诸证的良药。

【临床应用】

1. 用方要点　本方为温补气血的进补名方。以形体消瘦，神疲倦怠，气短乏力，面色萎黄，心悸失眠，或虚劳咳嗽，或崩漏不止，血色暗淡，舌淡苔白，脉虚弱无力为辨证要点。

2. 随症加减　本方是由补气的四君子汤（人参、白术、茯苓、甘草）和补血的四物汤（熟地、白芍、当归、川芎）合方再加温补的黄芪、肉桂组成，从而成为一张温补气血的进补名方。若伴遗精滑泄者，加龙骨并重用以收敛固涩；伴咳嗽者，可加阿胶以滋阴润燥。

3. 现代应用 常用于气血两虚的多种病证，如冠心病、心律不齐、贫血、神经衰弱、月经不调、功能性子宫出血、慢性萎缩性胃炎、席汉综合征、胃下垂、顽固性荨麻疹、慢性气管炎、肺结核、癌症病人，或放疗、化疗以后，以及所有慢性消耗性疾病而见有以上症状者，均可用此方治疗。

4. 名家用验 名中医李振华运用十全大补汤加味治疗风湿性心脏病证属气血亏虚、心脉失养型，诸症自可痊愈。

5. 使用注意 本方适于气血两虚的多种病症，体内有实热及阴虚火旺者不宜服用。

补心汤

【来源】《备急千金要方》

【组成】人参、甘草、枳实、当归、龙齿、桔梗各三两，半夏、桂心各五两，黄芪四两，生姜六两，茯神二两，大枣二十枚，茯苓、远志各三两。

【用法】上十四味㕮咀，以水一斗二升先煮粳米五合令熟，去滓，纳药，煮取四升，分服八合，日三夜二。

【功用】益气养血，补心安神。

【主治】气血不足，心失所养之心悸怔忡。症见奄奄忽忽，朝差暮剧，惊悸心中憧憧、倦怠乏力、胸满不下食，阴阳气衰，脾胃不磨，不欲闻人声，舌淡苔薄白，脉沉细。

【方解】方中人参、黄芪养心气；茯苓、远志、茯神养心安神；当归、大枣养心血；龙齿镇惊安神；枳实利气行津，以散痞结；桂心与水中补火，以温阳气之虚；半夏燥湿化痰，降逆止呕，消痞散结以除胸满不下食；生姜健胃，姜、枣配合和中而调营卫；桔梗载药以滋心阴；甘草调和诸药。全方共奏益气养血，补心安神之功。

【临床应用】

1. 用方特点 本方以心中惊悸、气血不足、心神不宁为用方要点。

2. 现代应用　本方益心气、养心血、温心阳、安心神，现临床也常用以治疗心律不齐，心绞痛等心血管疾病，有显著的临床疗效。

养心汤

【来源】《医方集解》

【组成】黄芪（蜜炙），茯苓、茯神、当归（酒洗）、川芎、半夏曲各一两，甘草（炙）一钱，柏子仁（去油）、酸枣仁（炒）、远志（去心，炒）、五味子、人参、肉桂各二钱半。

【用法】每服五钱，水煎，姜三片、枣一个，食前服。

【功用】益气补血，宁心安神

【主治】治心虚血少，神气不宁，怔忡惊悸。

【方解】方中人参、黄芪以补心气，川芎、当归以养心血，茯苓、茯神、远志、柏子仁、酸枣仁以宁心安神，五味子收神气之散越，半夏去扰心之痰涎，甘草补脾土之母以培心之子，肉桂温心阳。全方润以滋之，温以补之，酸以敛之，香以舒之，则心得其养矣。

【临床应用】

1. 用方要点　本方为甘温偏热补剂。以心虚血少、心悸不宁而无热象者为证治要点。

2. 随症加减　若胸痛胸闷者，加丹参、元胡、郁金理气解郁；伴失眠者加珍珠母、生龙骨、琥珀等以安神；烦热者，加知母、黄柏以泄热除烦；口渴烦躁，加麦冬、竹茹以滋阴除烦；水停怔忡明显者，加槟榔、赤茯苓等以利水消肿；健忘惊悸者，加石菖蒲、白芍、龙眼肉等以养血安神。

3. 现代应用　本方现代多用治疗冠心病、心律失常、心脏神经官能症、失眠、贫血、健忘、低血压、病毒性心肌炎、癫痫、狂证等。

4. 使用注意　实证或有热象者不适宜。

宁志丸

【来源】《仁斋直指方论》

【组成】人参、白茯苓、茯神、柏子仁、琥珀、当归、酸枣（温酒浸半日，去壳，隔纸炒香）、远志（酒浸半日，新布裹，捶取肉，焙）各半两，乳香、朱砂（另研）、石菖蒲各一分。

【用法】上末，炼蜜丸如桐子大。每三十丸，食后枣汤下。

【功用】益气补血，养心安神。

【主治】气血两虚之心悸怔忡。症见心悸气短，多梦易醒，善惊易恐，坐立不安，畏风自汗，情绪不宁，恶闻喧哗吵闹，舌淡，脉细弱等。

【方解】方中人参、当归、茯苓益气养血；酸枣仁、柏子仁、远志、茯神养心安神；乳香、朱砂、琥珀安神定悸；石菖蒲化湿开胃，开窍豁痰，醒神益智。全方共奏益气补血，养心安神之功。

【临床应用】

1. 用方要点 本方适用于气血两虚之心悸怔忡。以心悸气短，多梦易醒，善惊易恐，坐立不安，畏风自汗，情绪不宁，恶闻喧哗吵闹，舌淡，脉细弱为证治要点。

2. 现代应用 现临床除用于治疗心悸、怔忡外，还常用于治疗失眠、心脏神经官能症、痫证。

益荣汤

【来源】《重订严氏济生方》

【组成】当归（去芦，酒浸）、黄芪（去芦）、小草、酸枣仁（炒，去壳）、柏子仁（炒）、麦门冬（去心）、茯神（去木）、白芍药、紫石英（细研）各一两，木香（不见火）、人参、甘草（炙）各半两。

【用法】上药㕮咀，每服四钱，水一盏半，生姜五片，大枣一枚，煎至七分，去滓，温服，不拘时候。

【功用】补血养心。

【主治】气血两虚之心悸怔忡。思虑过度，耗伤心血，怔忡恍惚，善悲忧，夜多不寐，小便或浊。

【方解】方中人参、黄芪、当归、炙甘草补气养血；麦冬、白芍养阴；酸枣仁、柏子仁、茯神养心安神；紫石英镇心安神；木香行气，以避过分滋腻之嫌；小草通利小便。诸药合用，共奏益气补血，养心安神之功。

【临床应用】

1. 用方要点 适用于气血两虚之心悸怔忡。以心悸气短，倦怠乏力、头晕目眩、失眠健忘，面色无华、纳呆食少，舌淡红，脉细弱为辨证要点。

2. 现代应用 临床常用于治疗心悸、怔忡、失眠、心脏神经官能症。

琥珀养心丹

【来源】《证治准绳·类方》卷五。

【组成】琥珀（另研）二钱，龙齿（煅，另研）一两，远志（黑豆、甘草同煮，去骨）、石菖蒲、茯神、人参、酸枣仁（炒）各五钱，当归、生地黄各七钱，黄连三钱，柏子仁五钱，朱砂（另研）三钱，牛黄（另研）一钱。

【用法】上为细末，将牛黄、朱砂、琥珀、龙齿研极细，以猪心血丸，如黍米大，金箔为衣。每服五十丸，灯心汤送下。

【功用】养心安神，清热除烦

【主治】心血亏虚，惊悸，夜卧不宁，或怔忡心跳者。兼见心烦，口干，失眠，多梦，健忘。

【方解】本方以人参补心气以宁心，生地养心阴以制火，黄连清心火之妄动，龙齿定魂魄之飞扬，枣仁滋养心神，远志交通心肾，归身养血荣心，茯神安神定志，柏子仁养心气，琥珀利心营，石菖蒲开心气以通窍，牛黄凉心热以定惊，朱砂镇坠心气、安心神，更以猪心血引之入心，金箔制肝坠热，灯心泄热从小便去也。朱砂、琥珀、龙齿、远志、石菖蒲、茯神重镇安神开窍；牛黄、黄连、酸枣仁、柏子仁、生地清热除烦，养阴生津。盖热从下泄，则心火自降而心气和平，则心悸自平。

【临床应用】

1. 用方要点 本方为治心气血不足、心神失养、心虚热炽之心悸的方剂。

以心胸烦热，心悸，口干，失眠，多梦，健忘为证治要点。配伍要点：牛黄、黄连、酸枣仁、柏子仁、生地清热除烦，养阴生津；朱砂、琥珀、龙齿、远志、石菖蒲、茯神重镇安神开窍。盖热从下泄，则心火自降而心气和平，则心悸自平。本方用药除有朱砂、琥珀、龙齿、远志、石菖蒲、茯神等为数不少重镇安神药外，还有不少如牛黄、黄连、酸枣仁、柏子仁、生地等清热除烦、养阴生津的药，故本方尤其适用于心血亏虚、惊悸怔忡、夜卧不宁者，效果显著。

2. 使用注意　实证，有寒象者则不适宜。

3. 现代应用　本方现代尚常用于治疗癫痫、狂证。

十四友丸

【来源】《太平惠民和剂局方》卷五

【组成】熟地黄、白茯苓、白茯神（去木）、人参、酸枣仁（炒）、柏子仁（另研）、紫石英（另研）、肉桂、阿胶（蛤粉炒）、当归、黄芪、远志（汤浸，去心，酒洒蒸）各一两，辰砂（另研）一分，龙齿（另研）二两。

【用法】上为末，同另研四味，炼蜜为丸，如梧桐子大。每服三十丸，食后枣汤下。

【功用】养心补肾，安神定志

【主治】心肾亏虚，气血不足之心悸怔忡。症见心悸怔忡、神志不宁，夜卧不安、倦怠乏力，头晕目眩、舌淡暗或青紫，苔白滑，脉沉微细。

【方解】方中人参、黄芪益心气；熟地补肾填精；阿胶、当归养心血；茯苓、茯神、远志、酸枣仁、柏子仁安心神；紫石英、辰砂、龙齿镇心宁神，安魂定魄；肉桂温通心阳。全方共奏养心补肾，安神定志之功。

【临床应用】

1. 用方特点　本方以心悸怔忡、神志不宁，夜卧不安、倦怠乏力，头晕目眩、舌淡暗或青紫，苔白滑，脉沉微细为辨证要点。

2. 现代应用　现临床常用十四友丸治疗心悸怔忡、失眠、健忘等症。近代名医施今墨运用十四友丸治疗血不上荣之失眠，症见不寐多梦，睡而易醒，兼见心悸健忘，体倦神疲等。当代著名中医张琪常用十四友丸治疗心肾两虚的不寐，效果甚佳。

平惊通圣散

【来源】《古今医统大全》

【组成】当归、人参、黄连、茯神、远志、甘草（炙）各三钱，石菖蒲、朱砂（另研）各二钱。

【用法】上为细末。竹叶煎汤调二钱，食后临卧服。

【功用】益气养血，安神定惊。

【主治】一切惊悸，怔忡，健忘等证。

【方解】方中人参益心气；当归补心血；茯神、远志、石菖蒲、朱砂宁心安神定惊；黄连清心热；甘草调和诸药。

【临床应用】

平惊通圣散由养血安神的基础方定志丸（《千金方》）衍化而来，现临床多用于治疗心神不安、心悸怔忡、失眠多梦以及健忘等症。

枣仁汤

【来源】《备急千金要方》卷十九。

【组成】枣核仁二合，人参二两，芍药、桂心各一两，黄芪、甘草、茯苓、白龙骨、牡蛎各二两，生姜二斤，半夏一升，泽泻一两。

【用法】上十二味，㕮咀，以水九升，煮取四升。一服七合，日三。若不能食，小腹急，加桂心六两。

【功用】安神定惊；益气温阳。

【主治】虚劳，气血两虚，夜梦遗精，茎核微弱，惊悸，小腹里急。

【方解】方中首取枣仁通肝气而愈惊，龙骨、牡蛎秘精气而固肾脱，参、芪、甘草保元气而补大虚，茯苓、泽泻利水道而除水气，生姜、半夏逐滞气而通清阳，桂心、芍药和荣气而除里急也。

【临床应用】

现临床运用此方治疗心悸、失眠、焦虑、神经衰弱等症。

经验定心丹

【来源】《医灯续焰》

【组成】茯神（去皮木）一两，远志（酒浸软去心）五钱，人参（去芦）八钱，沉香（黑重沉水者，不见火）三钱，龙骨（煅）七钱，怀生地（洗去土）一两半，当归身（酒洗）一两，白芍药（酒炒）八钱，丹参（去芦）一两，桂枝（去骨）三钱，甘草（炙）二钱，荷蕊（出水而未开者焙干）一个。

【用法】为极细末，炼蜜为丸，如绿豆大，用上好水飞过，朱砂为衣。每服二钱，食远白汤下。午后勿服。此方验过多人矣。

【功用】益气养血，安神定心。

【主治】心经气血不足，神不安而忡悸者。

【方解】方中茯神、远志安心神；人参、炙甘草益心气；沉香行气；龙骨重镇安神；生地滋心阴；当归、白芍补心血；丹参活血；桂枝通阳化气，桂枝配白芍可调和营卫；荷蕊清心除烦。

【临床应用】

临床运用此方治疗心悸怔忡等症。

安魂汤

【来源】《医学衷中参西录》

【组成】龙眼肉六钱，酸枣仁四钱（炒，捣），生龙骨五钱（捣末），生牡蛎五钱（捣末），清半夏三钱，茯苓片三钱，生赭石四钱（轧细）。

【用法】水煎服。

【功用】补心血，安魂魄，清痰饮。

【主治】心中气血虚损，兼心下停有痰饮，致惊悸不眠。

【方解】方中用龙眼肉以补心血，酸枣仁以敛心气，龙骨、牡蛎以安魂魄，半夏、茯苓以清痰饮，赭石以导引心阳下潜，使之归藏于阴，以成瞌睡之功也。

【临床应用】

失眠：一媪，年五十余，累月不能眠，屡次服药无效。诊其脉有滑象，且其身形甚丰腴，知其心下停痰也。为制此汤，服两剂而愈。

定心汤

【来源】《医学衷中参西录》

【组成】龙眼肉一两，酸枣仁五钱（炒，捣），萸肉五钱（去净核），柏子仁四钱（炒，捣），生龙骨四钱（捣细），生牡蛎四钱（捣细），生明乳香一钱，生明没药一钱。

【用法】水煎服。

【功用】益气养血，安神定惊。

【主治】心虚怔忡。

【方解】"心藏神"，心中气血亏损，失其保护之职，心中神明遂觉不能自主，而怔忡之疾作焉。方中用龙眼肉以补心血，枣仁、柏仁以补心气，更用龙骨入肝以安魂，牡蛎入肺以定魄。魂魄者心神之左辅右弼也，且二药与萸肉并用，大能收敛心气之耗散，并三焦之气化亦可因之团聚。且心以行血为用，心体常有舒缩之力，心房常有启闭之机，若用药一于补敛，实恐于舒缩启闭之运动有所妨碍，故又少加乳香、没药之流通气血者以调和之。诸药合用，益气血，安心神，则心悸怔忡自平。

【临床应用】

心因热怔忡者，酌加生地数钱。其心中兼热用生地者，因生地既能生血以补虚，尤善凉血而清热。若脉沉迟无力者，其怔忡多因胸中大气下陷所致，可合用升陷汤。

补肾健脾膏

【来源】董漱六验方（李宝顺主编《名医名方录》）

【组成】潞党参20g，清炙黄芪150g，焦白术300g，生熟地各120g，西砂仁50g（杵），净萸肉90g，甘枸杞90g，池菊花90g，明天麻90g，制半夏90g，紫丹参150g，大麦冬90g，怀山药120g，淡苁蓉90g，菟丝子120g，金樱子120g，大芡实120g，上川连24g，淡竹叶90g，生炙甘草各50g，炙龟板240g，远志肉50g，鹿角片50g，云苓神各120g，仙灵脾120g，巴戟肉120g，桑椹肉120g，石莲肉120g，上沉香15g，莲子肉125g，胡桃肉125g，驴皮胶300g（陈酒烊化，冲入收膏），生晒参50g，原皮西洋参30g（上二味另煎汁，收膏冲入）。

【用法】精选道地药材，严格校对，放入大紫铜锅内，水浸一宿，浓煎2～3次，滤取清汁去渣，再煎浓缩到一定药汁，将烊化驴皮胶倒入锅内，最后冲入人参汤、沉香末收膏，以滴水为度。煎膏在冬至前，服膏在冬至后、立春前为宜。每日早晚各服一大食匙，开水冲服。如遇伤风停食勿服，待病愈后继服。

【功用】补肾育阴，健脾助阳，理气化瘀，养血安神。

【主治】脾肾两亏，阴阳并损，气血互瘀，湿瘀内阻，心脉通畅不利，虚中夹实之以心悸为主症者。

【方解】方中党参、黄芪、白术、山药、茯苓、生晒参、西洋参、炙甘草健脾益气；生地、麦冬、淡竹叶滋阴；熟地、阿胶滋阴补血，填精益髓；枸杞子、山萸肉、菟丝子滋补肝肾；鹿角、苁蓉、仙灵脾、巴戟肉、胡桃肉补肾阳；半夏燥湿化痰；丹参活血化瘀；远志、茯神安神定志；砂仁温脾理气，化湿开胃；菊花清热，平肝明目；天麻息风止痉，平肝潜阳，祛风通络；金樱子涩肠固精；芡实固肾涩精，补脾止泄；龟板滋阴潜阳，补肾健骨；桑椹肉补血滋阴，生津润燥；莲子养心，益肾，补脾，涩肠；沉香行气；黄连清心热；甘草调和诸药。全方共奏补肾育阴，健脾助阳，理气化瘀，养血安神之功效。

【临床应用】

董漱六老中医常临床运用此方治疗风心病、肺心病等伴见心悸者。本方为大方，多种药物配合组成，药性平稳，且为膏方，可长期服用。

整脉饮

【来源】朱锡祺验方（王惠茵编著《心血管疾病良方》）

【组成】生地15g，桂枝6～12g，麦冬12g，甘草6g，丹参、黄芪、大青叶各15g，苦参12g，茶树根15g。

【用法】水煎服，每日1剂，日服2次。

【功用】助心阳，养心阴，清邪热，整心脉。

【主治】胸闷心悸、心烦少寐、口干咽痛、舌质偏红、时有歇止。主要用于病毒性心肌炎，及其后遗症伴见心律失常者。

【方解】方中生地、桂枝、麦冬、炙甘草四味，取炙甘草汤意。炙甘草汤是仲景治疗心动悸、脉结代的专方。因其疗效确凿，故一直受到后世医家的赏用。黄芪、丹参益气和营；大青叶、苦参、茶树根三味从辨病角度选入。大青叶、苦参旨在控制病毒或扫除原发病灶，以利心肌功能的恢复。同时苦参、茶树根相配，又有较强的纠正心律作用。茶树根又能强心，不论心率快慢都可应用，但重用碍胃，可酌配和胃药。诸药合用，共奏助心阳、养心阴、清邪热、整心脉之功，故用之多效。

【临床应用】

主要用于病毒性心肌炎，及其后遗症伴见心律失常者。伴咽痛明显、病毒感染较重者，加蒲公英、地丁草各15g。此时咽痛多系病毒所致，故重用清热解毒药；如系虚火上扰所致咽痛，多以玄参养阴泄热为主；口腔溃疡，加野蔷薇根，《千金方》云："蔷薇根……为口疮之神药，人不知之"；若阴虚症状不明显而气虚症状突出（舌质淡胖，或边有齿痕，咽不痛等为辨证要点），可去大青叶，加党参、桂枝剂量亦可酌情加重。

五、阴虚火旺

补心麦冬丸

【来源】《圣济总录》

【组成】麦门冬（去心，焙）一两半，石菖蒲一两，远志（去心）一两半，人参一两，白茯苓（去黑皮）一两，熟干地黄一两半，肉桂（去粗皮）半两，天门冬（去心，焙）一两半，黄连（去须）一两半，升麻一两半。

【用法】上一十味，捣罗为末，炼蜜为丸，如梧桐子大。每日食后夜卧时，用熟水下二十丸。

【功用】益气养心，安神定悸。

【主治】心劳多惊悸，心气不足。

【方解】方中麦门冬、天门冬、熟地滋心阴；人参益心气；石菖蒲、远志、茯苓宁心安神；黄连、肉桂合交泰丸之意，交通心肾；升麻升阳举陷。

【临床应用】

临床用于治疗气阴不足、心肾不交之心悸、失眠等症。

远志丸

【来源】《三因极一病证方论》卷十三。

【组成】远志（去心，炒）、山药（炒）、熟地黄、天门冬（去心）、龙齿（水飞）各六两，麦门冬（去心）、五味子、车前子（炒）、白茯苓、茯神（去木）、地骨皮、桂心各五两。

【用法】上为末，蜜丸如梧子大。每服三十丸至五十丸，空心温服，酒、米汤送下。

【功用】滋阴降火，交通心肾。

【主治】心肾不交之心悸怔忡。症见心烦失寐，心悸不安，眩晕，耳鸣，健忘，五心烦热，咽干口燥，腰膝酸软，遗精带下，舌红，脉细数。

【方解】方中山药、熟地黄、天门冬、麦门冬滋肾阴；地骨皮清心火、退虚热；五味子、茯苓、茯神养心安神；车前子泄肾热；远志交通心肾；龙齿镇惊安神、清热除烦；桂心引火归元。

【临床应用】

1. 用方要点　本方为治心肾不交、心悸怔忡的方剂。以心悸、心烦、不寐，五心烦热，咽干口燥，腰膝酸软，舌红，脉细数为证治要点。

2. 随症加减　若兼见火旺伤阴，舌红绛无苔者，酌加石斛、沙参以甘寒滋阴；若兼见有湿热，舌苔黄腻者，加栀子、马尾连、车前草、苡仁清热利湿；若阴虚盗汗剧者，加煅龙牡、浮小麦、瘪桃干敛阴止汗；若兼见肝火上炎，症见头晕目眩较重者，可加菊花、桑叶、黄芩、钩藤清散肝火；若热扰精室，遗精频作者加金樱子、莲须、沙苑蒺藜、刺猬皮等滋肾固精。

3. 现代应用　本方现代常用于治疗心律不齐、失眠、神经衰弱、健忘等。

4. 使用注意　实证、寒象者则不适宜。

镇心爽神汤

【来源】《简易方》

【组成】石菖蒲（去毛）半两，甘草（炙黄）四钱，人参（去芦）、赤茯苓（去皮）、当归（酒浸）各三钱，南星（炮）一分，橘皮（去白）、干山药、紫菀（去芦）、半夏（汤洗七次）、川芎（不见火）、五味子（去梗）、细辛（去苗）、柏子仁（微炒）、枸杞子各二钱，酸枣仁（汤浸，去壳，炒）、通草、麦门冬（去心）、覆盆子各一钱半。

【用法】上为粗散。每服三钱，水一大盏，加蜜一匙，煎取五分，去滓，入麝香少许，再煎一二沸，放温服，不拘时候。

【功用】镇心安神。

【主治】心肾不交，上盛下虚，心神恍惚，多惊悸，小便频数，遗泄白浊。

【方解】方中石菖蒲入心开窍，除痰定惊；人参、山药益心气；茯苓、柏子仁、酸枣仁安心神；当归补心血；麦门冬滋心阴；南星、橘皮、半夏燥湿化痰；紫菀消痰下气；川芎活血行气；五味子补肾宁心；细辛行水开窍；枸杞子、覆盆子滋补肝肾；通草清热利尿；甘草调和诸药。

【临床应用】临床运用镇心爽神汤治疗惊悸不安、神经衰弱等症。

心肾两交汤

【来源】《辨证录》卷四

【组成】熟地一两，山茱萸八钱，人参五钱，当归五钱，炒枣仁八钱，白芥子五钱，麦冬五钱，肉桂三分，黄连三分。

【用法】水煎服。一剂即熟睡，二剂而怔忡定，十剂全愈。

【功用】补心肾，安心神。

【主治】心肾不交之心悸怔忡，日轻夜重，熟睡不得。

【方解】方中熟地、山茱萸滋肾阴；人参益心气；当归补心血；炒枣仁安心神；麦冬滋心阴；白芥子豁痰利气，散结通络；肉桂引火归元，黄连清心热，肉桂、黄连配合可交通心肾。此方补肾之中，仍益以补心之剂。心肾两有余资，主客相得益彰，心肾相交，心悸除，得安寐。

【临床应用】临床上运用心肾两交汤治疗频发房早。当代名医周次清运用心肾两交汤治疗室性早搏（多发性、二联律）、心血管神经症以及病毒性心肌炎后遗症期的证属阴阳两虚、肾气不足型。

银翘白虎汤

【来源】朱良春验方（胡熙明编《中国中医秘方大全》）

【组成】连翘20g，金银花、防己、木瓜、知母、粳米各25g、生石膏10g、甘草10g。

【用法】水煎服，每日1剂，日服2次。

【功用】清热解毒，通络利痹。

【主治】风湿性心肌炎之心悸。

【方解】本方所治疗乃属风湿病邪侵犯心脏引起急性变态反应非瓣膜受损阶段。方用辛凉清热的金银花、连翘；祛风湿的防己；舒筋通络的木瓜和专清气分大热的白虎汤组合成方，因而用之多收良效。

【临床应用】朱老认为，在风湿热、风湿性心肌炎阶段，尚未形成风心病时，及早采用本方，以清热解毒，利痹通络，多可控制其风湿活动而获痊愈，免除风心病的产生。随症加减：湿重加苍术25g，苡米40g，厚朴10g；热重加栀子、黄柏各15g，黄连5g；心前区闷痛者加全瓜蒌、薤白各25g，桃仁、丹参各15g；心悸甚者加茯神、枣仁、远志各15g，柏子仁25g。

另服用本方治疗时必须坚持服药6~8周，方能彻底根治。

六、气阴两虚

生脉散

【来源】《内外伤辨惑论》

【组成】人参五分，麦冬五分，五味子七粒。

【用法】现多作汤剂，水煎服，一日一剂，早晚分服。

【功用】益气生津，敛阴止汗，生脉。

【主治】气阴两虚之心悸怔忡。气阴不足、汗出过多证，症见口渴烦热、气短神疲、脉虚细数、肺虚久咳、咽干少痰；或温热、暑热，耗气伤阴证，症见汗多神疲、体倦乏力、气短懒言、咽干口渴、舌干红少苦、脉虚数；或久咳伤肺，气阴两虚证，症见干咳少痰、短气自汗、口干舌燥、脉虚细。

【方解】本方所治为温热、暑热之邪，耗气伤阴，或久咳伤肺，气阴两虚之证。温暑之邪袭人，热蒸汗泄，最易耗气伤津，导致气阴两伤之证。肺主皮毛，暑伤肺气，卫外失固，津液外泄，故汗多；肺主气，肺气受损，故气短懒言、神疲乏力；阴伤而津液不足以上承，则咽干口渴。舌干红少苔，脉虚数或虚细，乃气阴两伤之象。咳嗽日久伤肺，气阴不足者，亦可见上述征象，治宜益气养阴生津。方中人参甘温，益元气，补肺气，生津液，是为君药。麦门冬甘寒养阴清热除烦，润肺生津，用以为臣。人参、麦冬合用，则益气养阴之功益彰。五味子酸温，敛肺止汗，生津止渴，为佐使。三药合用，一补一润一敛，益气养阴，生津止渴，敛阴止汗，使气复津生，汗止阴存，气充脉复，故名"生脉"。至于久咳肺伤，气阴两虚证，取其益气养阴，敛肺止咳，令气阴两复，肺润津生，诸症可平。

【临床应用】

1. 用方要点 本方为气阴两虚证的常用方剂。以口渴烦热、气短神疲、舌干红少苔、脉虚细数或虚细为辨证要点。

2. 随症加减 若心动悸、脉数，加枣仁、龙骨、牡蛎、当归重镇养血安神；若心动悸，心烦少寐者，加酒黄连、肉桂、莲子心以引火归元；心胸隐痛者，加元胡、生蒲黄、没药活血行气。

3. 现代应用 本方可用于治疗心肌梗死、心绞痛、感染性休克、低血压、心律失常、流行性出血热、肺心病、中暑等病症。临床报道本方治疗冠心病心绞痛、心源性休克、失血性休克、感染性休克、病窦综合征、病毒性心肌炎、植物神经功能失常、慢性心衰等有较好的效果，佐治小儿重症肺炎并发心力衰竭，加黄芪、丹参片治疗慢性阻塞性肺病，合六味地黄丸治疗糖尿病，治疗夏季热，预防高原反应等，都有较好效果。

4. 名家用验 当代名医任继学教授运用本方加减治疗心梗后心悸。生脉散中任老用生晒参，并加当归、生地、赤芍养血活血；上药共组成滋阴生脉散，全方有益气养阴、活络调营之功；用于心梗中期之心动悸，心烦少寐者，加酒黄连、肉桂、莲子心；心胸隐痛者，加元胡、生蒲黄、没药；此外，任老还在生脉散的基础上加入炙黄芪、白术、陈皮、当归、升麻、柴胡、炙甘草、生姜、大枣，组成生脉补中汤，治疗症见四肢乏力，言语无力，动则气短身热，自汗，纳呆，头痛，起则头晕，舌淡红，苔薄白，脉多沉虚无力者。

董平教授常在本方的基础上，加桂枝、赤白芍、丹参、甘草、生龙牡、琥珀粉（冲），组成宁心复律汤治疗心房扑动和心房颤动。

5. 使用注意 若属外邪未解，或暑病热盛，气阴未伤者，均不宜用。久咳肺虚，亦应在阴伤气耗，纯虚无邪时，方可使用。方中人参性味甘温，若属阴虚有热者，可用西洋参代替；病情急重者全方用量宜加重。

复方四参饮

【来源】 张镜人验方（王松坡主编《国医大师张镜人》）

【组成】 孩儿参、丹参各12g，南沙参、苦参、广郁金、炒枣仁、远志、淮小麦各9g，莲子心2g，炙甘草3g。

【用法】 上述剂量制成颗粒冲剂，每次服1小包，日服2次。

【功用】 益气养阴、清热活血、养心安神。

【主治】 心悸怔忡，胸闷胸痛，或见气短乏力、烦躁失眠，脉细、细数或结代，舌苔薄黄或薄腻、质红。现代临床各种心律失常，包括传导、起搏异常的病毒性心肌炎及心肌炎后遗症。

【方解】 本方常用于病毒性心肌炎后遗症以心悸为主症者，而其他心脏疾患见是症者亦可选用。病毒性心肌炎多由外感引起，急性期后表邪虽散，湿热未清，内舍于心，犯及心脉，心神受扰则惊悸怔忡乃作，邪热久羁，则气阴暗耗，脉道失于宣畅，则血流瘀滞，病情经常反复，缠绵日久不解。方中孩儿参益气生津，健脾和中，功同人参而力薄，是补气药中一味清补之品，气虚而兼阴分不足者尤宜。丹参入心肝两经，以除烦安神。南沙参有滋润作用，其力虽薄，但不恋邪为其优点。苦参对湿热郁火明显之心悸作用尤佳。甘草和中养心。酸枣仁养心安神，调和肝脾，是治疗虚烦惊悸不眠之良药。远志有安神定志，散郁化痰之功。上药配合以孩儿参益心气、南沙参养心阴为君，丹参调心血，苦参清心热、甘草缓心脉、郁金通心滞为臣，枣仁宁心志、安心神，远志定心悸为佐，淮小麦滋养心脾之气，莲子心除心烦为使，配伍照顾全面，取长补短，临床以此为基本方出入，取得很好效果。

【临床应用】

复方四参饮是国医大师张镜人教授研制的经验方，具有益气养阴、清热活血、养心安神之功效，益气养阴扶正治本，活血清热祛邪治标，善治"心动悸、脉结代"；张老运用复方四参饮治疗病毒性心肌炎各期，改善心肌代谢，抗心律失常取得了良好的效果。现代研究证实：本方中苦参、郁金有显著抗心律失常作用。

四参安心汤

【来源】张学文验方（于为民．张学文教授自拟"四参安心汤"治疗心肌炎并发心律失常举隅．中国中医急证，1995）

【组成】西洋参（或太子参）10g，丹参15g，苦参10~12g，玄参10g，炙甘草10g，炒枣仁10g，麦冬15g，生山楂10g，桂枝6g。

【用法】水煎服，日一剂，早晚分二次温服。

【功用】益气养阴复脉。

【主治】本方专治病毒性心肌炎导致的心悸，证属气阴两伤者。症见胸闷胸痛、心悸、短气乏力、低热、自汗或盗汗，舌红少津少苔，脉细数或结代。

【方解】本方用苦参10~12g，现代研究表明苦参所含的活性成分苦参碱和氧化苦参碱能显著对抗实验性大鼠心律失常；配伍补气养阴之西洋参或太子参10g，麦冬15g，玄参10g，活血之丹参15g，生山楂10g，养心安神之炒枣仁10g，温通经脉之桂枝6g，益心气之炙甘草10g，组成"四参安心汤"。全方共奏益气活血养阴复脉之功。

【临床应用】

国医大师张学文教授研制本方，主要针对病毒性心肌炎引起的心律失常而设，尤其适用于病毒性心肌炎恢复期。临床以心悸，胸闷，疲乏无力，头昏自汗，或有轻度浮肿，舌红少苔，脉虚大而数或结代为辨证要点。本方张老虽常用于病毒性心肌炎的治疗，但也不拘于此，临床只要辨证属气阴两虚之心律失常皆可应用。临证可适当化裁加减，胸闷加全瓜蒌；气短汗出加炙黄芪、五味子；身微热加白薇或地骨皮；胸痛加赤芍、桃仁、三七；轻度浮肿加茯苓、益母草。临床上，只要该方使用合理，效果优于单用生脉散或炙甘草汤。验案：李某某，男，10 岁，1992 年 5 月 30 日初诊。患者 1 年前因"病毒性心肌炎"在西安某医院住院治疗 40 余天，多次心电图检查示"心律不齐"、"心肌损害"、"心肌供血不良"，病情时好时坏。刻诊：胸闷、心慌、乏力、纳差 1 年，易汗出，大便干、数日一行。舌尖红、苔薄白，脉沉细。心率 89 次/分，律齐，心瓣膜未闻及病理性杂音。证属气阴两虚、心血瘀阻。治以补益气阴、化瘀养心为法。方药用四参安心汤加减：太子参、丹参、玄参、苦参、麦冬、玉竹、鹿衔草、生山楂、炒酸枣仁、瓜蒌各 10g，当归 6g，炙甘草 5g，三七 1g（冲服），水煎服，每日 1 剂，分 2 次服。服药 6 剂，症状有所改善，但神疲，原方加炙黄芪、薤白、茯苓各 10g，续服。至 6 月 19 日，胸闷消失，精神好转，乏力减轻，但有时心慌，纳差，口淡无味，汗多，大便时干时溏，舌红少苔，脉较前有力。处方：太子参、麦冬、炒酸枣仁、白芍、柏子仁、茯苓、鹿衔草、瓜蒌、炒山楂、神曲、炒麦芽各 10g，五味子、苦参各 6g，续服。1 月后诸症消失。

清心生脉饮

【来源】陆芷青验方（崔应珉主编《中华名医名方薪传》）

【组成】川黄连 3g，潞党参 20g，麦冬 12g，五味子 5g，北沙参 15g，丹参 30g，元参 12g，郁金 12g，降香 5g，瓜蒌皮 9g，薤白 9g，苦参 10g。

【用法】水煎，早、晚 2 次服用。

【功用】益气养阴、清心定悸、通阳豁痰、化瘀行滞。

【主治】病毒性心肌炎之心悸。

【方解】本方取川黄连、苦参苦寒泻心火、清热毒而定悸；党参、麦冬、五味子益气养阴生津；北沙参、元参养阴清肺，解毒利咽，与生脉饮同用，养阴之力增强，又制黄连之燥；丹参、降香、郁金同用，行气活血散瘀，又清心经血分之热；瓜蒌皮、薤白通阳散结，豁痰下气。全方合用有益气养阴、清心定悸、通阳豁痰、化瘀行滞之功效。本方滋而不腻，寒而不峻，清热不伤阴，益阴不恋邪，通心阳振心气而无刚燥之弊，且化瘀不伤血，涤痰不损阴，融益气养阴、清心解毒、化瘀涤痰为一炉。

【临床应用】

本方药物经现代药理证实有强心与改善心肌营养的作用，川连还有抑制流感病毒的作用，实为治疗病毒性心肌炎的妙方。咽痛红肿加金果榄、射干、金银花、木蝴蝶、牛蒡子；低热不退加白薇、地骨皮；苔黄腻去北沙参、元参，加竹茹、陈皮；舌红绛少津加生地黄、玉竹；舌有瘀斑或舌下瘀紫选加益母草、桃仁、赤芍、牡丹皮；乏力、舌淡胖加生黄芪；脉结代加茵陈、山楂。

养阴宁心汤

【来源】 苏庆英验方（《中国中医秘方大全》）

【组成】 太子参 30g，麦冬 14g，玉竹 10g，天花粉 15g，生甘草 10g，桂圆肉 15g，仙鹤草、卧蛋草、珍珠母各 30g。

【用法】 水煎服，每日 1 剂，日服 2 次。

【功用】 益气养阴，潜阳安神。

【主治】 气阴两虚型之心动过速。

【方解】 证属气阴两虚，治以益气养阴、潜阳安神之法。方用太子参、麦冬、玉竹、花粉、生甘草益气养阴，配用仙鹤草凉血强心、调整心律，具有清补作用，疏而不滞；卧蛋草清热解毒、散血止血；桂圆肉养心安神、补血养脾，三味相配，治心动过速，是北京名医施今墨之经验用药。珍珠母潜阳安神。诸药配伍为用，共奏益气养阴，潜阳安神之功。

【临床应用】 气虚不甚者，去太子参，改用沙参；头晕甚者，加白蒺藜；胸闷便秘，加全瓜蒌；虚火者加玄参；烦躁加酒芩、竹叶或莲子心；寐差加首乌藤。卧蛋草，即大戟科植物地锦草。

宁心饮

【来源】翟惟凯验方《千家妙方·上》

【组成】生黄芪、玉竹各 30g，苦参 15g，丹参 12g，炙甘草 2g，灵磁石 60g（先煎）。

【用法】水煎服，每日 1 剂，日服 2 次。

【功用】益气养阴，安神宁心。

【主治】心律失常（气虚阴亏型）。

【方解】证属气虚阴亏，心神不宁，故方用黄芪、玉竹补气养阴，改善心肌营养，增强心肌收缩力，提高肌体对疾病及外界环境的抵抗力和适应性，以利心律的恢复；丹参养血活血化瘀，扩张血管，增加冠状动脉的血流量，改善心肌代谢；苦参清热燥湿，对快速心律失常有效；灵磁石镇静宁心除烦，能抑制心脏异位兴奋灶的应激性，有利于心律的恢复；炙甘草有补益心气之功。诸药合用，共奏益气养阴，安神宁心之功，故用之多效。

【临床应用】

快速型心律失常可重用苦参，量大至 30g；若心律缓慢型心律失常可去苦参；失眠者加柏子仁、夜交藤；胸闷痰多加全瓜蒌、广郁金。

心肌饮

【来源】纪秀兰验方（纪秀兰，郭红．心肌饮治疗病毒性心肌炎 54 例疗效观察．天津中医药，1995）

【组成】麦冬、党参、五味子、金银花、板蓝根、当归、丹参等。

【用法】水煎服，每日一剂，水煎二次，早晚分服。

【功用】补虚固本，清热解毒化瘀。

【主治】病毒性心肌炎之心律失常。

【方解】方中以生脉散为君药，具有益心气，养心阴，强心和保护心脏的作用。实验证明生脉散能提高核酸的合成率，从而促进抗体、补体、干扰素等免疫物质的产生，所以有增加和促进细胞的免疫作用。金银花、板蓝根等清热解毒之药，可清解心营之邪毒，为本方之臣药，以治其标，具有较强的广谱抗菌作用和抗病毒感染的作用。实验证明有提高淋巴细胞转化率，促进细胞免疫的作用。当归、丹参为本方佐使之药，具有活血化瘀，通脉调复脉律的作用。实验证明有明显地刺激网状内皮系统吞噬能力，促进细胞免疫作用。总之全方具有益心气，养心阴，解毒化瘀，通脉复律之功能。

【临床应用】

纪秀兰老中医认为，病毒性心肌炎属中医"心痹"、"胸痹"、"心悸"、"怔忡"等范畴。多因感受温热邪毒侵及心脉，邪气滞留损伤心气心血，气血失和，脉络瘀阻所致。本病以本虚标实证为多见，故治则应以补虚固本为主，兼清热解毒化瘀，并立方心肌饮。临床随症加减，胸闷甚者加瓜蒌、郁金；心区痛甚者加赤芍、三七；心动悸者加桂枝、炙甘草。

宁心定悸汤

【来源】 王行宽验方（刘建和．王行宽教授宁心定悸汤治验．中医药导报，2011）

【组成】 白参8g，麦冬15g，五味子5g，柴胡10g，黄芩10g，枳实10g，竹茹10g，陈皮10g，茯苓15g，法夏10g，丹参10g，郁金10g，全瓜蒌10g，炙远志6g，紫石英15g，炙甘草10g。

【用法】 水煎服，每日一剂，水煎二次，早晚分服。

【功用】 补气豁痰化瘀，疏肝解郁安神

【主治】 主治心律失常，以室性、室上性期前收缩，或心房颤动为主，属气阴两虚，痰热内蕴证者。症见心悸气短，神疲乏力，胸闷胀满，纳呆，口苦口干，夜寐不安，舌淡暗红，苔薄，脉弦细兼结代脉，或参伍不调。

【方解】 宁心定悸汤系生脉散和柴芩温胆汤化裁而成。方中生脉散大补心气，兼滋心营；柴芩温胆汤既可以化痰清胆和胃，又可疏肝宁心，有肝胆并治，一举两得之功；妙在瓜蒌，一为润燥开结，荡热涤痰，二为舒肝郁，润肝燥，平肝逆，缓肝急，冀"肝气通则心气和"；丹参清心活血，使补而不滞；郁金既可助柴胡疏肝行气解郁，又可伍丹参增强其活血化瘀之功；紫石英镇心定惊；远志养心安神。全方通补兼施，标本兼顾，通而不伤其正，补

而不碍其邪。

【临床应用】

伴见肝郁化火之证者，可加山栀子、川连；若伴见善惊易恐者，可加珍珠母、牡蛎、龙骨等重镇安神之品；若为病毒性心肌炎所致，可加重楼、苦参、虎杖等清热泄毒，祛邪护心；心气不敛，加柏子仁、酸枣仁养心安神；瘀象明显者，加鸡血藤、炙水蛭等活血通络。

清凉滋补调脉汤

【来源】 魏执真验方（随殿军，王迪《国家级名医秘验方》）

【组成】 白术、太子参、丹参、丹皮、赤芍各30g，麦冬、川芎各15g，五味子、香橼、佛手、香附各10g。

【用法】 水煎服，每日一剂，水煎二次，早晚分服。

【功用】 益气通脉，凉血养心。

【主治】 消渴病心悸（糖尿病心律失常）阳热类，心气阴虚，血脉瘀阻，瘀郁化热型。症见心悸，气短，胸闷痛，乏力，面色少华，口干欲饮，舌质暗红，碎裂，苔薄白或薄黄，脉数、疾、促、细。

【方解】 方中白术、太子参益气；丹参、丹皮、赤芍清热凉血活血；麦冬滋心阴；川芎活血行气；五味子益气生津，补肾宁心；香橼、佛手、香附理气。全方共奏益气通脉，凉血养心之功效。

【临床应用】

本方可应用于治疗窦性心动过速，阵发室上速，心室率偏快的各种早搏，室性心动过速。若兼有气机郁结，症见脘腹、胸胁胀满，郁闷不欢，常叹息，大便欠畅，纳食欠佳，舌暗更甚，脉弦者，加郁金、枳壳、香附、乌药、大腹皮、川朴等，理气解郁；若兼有神魂不宁，症见失眠多梦，易惊，胆怯，精神不易集中或坐卧不宁，舌质淡暗，脉动者，加菖蒲、远志、炒酸枣仁、夜交藤、合欢花、琥珀粉、朱砂粉、生龙骨、生牡蛎等，安神定志；若兼有风热化毒，症见咽痒，咽痛，鼻塞，流涕，甚或恶寒发热，肢体酸痛，口干欲饮，脉浮者，加薄荷、荆芥、连翘、双花、板蓝根、锦灯笼等，疏风清热。

心肌炎组方

【来源】 徐承秋验方（洪国靖《中国当代中医名人志》）

【组成】

方①：金银花、连翘各12g，栀子、黄芩各10g，麦冬、知母各12g，生石膏20g，元参、炒枣仁、蒲公英各12g，甘草10g；

方②：生地、麦冬、沙参各12g，莲心10g，板蓝根12g，五味子、远志各10g，蒲公英12g，琥珀粉3g（冲服），茯苓20g，甘草10g；

方③：人参、五味子各10g，生黄芪15g，沙参、麦冬各12g，附片、桂枝各10g，柏子仁12g，珍珠母30g（先煎），紫石英12g（先煎），甘草10g。

【用法】 随证选用，每日1剂，水煎服，日服2～3次。

【功用】

方①：清热泻火，补养心阴；

方②：养阴清热，镇静复脉；

方③：益气扶阳，清心安神。

【主治】 病毒性心肌炎伴心律失常。

方①：证属邪热扰心；症见发热心烦、心悸、胸闷痛、便干尿黄，脉数，心律不齐，苔黄厚腻、舌尖红。

方②：证属心阴不足；心悸气短、胸闷口干、手心热、心动过速，脉细数，心律不齐，舌红无苔或有黄薄苔。

方③：证属阴阳两虚。症见心悸气促、动则更甚、肢冷畏寒、乏力浮肿、心脏扩大、心律不齐，脉细弱、结代。

【临床应用】

徐承秋教授根据病毒性心肌炎的临床特点，总结为本病临床常见证型有三：邪热扰心、心阴不足、阴阳两虚，早期多为邪热扰心，中期多为心阴不足，后期或失治多为阴阳两虚。临床应辨证选方。

宁心复津汤

【来源】 董平验方（崔应珉《中华名医名方薪传》）

【组成】 人参9g（另煎兑入），麦冬15g，五味子9g，桂枝6~9g，赤白芍各6~9g，丹参30g，甘草9g，生龙牡各25g（先煎），琥珀3~6g（研冲）。

【用法】 水煎分二次服。

【功用】 双补气阴，调和阴阳，活血通络，安神定悸，通顺血脉，调整心律。

【主治】 心律失常（包括心动过速、窦性心律不齐、过早搏动、心房颤动、房室传导阻滞等情况）。

【方解】 本方在生脉散、桂枝甘草龙骨牡蛎汤的基础上组成，益气养阴复脉、潜阳镇惊安神，赤芍、丹参活血通络，琥珀安神定悸。全方气阴双补，活血潜阳镇惊安神复脉。

【临床应用】

本方随症加减可以通治心悸、怔忡、虚劳等病属虚实夹杂以虚为主的种种心律失常，包括气血阴阳偏虚夹气、夹痰、夹瘀、夹寒、夹火各证型。

在本方的基础上随症加减。阳气偏虚，见结代脉者，桂枝加至12~15g；阳虚明显，脉偏迟缓者，除桂枝加量外，再加附子9~12g、远志9~12g。如有可能阳复而气亢者，须再加磁石（先煎）25g以防之；血虚不寐、健忘、夜卧多梦者，酌加炒枣仁12g、柏子仁12g、桂圆肉12g、夜交藤30g；阴虚明显，口干咽燥，五心烦热，眩晕，盗汗，舌光红者，去桂枝、加生地30g、阿胶9g、百合30g、龟板15g、鳖甲15g；有明显热象者，去桂枝；脉促或过疾，经细审确有热象者，不仅去桂枝，还可加苦参18~30g、沙参30g、磁石（先煎）30~60g；脉促无力属虚阳浮越者，桂枝改肉桂，再加附子9~15g、熟地15~30g、菟丝子15g；心火上炎而烦热亢奋，眠少不安者，去桂枝，加生地15~30g、川连3~6g；兼胃家实便秘者再加大黄9g、黄芩6~9g；肥人夹痰而晕者，去白芍、五味子，加半夏9g、白术12g、天麻9g；血脂高者，加桃仁9g、红花9g。肝肿大者，再加大黄蛰虫丸每日3次，每次3g。验案：马某，男，59 岁。心悸，胸闷，气短，逐渐加重，诊断为冠心病合并频发早搏。后经中西药治疗，连续 9 个月，仍然频发早搏，心前区疼痛，遂来就诊。脉象弦细，舌下脉络紫黯，舌苔薄黄。证属心阳不宣，心脉瘀阻，用宁心复律汤加附子、桃仁、红花、降香、三七之属，调治一月而瘥。

七、瘀血阻络

桃仁红花煎

【来源】《素庵医要》

【组成】红花、当归、桃仁、香附、延胡索、赤芍、川芎、乳香、丹参、青皮、生地。

【用法】水煎服，一日一剂，早晚分服。

【功用】行气活血。

【主治】气滞血瘀之心悸怔忡。症见妇人月水不通，小腹时时作痛，或少腹板急，心前闷痛，心悸，舌暗有瘀斑者。

【方解】方中四物汤补血活血；红花、桃仁、乳香活血化瘀止痛；丹参去旧血生新血；香附、青皮、元胡行气化瘀，取气行则血行之意。

【临床应用】

1. **用方特点** 气滞血瘀之心悸怔忡，以心悸，心前闷痛，舌暗有瘀斑脉细涩结代为辨证要点。

2. **随症加减** 若有热者，可加酒炒大黄以泄热；有寒者，可加肉桂以温阳祛寒。

3. **现代应用** 本方现代临床用于治疗冠心病、心律不齐、痛经、闭经、高脂血症、糖尿病并发症、血管性痴呆等。国医大师张镜人运用桃仁红花煎治疗心律失常、充血性心力衰竭等证属心脉瘀阻型，疗效显著。

4. **使用注意** 本方活血行气之力专宏，故血友病、月经过多，崩漏等患者非血瘀慎用。

活血宁心汤

【来源】 郭士魁验方（翁维良，于英奇．郭士魁治心律失常经验．中国中医药报，2006）

【组成】 党参18g，丹参25g，北沙参15g，当归15g，麦冬15g，五味子12g，柏子仁10g，菖蒲15g，桂枝10g，生地18g，玉竹15g，红花10g，炙甘草12g，紫石英30g。

【用法】 水煎服，日1剂。

【功用】 益气活血，宁心安神。

【主治】 气虚血瘀之心悸。症见心悸，气短乏力，心痛甚，痛有定处，舌质紫暗或有瘀斑，脉弦细、涩、促、结代。

【方解】 方中党参、炙甘草益气；丹参、红花活血；北沙参、麦冬、生地、玉竹滋阴；当归补血活血；五味子益气生津，补肾宁心；柏子仁安心神；石菖蒲开窍豁痰，醒神益智；桂枝通阳化气；紫石英重镇安神。

【临床应用】

临床常用此方加减治疗冠心病心绞痛、不稳定型心绞痛、心肌梗死、室上性心动过速以及缺血性心脏病等。

益心汤

【来源】 李辅仁验方（李剑颖，赵丹丹，杨建宇主编《国医大师验案良方——心脑卷》）

【组成】 党参、丹参、生黄芪各20g，麦门冬、瓜蒌、薤白、葛根各15g，五味子、龙眼肉、郁金、炒远志、菖蒲、柏子仁各10g。

【用法】 水煎服，一日一剂。

【功用】 养心安神，化瘀通痹。

【主治】 本方治疗早搏、多发性早搏、心房纤颤、冠心病属于气虚血瘀型者疗效颇为显著。舌质紫暗或暗，苔薄，脉结代或沉细或涩。

【方解】 方中党参、丹参益气化瘀活血。配生脉散、黄芪益气强心，调整改善气血不足并益元气以扶正；炒远志、菖蒲为远志汤，专治久心痛；配龙眼肉、柏子仁，奏健脾宁心启闭之功；葛根配丹参共奏滋润筋脉，活血化瘀，行血止痛之效；瓜蒌配薤白共奏通阳散结，豁痰下气之功；郁金可解郁理气。全方共奏养心安神，化瘀通痹之效。

【临床应用】

李老治疗冠心病，以调气血为首要，气虚血瘀是本病的常见病机。治疗上补气化瘀为基本大法，并随症加减；大便干燥者加肉苁蓉；心火偏旺者加炒山栀；口干者加玄参、石斛；多梦者加夜交藤；下肢浮肿者加泽泻。

通脉饮

【来源】 朱锡祺验方（随殿军，王迪《国家级名医秘验方》）

【组成】 桂枝6～12g，赤芍9g，桃仁12g，川芎6g，益母草30g，红花6～9g，丹参、麦冬各15g，黄芪15～30g，甘草6g。

【用法】 水煎服，每日1剂，日服2次。

【功用】 益气活血通脉。

【主治】 虚实相杂，气血瘀滞之心悸（风心病瓣膜病变及慢性心衰有明显心悸者）。症见胸闷气急，心悸咳嗽，颧红唇绀，舌质暗或有瘀斑，脉细弦带涩。

【方解】 风心病瓣膜病或慢性心衰，其主要病机都系循环障碍，脏器瘀血。故治疗原则及组方配伍、都围绕活血化瘀、益气通脉两个方面，所以方中用大队活血化瘀药，其中桂枝是活血通脉之要药。历来都以舌红及血证为用桂枝之禁忌。但朱氏则认为：舌红只要舌上有津，而又具桂枝适应证者，照样可用。至于血证禁用桂枝，亦非一概而论。如风心病肺淤血而致咳血者，用桂枝非但无害而且有益。因此症"心功能障碍"是本，肺淤血是"标"，咳血是标中之标，故用桂枝改善循环障碍，能减轻淤血而起到止血作用。当然，血热妄行之血证则禁。否则真有"桂枝下咽，阳盛立毙"之虑。单用活血药不行，必须配合益气。补气用黄芪，因其作用过于党参，而且善补胸中大气。大气壮旺，则气滞者行，血瘀者通，痰浊者化，此即"大气一转，其结乃散"之谓。今之黄芪、枝细力薄，用量常需至15～30g，其功始显。配甘草补气和中；桂枝配赤芍、桃仁、川芎、益母草、红花、丹参活血化瘀；麦冬滋阴强心。诸药配伍成方，共奏活血化瘀，益气通脉之功。

【临床应用】

1. 用方特点 本方临床辨证特点为虚实相杂，血气瘀滞。症见胸闷气急、心悸咳嗽，颧红唇绀，舌质暗或有瘀斑，脉细弦带涩。

2. 随症加减 伴有肺部感染加鱼腥草、开金锁、山海螺等。三药合用，有广谱抗菌作用，药力较强；并发心衰，出现肺水肿征象，选加附子、万年青根、葶苈子、泽泻、槟榔等。附子、万年青根有强心利尿作用。附子不论心率快慢都能用，而万年青根在心率慢于 60 次/分以下则不用。葶苈子、泽泻、槟榔功能泄肺下气，利水消肿，对心衰出现肺水肿征象常有改善作用。尤其葶苈子一味，作用颇佳，过去多认为药性峻烈，不可轻用，现证之临床，并非如此。肺与大肠相表里，用槟榔旨在破大肠气而助泻肺行水之功；伴见心源性肝肿大或肝硬化，加三棱、莪术。张锡钝谓二药用治瘀血癥瘕，"性非猛烈而建功甚速"，确系经验之谈。虽然此类病人多病程较久，形体羸瘦，但只要配伍恰当，用之并无流弊。

稳心灵

【来源】 周玉萍验方（周玉萍. 稳心灵治疗心律失常 45 例观察. 中医杂志，1987）

【组成】 党参30g，黄精30g，缬草15g，琥珀粉、三七末各 1g。

【用法】 上药共研细末。每日服 3 次，每服 18g，温开水冲服，连服 6～8 周为 1 疗程。

【功用】 益气养阴、活血化瘀、复脉宁神。

【主治】 各种心律失常。

【方解】 本病的病机为气虚血瘀。故方中用党参补气生血，健中气以资化源；黄精益气养阴，补而不滞；三七甘微苦温，为治体虚有瘀之良药；琥珀粉活血利水、宁心安神。四药相伍，共奏益气活血化瘀、宁神通络之功。又加辛甘温之缬草（异名甘松）。有安神镇静、驱风解毒、生肌止血的功效。与诸药相伍，自可令瘀祛络通，血气流畅，脉律复常。药虽 5 味，力专效宏，为益气化瘀之良剂。

【临床应用】

临床常用此方治疗冠心病心律失常、室上性心动过速、早搏等，效果甚佳。

活血宽胸汤

【来源】 夏翔验方（《中医内科学》第七版）

【组成】 丹参、川芎、葛根、玄参、麦冬、玉竹各15g、心乐丸9g（吞）（自配制，由红花、五灵脂、郁金、冰片、檀香、降香、砂仁、桂枝、木香、荜茇炼蜜为丸）。

【用法】 每日一剂，水煎二次，早晚分服。

【功用】 活血宽胸，滋阴养心。

【主治】 适用于心脉瘀阻，心阴亏损，胸阳失展之心悸。症见胸闷、心悸，舌质暗红，早搏在劳累后增多的病员。多属于器质性早搏。

【方解】 方中丹参、川芎、葛根活血化瘀通络；元参、麦冬、玉竹滋阴养心；另以活血化瘀的红花、五灵脂、郁金和芳香开窍、理气宽胸的冰片、檀香、降香、砂仁及散寒通络的桂枝、木香、荜茇炼蜜为心乐丸，以加强活血宽胸的功效。因此对由于冠心、风心、心肌炎引起的早搏疗效较佳。说明活血宽胸汤对增加冠脉血流量和改善心肌纤维化及后遗疤痕可能有促进作用。

【临床应用】

临床上也将此方用于冠心病心绞痛、心肌病、风心病的患者，均获得了一定的疗效。

八、水饮凌心

真武汤

【来源】 《伤寒论》

【组成】 茯苓、芍药、生姜（切）各三两，白术二两，附子一枚（炮，去皮，破八片）。

【用法】 上五味，以水八升，煮取三升，去滓，温服七合，日三服。

【功用】温肾健脾，化气利水。

【主治】脾肾阳虚，水饮凌心之心悸。症见心悸、乏力、头晕、浮肿、振颤、小便不利，肢体沉重、舌淡润不枯、脉沉或沉弦（缓）等。

【方解】方中附子温肾壮阳，化气利水；白术燥湿行水；茯苓淡渗利水，白术、茯苓尚有健脾之效；芍药利小便、缓急止痛、敛阴护阴，使温阳不伤阴，以防水气消而燥热生；生姜有散寒利水之功。全方温补脾肾，化气利水而不伤阴。

【临床应用】

1. 用方要点　本方为温阳利水的著名方剂。以心悸、乏力、头晕、振颤、小便不利，肢体沉重或浮肿、舌淡润不枯苔白、脉沉或沉弦（缓）为证治要点。

2. 随症加减　本方适用于脾肾阳虚之心悸怔忡；脾肾阳虚，水气内停，小便不利，四肢沉重疼痛，腹痛下利，或肢体浮肿，苔白不渴，脉沉；太阳病误汗不解，发热，心下悸，头眩，身瞤动，振振欲擗地者；少阴病腹痛，自下利者，此为有水气，其人或咳，或呕者。虚劳之人，憎寒壮热，咳嗽下利。治少阴肾证，水饮与里寒合而作嗽。若咳者，水寒射肺，可加细辛、干姜以散水寒，加五味子以敛肺；若下利者，里寒，可去芍药加干姜；呕者，水寒之气，上壅于胸中也，加倍生姜用量。

3. 现代应用　现常用治心律失常、心脑血管病、肺心病、慢性气管炎、心脏神经官能症、更年期综合征、慢性胃肠炎、肾炎、肝硬化腹水、脑外伤后遗症、神经衰弱性头痛、风湿性关节炎、强直性脊柱炎、骨质增生等属脾肾阳虚，水湿内停者。

4. 名家用验　当代名医刘渡舟认为阳虚动水，一般用苓桂剂进行治疗，如果病及于肾，阳气虚衰，心悸头眩站立不稳振振欲擗地，则必须用真武汤进行治疗。服用真武汤后，肾阳得温，而水气犹未能尽化，则又可能用苓桂剂温药和之。

全国名老中医查玉明教授在本方的基础上，加生黄芪、五加皮、细辛、五味子、甘草，组成温肾救心汤，方中黄芪益气利水，桂枝温阳化水，细辛平喘行水，五加皮消肿去水，使气化水去而痰消。配五味子收敛肺气，以益心气，使心肺得补，相得益彰。阳复而水化，改善循环；对于心肾阳衰，心功能不全之心悸有良好效果。陈瑞春教授用本方加减治疗心动过缓，取得较好效果。

使用注意 忌醋、猪肉、桃、李、雀肉；暴病之呕即用真武尚不相当。本方附子有毒，宜先煎久煎，且不宜久服。

半夏麻黄丸

【来源】《金匮要略》

【组成】半夏、麻黄各等份。

【用法】上二味，末之。炼蜜和丸小豆大。饮服三丸，日三服。

【功用】通阳化饮

【主治】太阳腑气不利，水气停积，上凌于心，饮盛而阳郁之心悸怔忡。症见水饮内停，心阳被遏、心下悸动、兼有喘、呕等肺气郁闭、胃失和降的表现。

【方解】方中麻黄通太阳膀胱之经气，以泄水饮；半夏和胃降逆，以蠲饮消水。二味相配，共奏通阳化饮之功，阳通饮化，则心悸自已。

【临床应用】

1. **用方特点** 本方临床运用以心悸，或怔忡，或心下痞闷，胸闷，兼喘、或呕、舌质淡，苔腻或滑，脉滑或弦为用方审证要点。张仲景《伤寒论》治水饮心下悸，多用桂枝通阳，茯苓利水；主治病证以阳虚不能化气行水，水气凌心为特征，证以虚为主，故用桂枝助心火祛寒，茯苓健脾利湿。半夏麻黄丸所治痰饮心悸与此不同。主治因太阳腑气不利，水气停积，上凌于心，饮盛而阳郁之证，其病证偏于实。临床上除见水饮内停外，常兼有喘、呕等肺气郁闭、胃失和降的表现。因此用半夏降胃气，抑其冲气，用麻黄，通太阳之气以泄水也。盖水气凌心则心下悸，用桂枝者，助心中之火以敌水也；用茯苓，是从脾利水以渗入膀胱。而本方用半夏，是从胃降水，冲降则水随而降，用麻黄是通太阳以泄水，方意各别。后世医家用此方者甚少，但临床水饮内停、心下悸，兼见喘、呕等肺气郁闭、胃失和降的表现者，用本方尤为合适。

2. 随症加减 若心悸明显者，可加茯苓、桂枝，以温阳化饮安神；若头晕者，加泽泻、白术，以渗湿利湿；若胃脘痞闷者，加厚朴、苏叶，以行气下气等。

3. 现代应用 现常用治疗室性心动过速、心律不齐、心肌炎、风湿性心脏病、贲门痉挛、幽门水肿、急慢性胃炎，慢性胆囊炎、支气管炎，支气管哮喘等。

4. 使用注意 脾胃气虚证、脾胃虚寒证，慎用本方。

控涎丹

【来源】《三因极一病证方论》

【组成】甘遂（去心）、紫大戟（去皮）、白芥子（真者）各等份。

【用法】上为末，煮糊圆如梧子大，晒干，食后临卧，淡姜汤或熟水下，五七圆至十圆。如疾猛气实，加圆数不妨，其效如神。

【功用】攻逐痰饮。

【主治】痰饮上犯心膈之心悸怔忡。症见心悸，胸背颈项腰等隐痛不可忍，筋骨牵引痛，走窜不定，或手足冷痹，或头痛不可忍，或皮肤麻痹，神志昏倦多睡，或饮食无味，痰唾稠黏，夜间喉中多有锯声，或睡中流涎等。

【方解】方中甘遂、大戟皆为攻逐痰饮之专药。甘遂味苦，性寒；归肺、肾、大肠经，方中用以行经遂脉络之水，直达水气所结之处。大戟味苦、辛，性寒，有毒；归肺、脾、肾经，方中用以泻脏腑肠胃之水。白芥子味辛，性温；归肺、胃经，能散皮裹膜外痰气，以攻决为用。甘遂、大戟为苦寒之品，与辛温之白芥子相伍，亦可缓其苦寒之性。三药分入三焦，复之为方，遍逐流溢于脏腑、经遂、皮里膜外之痰涎。甘遂、大戟通泻大肠，因势利导，引三焦痰涎出于水道，可使水去痰消，三焦畅达，脉气通和，而诸症自愈。

【临床应用】

1. 用方要点 本方为痰饮上犯心膈的常用方剂。以心中悸动不安，胸背腰隐痛，筋骨牵引痛，痰唾稠黏为证治要点。

2. 随症加减 若脚气者，加槟榔、木瓜、松脂、卷柏以祛湿；惊痰者，加朱砂、全蝎以安神定惊；惊气成块者，加穿山甲、鳖甲、延胡索、莪术以软坚散结；热痰者，加盆硝以泄热；寒痰者，加胡椒、丁香、姜、桂以温化寒痰。

3. 现代应用 历代医家以此方治疗多种病证，包括癫痫、狂证、不寐、中风、哮证、悬饮、心悸、腹泻、胃脘痛、痹证、瘰疬、不孕等。现代临床常用于早期肝硬化腹水、心律失常、渗出性胸膜炎、哮喘、肺心病、瘰疬痰核、痹证、失眠、中风等。陈自玉以此方治疗异位心律、室上性心动过速，疗效甚佳。

4. 使用注意 本方攻伐伤正，多致呕吐、腹泻，应用本方当中病即止。痰消后宜以理气健脾善后。

九、痰浊阻滞

十味温胆汤

【来源】 首载于《世医得效方》，明《证治准绳 – 类方》收录。

【组成】 半夏（汤洗七次）、枳实（去瓤切，麸炒）、陈皮（去白）各三两，白茯苓（去皮）两半，酸枣仁（微炒）、大远志（去心，甘草水煮，姜汁炒）各一两，北五味子、熟地黄（切，酒炒）、条参各一两，粉草五钱。

【用法】 剉散，每服四钱，水盏半，姜五片，枣一枚煎，不以时服。

【功用】 益气养血，化痰宁心。

【主治】 心虚胆怯，痰浊内扰之心悸。触事易惊，惊悸不眠，夜多噩梦，短气自汗，耳鸣目眩，四肢浮肿，饮食无味，胸中烦闷，坐卧不安，舌淡苔腻，脉沉缓。

【方解】 十味温胆汤即《三因方》温胆汤减去清胆和胃的竹茹，加入益气养血，宁心安神的人参、熟地、五味子、酸枣仁、远志而成，故本方无清热之功，而增补养心神之力，组成化痰宁心的方剂，适用于痰浊内扰，心胆虚怯，神志不安诸证。人参、熟地大补气血为君，五味子收敛神气为臣，酸枣仁、远志养血安神定志，半夏降逆和胃，燥湿化痰。枳实行气消痰，使痰随气下。佐以橘皮理气燥湿。茯苓健脾渗湿，俾湿去痰消。炙甘草益脾和胃而协调诸药。本方人参、熟地，协同枣仁以入于肝胆之地：用远志者，取其辛散宣泄之品，一则可行补药之滞，一则可交通心肾，心肾交则魂亦可赖以安身。

【临床应用】

1. 用方要点 本方为治心虚胆怯，痰浊内扰之心悸不寐的方剂。以心悸不宁，善惊易恐，坐卧不安、不寐多梦而易惊醒，恶闻声响，食少纳呆，苔薄白，脉细略数或细弦、虚多邪少之象为证治要点。

2. 现代应用 临床常用于治疗心悸、怔忡、失眠、冠心病、心律失常、精神分裂症、精神性痴呆等病证。

山东名医王宝光教授常运用本方加减治疗冠心病、心律失常，每获良效。

已故名中医张伯臾常用十味温胆汤化裁，治疗心肾两亏，痰浊内阻之胸痹，症见动辄胸闷发作，闷久则痛，头昏，时有胃脘隐痛不适，甚或泛恶，口黏腻，心慌艰寐，纳呆，腰酸耳鸣，舌红偏暗，苔白腻，脉弦小滑，两尺弱。处方：孩儿参15g，熟地15g，制半夏10g，陈皮10g，茯苓15g，炒枳实10g，炒竹茹6g，瓜蒌皮10g，石菖蒲6g，炙远志6g，郁金10g，丹参15g，生蒲黄12g（包）。

3. 使用注意 本方治惊悸不寐与温胆汤不同，此方适用于因虚而得，以致梦遗惊惕，虚多邪少之象，恐一味除痰，则虚者益虚，其病益盛，故实证不适宜。

石菖蒲丸

【来源】 明·方贤著《奇效良方》

【组成】 石菖蒲、远志（去心）、铁粉（别研）、丹砂（别研）各二两，白茯苓（去皮）、人参各一两半，防风（去芦）、羚羊角（镑）各一分，金箔（五十片，三十片研入药，二十片为衣）。

【用法】 上为末，和匀，炼蜜为丸，如梧桐子大，以金箔为衣。每服十五丸至二十丸，煎人参汤下，早晚食后服。

【功用】 安神定志，祛风化痰。

【主治】 治风虚，安寝寐，镇心神，止恍惚，化痰滞。

【方解】 方中石菖蒲、远志安神定志；铁粉、丹砂、金箔重镇安神；茯苓健脾燥湿化痰；人参益心气；防风祛风胜湿；羚羊角清心热。全方共凑祛风化痰、安神定志之功。

【临床应用】

现临床常运用石菖蒲丸治疗惊悸、失眠、运动性疲劳等症。

辰砂远志丸

【来源】《普济本事方》卷二。

【组成】石菖蒲（去须，洗）、远志（去心，洗，剉，炒令黄色）、人参（去芦）、茯神（去木）、川芎、山芋、铁粉、麦门冬（水湿，去心）、天麻、半夏曲、南星（剉，骰子大，麸炒黄）、白附子（生）各一两，细辛（去叶）、辰砂（水飞）各半两。

【用法】上为细末，生姜五两，取汁，入水煮糊，丸如绿豆大，另以朱砂为衣，干之。每服三五十粒，夜卧生姜汤送下，小儿减丸服。

【功用】安神镇心，消风化痰。

【主治】风痰上扰，惊悸眩晕。

【方解】方中石菖蒲气味辛温，入手少阴、足厥明，能开窍豁痰，醒神益智；远志气味辛微温，入心肾，能安神定志；人参气味甘温，入脾胃，能益气生津；茯神气味甘平，入心，能安心神；川芎气味辛温，入肝胆，能活血行气；山芋气味辛平，入足阳明，能补脾益气；铁粉气味咸平，入足厥阴，能安神强志；麦冬气味甘凉、微苦，入手太阴、少阴，能滋阴养心；天麻气味辛平，入足阳明、厥阴，能息风止痉，平肝潜阳，祛风通络；半夏曲气味辛微温，入胃，能燥湿化痰；天南星气味辛温，入手足太阴，化痰散结；白附子气味辛甘温，入胃，能祛风痰、逐寒湿、镇痉；细辛气味辛温，入肾，能祛风开窍；辰砂气味苦温，入心，能镇心安神。因惊悸致病，故必镇心安神，兼以扶持正气，以姜为引，虽有微毒之味，只能搜病，并不能伤正气。

【临床应用】

本方由养血安神的基础方定志丸（《千金方》）衍化而来，临床常用来治疗心神不安、心悸怔忡、失眠多梦等症。

菖志温胆汤

【来源】蒲辅周经验方

【组成】茯苓 9g，半夏 6g，橘红 6g，炙甘草 1.5g，竹茹 3g，枳实 3g，菖蒲 4.5g，炙远志 4.5g，炒白芥子 4.5g，生姜 3 片。

【用法】水煎服，日 1 剂。

【功用】理气化痰，安神定志。

【主治】专治痰浊扰心的心动悸不安。症见胸闷心慌，疲乏无力，头昏自汗，或有轻度浮肿，舌淡苔白腻，脉虚大而数或结代。

【方解】方中茯苓利水渗湿，健脾，安神；半夏燥湿化痰；橘红燥湿，理气，消痰；炙甘草益气复脉；竹茹清热化痰，除烦；枳实破气，散痞，泻痰，消积；石菖蒲开窍豁痰，醒神益智；远志安神益智、祛痰、消肿；白芥子豁痰利气，散结通络；生姜化痰同时杀半夏毒。全方共奏理气化痰，安神定志之功效。

【临床应用】

蒲辅周运用此方治疗痰浊扰心的心动悸不安，效果甚佳。

豁痰宁心汤

【来源】李振华验方（随殿军，王迪《国家级名医秘验方》）

【组成】党参 10g，白术 10g，茯苓 15g，橘红 10g，法半夏 10g，节菖蒲 10g，远志 10g，枳壳 6g，厚朴 10g，郁金 10g，砂仁 8g，桂枝 6g，薏苡仁 30g，甘草 3g。

【用法】每日一剂，水煎二次，早晚分服。

【功用】健脾益气，豁痰宁心。

【主治】痰湿阻滞型室性早搏。临床症见心悸胸闷，气短喘促，体倦乏力，四肢沉重，或逐渐肿胖，脘腹胀满，大便溏薄，头晕头沉，口干不欲饮，嗳气，舌质淡暗，舌体肿大，边有齿痕，苔白腻，脉弦滑或濡缓。

【方解】方中党参、白术、茯苓健脾利湿；枳壳、厚朴、砂仁醒脾理气，燥湿化痰；橘红、半夏降逆豁痰；桂枝通阳利水，配白术、茯苓、苡仁以增强脾之运化功能；节菖蒲、郁金、远志化湿透窍，宁心安神；甘草调和诸药。诸药合用，共奏健脾益气，豁痰宁心之功。

【临床应用】

本方适用于痰湿阻滞型室性早搏。临床以心悸胸闷，气短喘促，体倦乏力，四肢沉重，或逐渐肿胖，大便溏薄，头晕头沉，舌质淡暗，舌体肿大，边有齿痕，苔白腻，脉弦滑或濡缓为辨证要点。气虚甚者，加黄芪30g、生山药30g以益气健脾；大便溏薄甚者，加煨肉蔻10g、苍术10g以燥湿固涩；脘腹胀满者，加广木香6g、大腹皮10g以理气化湿，除满消胀；心悸明显者，加龙齿10g、琥珀3g以镇心安神。

双仁养心散

【来源】田宝忠验方（胡熙明编《中国中医秘方大全》）

【组成】山药960g，黑芝麻、赤小豆各360g，鸡内金30g，炒枣仁480g，柏子仁360g。

【用法】上药共研细末，每天早晚饭前各取30g，以开水调为糊状服之。

【功用】养心安神，健脾化湿。

【主治】心悸（风湿性心脏病）。

【方解】脾为生化之源，统血之脏；心为主血之君，肾为藏精之脏，精血同源。故方用山药、赤小豆健脾利湿；黑芝麻养血滋肾；柏子仁、枣仁养心。实则以养血生血为宗旨，诸药配伍成方，共奏养心安神，健脾化湿之功。

【临床应用】

田宝忠用本方治疗风湿性心脏病之心悸，症状皆消失。

十、痰火扰心

金箔镇心丸

【来源】《万病回春》

【组成】朱砂、琥珀、天竺黄各五钱，胆星一两，牛黄、雄黄、珍珠各一钱，麝香。

【用法】上为细末；炼蜜和丸如皂角子大，金箔为衣。每服一丸，用薄荷汤送下。

【功用】清痰火，安心神。

【主治】惊悸属痰火扰心者。心悸时发时止，受惊易作，胸闷烦躁，失眠多梦，口干苦，大便秘结，小便短赤，舌红苔黄腻，脉弦滑。

【方解】方中朱砂、金箔、琥珀镇心安神；天竺黄清热豁痰，凉心定惊；胆南星可清热化痰，息风定惊；牛黄清心，豁痰开窍，凉肝熄风；雄黄祛痰；珍珠安神定惊，清热滋阴；麝香开窍醒神，活血通经。全方共奏镇心安神，清热化痰之功效。

【临床应用】

1. 用方特点 《血证论》指出："凡是怔忡惊悸健忘恍惚，一切多是痰火沃心，神明所致，用金箔镇心丸主之。"《万病回春》曰："金箔镇心丸治一切惊悸。"临床以心烦心悸、口苦失眠、多梦易惊、面赤气粗、便秘尿赤，甚则神志失常、胡言乱语、哭笑无常、狂躁妄动，舌红苔黄腻，脉弦滑有力为证治特点。

2. 随症加减 心经有热，加炒黄连、当归、生地黄各一两，炙甘草五钱，人参一两，去雄黄、胆星、麝香。方中麝香无用量，原缺。

安神镇心丸

【来源】《赤水玄珠》

【组成】石菖蒲、远志、人参、茯神、川芎、山药、麦门冬、铁粉、天麻、半夏、南星、茯苓各一两，细辛、辰砂各五钱。

【用法】上为末，生姜5两，取汁，入水煮糊为丸，绿豆大，另以朱砂为衣。每服二十五丸，夜卧生姜汤下，小儿减半。

【功用】消风痰、安神定悸。

【主治】风痰扰心之惊悸。症见惊悸不宁，头身困重，眩晕、胸闷脘痞，舌体胖大、舌苔白腻，脉弦。

【方解】本方以天麻息风止痉，平肝潜阳，祛风通络；石菖蒲开窍豁痰，醒神益智；远志、茯神安神定志；人参、山药、茯苓益心气；麦门冬滋心阴；

川芎行气活血；铁粉、辰砂重镇安神；半夏、南星燥湿化痰；细辛祛风通窍。

【临床应用】

1. 用方特点 惊悸不宁，头身困重，眩晕、胸闷脘痞，舌体胖大、舌苔白腻，脉弦为辨证要点。

2. 现代应用 现对于人工心脏起搏器术后，情绪多不稳定，甚则惊恐不宁，常用本方。安装永久人工心脏起搏器是有一定危险性的手术，患者及家属对其认识有困难，多抱有恐惧心理，而且需要安装永久人工心脏起搏器患者多为患病较久者，情绪多不稳定，有的有悲观情绪。中医理论认为，忧思伤脾，惊恐伤肾。结合患者的心理现状，护理上要求向患者详细说明手术的经过，解释心脏起搏器的功能，打消患者的种种顾虑。对惊恐甚者，予以针灸内关、足三里、太溪、神门等穴位，服用安神镇心丸。

[郑惠萍，陈恩妮，陈科玉. 安置永久人工心脏起搏器的中西医结合护理体会，现代中医药，2004，（2）：70－71]

八物远志丸

【来源】《医统》卷五十

【组成】远志（去皮、心）、石菖蒲、麦门冬、茯神、白茯苓各一两，白术、人参各半两，牛黄二钱。

【用法】上为末，炼蜜丸，梧桐子大，朱砂为衣。每服二十丸，白汤送下。

【功用】平补心气，安神镇惊。

【主治】气阴不足，痰火扰心之心悸怔忡。

【方解】方中人参、白术益心气；麦门冬滋心阴；远志、石菖蒲、茯神、茯苓安神镇惊；牛黄清心，豁痰开窍，凉肝熄风。

【临床应用】

临床运用八物远志丸治疗心悸怔忡、失眠等症，还可用来调治亚健康。

十一、心虚胆怯

平补镇心丹

【来源】《太平惠民和剂局方》

【组成】熟干地黄、生干地黄、干山药、天门冬、麦门冬（去心）、柏子仁、茯神各四两，辰砂（别研为衣）、苦桔（炒）各三两，石菖蒲（节密者）十六两，远志（去心，以甘草煮三、四沸）七两，当归（去芦）六两，龙骨一两。

【用法】上为末，炼蜜为丸，如梧桐子大。每服三十丸，空心，饭饮吞下，温酒亦得，渐加至五十丸，宜常服。

【功用】益气养血，镇心安神。

【主治】气阴不足、心虚胆怯之心悸。症见志意不定，神情恍惚，夜多异梦，心悸烦郁，及肾气伤败，血少气多，四肢倦怠，足胫酸疼，睡卧不稳，梦寐遗精，时有白浊，渐至羸弱。

【方解】方中熟地黄、山药、当归益气养血，补心安神；生地黄补阴养心；天门冬、麦门冬甘寒滋润，以清虚火；柏子仁、茯神、辰砂、石菖蒲、远志安神定志；龙骨镇惊安神；桔梗载药上行。共奏益气养血，镇心安神之功。

【临床应用】

现代临床运用中成药平补镇心丹治疗心悸，证属心虚胆怯者，每服三十丸，空腹时用米汤或温酒送下，渐加至五十丸。

大镇心丸

【来源】《备急千金要方》

【组成】干地黄六分，牛黄五分（一方用牛膝），杏仁、蜀椒各五分，泽泻、黄芪、茯苓、大豆卷、薯蓣、茯神、前胡、铁精、柏子仁各二分，羌活、桂心、秦艽、川芎、人参、麦门冬、远志、丹砂、阿胶、甘草、大黄、银屑各八分，桑螵蛸十二枚，大枣四十枚，白蔹、当归、干姜、紫石英、防风各八分。

【用法】上三十二味，末之，白蜜、枣和丸。酒服七丸，日三，加至二十丸。

【功用】益气补心，镇惊安神。

【主治】治心虚惊悸，梦寐恐畏。心悸不足，梦寐惊悸，或失精神，妇人赤白注漏，或月水不利，寒热往来，腹中积聚。

【方解】本方以人参、黄芪、茯苓益气养心；茯神、柏子仁、远志安神养心；铁精、银屑、丹砂、紫石英质重之药，重镇安神；干地黄、麦门冬、芍药、薯蓣滋心阴之虚；牛黄、大黄、白蔹清心热；大豆卷、秦艽清湿热；当归、阿胶补血；蜀椒、桂心、干姜通心阳；杏仁祛痰下气；前胡、羌活祛风；川芎活血；甘草、大枣滋益心脾；桑螵蛸补肾；桔梗载药以滋心阴，防风疏肝理气、调畅气机，还能入足太阳经，配合桔梗可引药入心经。

【临床应用】

1. 用方特点 以心悸不足，梦寐惊悸，或失精神，妇人赤白注漏，或月水不利，寒热往来，腹中积聚为用方特点。

2. 现代应用 现临床除用本方治疗心悸外，还常用此方加减治疗失眠症、神经官能症、癫痫等。

3. 使用注意 孕妇慎用。

补胆防风汤

【来源】《普济本事方》卷一

【组成】防风（去钗股）十分，人参（去芦）六分，细辛（去叶）五分，川芎、甘草（炙）、茯神（去木）、独活（黄色如鬼眼者去芦，洗，焙，秤）、前胡（去苗洗净）各八分。

【用法】上为末，每服四大钱，水一盏半，枣两个，煎至八分去渣，食前服。

【功用】补益肝胆，安神定志。

【主治】胆虚风袭，惊悸不眠。

【方解】方中防风疏肝理气、祛风胜湿；人参、炙甘草益气；细辛祛风开窍；川芎活血行气；茯神安心神；独活祛风胜湿；前胡祛风降气化痰。

【临床应用】

临床运用补胆防风汤治疗惊悸、恐惧病、神经官能症以及神经精神疾患等。

龙齿壮胆汤

【来源】《辨证录》卷四

【组成】 人参、竹茹各三钱，五味子、远志各一钱，生枣仁一两，白芍八钱，当归五钱，龙齿（醋淬，研末）五分。

【用法】 水煎调服。二剂即安。

【功用】 补胆，补心，安神定志。

【主治】 胆气怯弱，怔忡，心常怦怦不安，常若有官事未了，人欲来捕之状。

【方解】 方中龙齿镇惊安神，清热除烦；人参益气；竹茹涤痰开郁，常用于胆虚痰热郁结症；五味子益气生津、补肾宁心；远志、枣仁安心神；白芍、当归养心血。

【临床应用】

临床运用此方治惊悸不安等症。

第二章　胸痹心痛

胸痹是指以胸部闷痛，甚则胸痛彻背，喘息不得卧为主的一种疾病，轻者仅感胸闷如窒，呼吸欠畅，重者则有胸痛，严重者心痛彻背，背痛彻心。

本病证的发生多与寒邪内侵、饮食失调、情志失节、劳倦内伤、年迈体虚等因素有关。胸痹的主要病机为心脉痹阻，病位在心，涉及肝、脾、肾等脏；本病证的形成和发展过程中，大多先实而后致虚，亦有先虚而后致实者。临床表现为本虚标实，虚实夹杂。本虚有气虚、气阴两虚及阳气虚衰；标实有血瘀、寒凝、气滞、痰浊，且可相兼为病，如气滞血瘀、寒凝气滞、痰瘀交阻等。

基于本病病机为本虚标实，虚实夹杂，发作期以标实为主，缓解期以本虚为主的特点，其治疗原则应先治其标，后治其本，先从祛邪入手，然后再扶正，必要时可根据虚实标本的主次，兼顾同治。标实当泻，针对气滞、血瘀、寒凝、痰浊而疏理气机，活血化瘀，辛温通阳，泄浊豁痰，尤重活血通脉治法；本虚宜补，权衡心脏阴阳气血之不足，有无兼见肺、肝、脾、肾等脏之亏虚，补气温阳，滋阴益肾，纠正脏腑之偏衰，尤其重视补益心气之不足，在胸痹的治疗中，尤其对真心痛的诊治，必须辨清证候之重危顺逆，一旦发现脱证之先兆，必须尽早投用益气固脱之品。真心痛是胸痹进一步发展的严重病证，在发作期必须选用有速效止痛作用的药物，如宽胸气雾剂给药，或舌下含化复方丹参滴丸，或速效救心丸，或麝香保心丸，以迅速缓解心痛症状，必要时中西医结合治疗。疼痛缓解后予以辨证施治，常以补气活血、温阳通脉为主，可与胸痹辨证互参。

西医学所指的冠状动脉粥样硬化性心脏病（心绞痛、心肌梗死）关系密切，其他如心包炎、二尖瓣脱垂综合征、病毒性心肌炎、心肌病、慢性梗阻性肺气肿、慢性肾炎等，出现胸闷、心痛彻背、短气，喘不得卧等症状者，可参照本病辨证论治。

一、心血瘀阻

血府逐瘀汤

【来源】《医林改错》

【组成】当归、生地、红花、牛膝各三钱，桃仁四钱，枳壳、赤芍各二钱，桔梗、川芎各一钱半，柴胡、甘草各一钱。

【用法】水煎服。

【功用】活血祛瘀，行气止痛。

【主治】主要用于治疗胸中血瘀证，症见胸痛、头痛、时痛时好、日久不愈、痛如针刺而有定处，或呃逆日久不止，或内热烦闷，或急躁易怒，或入暮渐热，或心悸心慌，或失眠，或夜睡多梦，舌质黯红，或舌有瘀点、唇暗、或两目暗黑，脉涩或弦紧。

【方解】本方由桃红四物汤与四逆散合方，再加桔梗、牛膝而成。本方中桃仁活血祛瘀血行滞而润燥，红花活血祛瘀以止痛；赤芍、川芎协助主药以活血化瘀；生地黄凉血，配合当归以养血活血，清血分郁热，使祛瘀而不伤阴血，牛膝祛瘀而通血脉，引血热下行，柴胡疏肝解郁，升达清阳，与桔梗、枳壳同用，尤善理气行滞，使气行则血行；枳壳行气宽胸，桔梗理气，桔梗、枳壳，一升一降，宽胸行气，桔梗并能载药上行；甘草和中缓急，协同诸药。合而用之，使血行瘀去，气畅热清，则诸症自去。全方活血药与行气药相伍，既行血分瘀滞，又解气分郁结；祛瘀与养血同施，则活血而无耗血之虑，行气又无伤阴之弊，为活血祛瘀的代表方剂。

【临床应用】

1. 用方要点 本方以胸痛，痛有定处，舌黯红或有瘀斑为辨证要点。

2. 随症加减 临证加减若属血瘀经闭、痛经者，可去桔梗，加香附、益母草以活血调经止痛；若胁下有癖块属血瘀者，可加郁金、丹参以活血祛瘀、消瘀化积。

3. 使用注意 方中活血祛瘀药物较多，故孕妇忌服。

4. 现代应用 现代常用于治疗冠状动脉粥样硬化性心脏病、心绞痛，风湿性心脏病、胸部挫伤与肋软骨炎之胸痛，以及脑震荡后遗症之头痛、头晕、精神抑郁等，证属血瘀气滞者。

近代以本方活血化瘀而不伤血，解郁疏肝而不耗气的特点，常加减用于治疗风湿性心脏病，冠状动脉硬化性心脏病的心绞痛，风湿性心瓣膜病，心肌病。

名老中医陈衍妍善于用本方加减，清血化瘀，行气通络以治疗气滞血瘀，胸痹心痛的冠心病。黄红英老中医则认为冠心病应从痰论治，她擅长用祛瘀化痰法，即血府逐瘀汤合瓜蒌薤白半夏汤加减治疗冠心病，临床均取得显著疗效。

当代名医姜春华认为，临床上某些器质性心脏病，如冠心病、风湿性心脏病、病态窦房结综合征等引起的心律失常，症见心悸、心痛、舌紫、脉迟涩或结代，治宜活血化瘀，舒心通脉，方取血府逐瘀汤合丹参饮加减。

岳美中擅用变通血府逐瘀汤治疗冠心病、心绞痛，常用方为：当归20g，川芎10g，桂心5g，瓜蒌24g，桔梗10g，枳实10g，红花10g，桃仁10g，怀牛膝15g，柴胡10g。

补阳还五汤

【来源】《医林改错》卷下

【组成】生黄芪四两，归尾二钱，赤芍一钱半，地龙、川芎、桃仁、红花各一钱。

【用法】水煎服。黄芪初用一二两，以后渐加至四两。至微效时，日服两剂，两剂服至五六日，每日仍服一剂。

【功用】补气行气、活血化瘀、通经活络。

【主治】气虚血瘀之中风。半身不遂，口眼歪斜，语言謇涩，口角流涎，小便频数或遗尿不止，舌暗淡，苔白，脉缓或脉细无力。

【方解】气虚属脾，故方用大量黄芪补中益气为主，大补脾胃之元气，使气旺血行，瘀去络通；血瘀属肝，治风先活血，当归尾长于活血，兼能养血，因而有化瘀而不伤血之妙，赤芍、川芎、桃仁、红花助当归尾活血祛瘀，行瘀活血，疏肝祛风；加入地龙活血而通经络。大量补气药与少量活血药相配，气旺则血行，活血而又不伤正，共奏补气活血通络之功。

【临床应用】

1. 用方要点 本方以半身不遂，口眼歪斜，苔白脉缓或脉细无力为证治要点。

2. 随症加减 若初得半身不遂，可加防风，服四五剂后去之；若已病三两个月，前医用寒凉药过多，加附子；若用散风药过多，可加党参。

3. 使用注意 本方证是因虚致瘀，以正气亏虚为主，故生黄芪用量宜重（可从30~60g开始，效果不显，再逐渐增加），祛瘀药宜轻；高血压患者可用，但正气未虚者慎用，阴虚阳亢，或阴虚血热，或风、火、痰、湿等余邪未尽者，均忌用。

4. 现代应用 现临床常用于治疗脑血管意外后遗症，以及其他原因引起的偏瘫、截瘫，或上肢或下肢痿软，缺血性脑损伤、脊髓及周围神经损伤、脑血管病后遗症、麻痹性震颤等属气虚血瘀者。

丹参饮

【来源】《时方歌括》

【组成】 丹参一两，檀香、砂仁各一钱半。

【用法】 以水一杯，煎七分服。

【功用】 活血祛瘀，行气止痛。

【主治】 血瘀气滞之胸痹。症见心胃诸痛，痛有定处，以刺痛为主。

【方解】 方中重用丹参，味苦微寒，取其活血化瘀止痛而不伤气血。配辛温芬芳之檀香，理气和中，辛温散寒止痛的砂仁行气止痛，行气温中，化湿健脾。三药合用，使气血通畅而疼痛自止。本方重用活血化瘀之丹参，稍佐以行气之品，药味虽简，但配伍得当，气血并治，重在理气，刚柔相济，实为祛瘀行气止痛之良方。

【临床应用】

1. 用方要点 本方是化瘀行气止痛之良方。本方以心胃诸痛，舌质黯红，脉弦为辨证要点。

2. 随症加减 若痛甚者酌加延胡索、郁金、川楝子，乳香等以增强活血止痛之功；若胀甚者酌加厚朴，枳壳等以行气化滞；若热盛者可加黄连，黄芩，栀子等以清热泻火；气虚者，加党参、黄芪、白术；气滞甚者，加枳实、瓜蒌、厚朴；痰湿甚者，加苍术、半夏、茯苓。若胃脘胀痛，痛及两胁，嗳气呕恶，舌质红，是肝郁血滞、胃气上逆之证，宜与四逆散、金铃子散合用，并酌加代赭石、旋覆花等，以疏肝止痛，和胃降逆；若见胸闷憋气，心胸刺痛，痛引肩背，气短，是气滞血瘀之胸痹证，宜加赤芍、川芎、红花、生山楂、枳实等，以加强活血行气止痛之力。

3. 使用注意 因方中丹参有活血作用，且用量较大，故出血性疼痛慎用本方，孕妇忌用。

4. 临床应用 原治心痛，胃脘诸痛。现代用治胃炎、胃溃疡、肝炎、胆囊炎、静脉炎、脑外伤后综合征、甲状腺瘤、脑卒中、神经性皮炎等属血瘀气滞者。

失笑散

【来源】《儒门事亲》引《古今录验》

【组成】没药、乳香、姜黄、玄胡索各等份。

【用法】上为末。每服三钱，水煎，食后服之。

【功用】温中行气，活血化瘀。

【主治】胸痹，证属血瘀寒凝者。症见心腹冷痛，痛位固定，恶寒，痛如刀刺，四肢不温，舌有瘀斑瘀点，脉涩等。

【方解】方中姜黄辛苦温，善破血行气，通经止痛，散风寒湿邪；乳香辛散苦泄，芳香走窜，内能宣通脏腑，通达气血，外能透达经络，行气活血止痛，没药与乳香相须而用，增强活血止痛之功；玄胡索"治心痛欲死"，辛散苦泄温通，功善活血行气止痛。药虽四味，药简力宏，共奏行气温中，活血化瘀之功。

【临床应用】

1. 用方要点 临床运用以心腹冷痛，痛位固定，恶寒，痛如刀刺，四肢不温，舌有瘀斑瘀点，脉涩为辨证要点。

2. 随症加减 气滞血瘀者，可加香附、川楝子，或配金铃子散以行气止痛；若见寒凝血瘀者，可加炮姜、艾叶、小茴香以温经散寒；若见瘀血停滞较甚者，可加当归、赤芍、川芎、桃仁、红花、丹参等以加强活血祛瘀之力；兼见血虚者，可合四物汤以增养血调经之功；若疼痛较甚者，可加乳香、没药、元胡等以化瘀止痛。

3. 使用注意 本方具有活血祛瘀散结作用，故妇女月经期慎用，孕妇忌服。

4. 现代应用 现临床应用常用于胸痹、痛经、心绞痛、冠心病等属血瘀寒凝者。

邓氏冠心胶囊

【来源】邓铁涛验方（李新梅，吴焕林，罗文杰等．邓氏冠心胶囊治疗气虚痰瘀型胸痹的临床研究．中西医结合心脑血管病杂志，2005）

【组成】人参10g，三七15g，茯苓15g，竹茹12g，法半夏12g。

【用法】每次3粒，每粒含生药5g，每日3次。

【功用】益气祛瘀、除痰通脉。

【主治】胸痹，证属气虚痰瘀内阻型。症见胸闷、心痛、心悸、气短、肢麻、眩晕、舌苔腻或舌有瘀点瘀斑、脉沉迟或结代。

【方解】邓氏冠心胶囊选用人参、三七、茯苓、竹茹、法半夏等组方，以人参补益元气，温通心阳；三七活血祛瘀通脉；茯苓、竹茹、法半夏等药除痰理气，升清降浊，攻补兼施，共奏益气除痰祛瘀通脉之功，使心脉通畅，而达到防治冠心病的目的。

【临床应用】

1. 用方要点：本方以胸闷、心痛、心悸、气短、肢麻、眩晕、舌苔腻或舌有瘀点瘀斑、脉沉迟或结代为辨证要点。

2. 邓铁涛名老中医用本方主要治疗冠心病稳定型心绞痛等证属气虚血瘀者。邓老从中医的整体观出发，提出了"五脏相关学说"，认为疾病非独一脏之病，乃与五脏失调有关；是整体平衡失调的反映。具体到心系疾病的治疗，邓老强调"心脾相关"、"痰瘀相关"，善于从脾论治冠心病。临床上，邓铁涛教授多以益气化痰，活血通络法治疗胸痹之气虚痰瘀证患者，本方即为气虚血瘀而立。随症加减：若兼见左胸刺痛，舌质晦暗有瘀点属心脉瘀阻者，加失笑散、丹参、桃仁、红花；寒痛者，加良姜、荜茇；痰黄，舌苔黄腻，脉滑数者，乃痰浊化热之象，酌加竹茹、胆南星、黄芩、黄连、天竺黄；若胸闷甚者，加柴胡、甘松，以行气解郁；若胸满明显者，加木香、香附，以行气宽胸；若瘀阻明显者，加桃仁、川芎，以活血化瘀；若胸痛明显者，加丹参、延胡索，以行气活血止痛。本方阴虚内热者慎用。

疏肝解郁汤

【来源】 陈可冀验方（徐凤芹．陈可冀治疗自发型心绞痛经验．中医杂志，2001）

【组成】 柴胡、郁金、香附、金铃子、元胡、青皮、红花、丹参、川芎、泽兰各10g。

【用法】 水煎服，1日1剂。

【功用】 疏肝解郁，理气活血。

【主治】 本方适合于老年人胸痹等证属于气滞血瘀者。症见心痛、情志抑郁不畅、两胁不适、憋闷不舒、心烦易怒、脉弦。

【方解】 本方在金铃子散的基础上加减而成。经言诸痛皆属于心，而热厥属于肝逆，金铃子非但泄肝，功专导去小肠膀胱之热，引心包相火下行，方中金铃子（即川楝子）味苦性寒，善入肝经，疏肝气，泻肝火；元胡辛苦而温，行气活血，长于止痛，"能行血中气滞，气中血滞"，以增强金铃子止痛之效。两药相配，使得肝火得清，气行血畅，疼痛自止，为治疗气郁血滞而致诸痛的常用组合。柴胡辛苦微寒，能疏散退热，疏肝解郁，为治肝气郁结证之要药；郁金活血止痛、行气解郁、凉血清心；香附为"气病之总司"，其辛香入肝善能散肝气之郁，味甘性平而无寒热之偏，为舒肝理气散瘀之要药；青皮苦辛温，其气峻烈，沉降下行，主入肝胆气分，长于疏肝胆、破结气；泽兰主入肝经血分，活血化瘀而通经消肿；红花、丹参活血凉血化瘀；川芎为血中之气药，善活血行气，通达气血，祛瘀生新，补而不滞。诸多理气活血药共奏疏肝解郁，理气活血之功，则诸症消失。

【临床应用】

1. 用方要点 本方以心痛、情志抑郁不畅、两胁不适、憋闷不舒、脉弦为辨证要点。

2. 陈老经验 陈氏治疗胸痹常用三通两补法：三通法：第一，芳香温通法，如苏合香丸、冠心苏合丸、心痛丸、宽胸丸、回生丹、麝香含片、宽胸气雾剂等。但不宜过用久服，以免耗伤心气和心阴，必要时可佐以保元汤加桂圆肉、柏子仁、枣仁、远志等。第二，宣痹通阳法，如瓜蒌薤白半夏汤、枳实薤白桂枝汤、瓜蒌片或进食葱蒜韭薤定痛，特别是薤蒜对平素胃寒者更合适。第三，活血化瘀法，如血府逐瘀汤、失笑散、乳没片、元胡沉香粉、沉香郁金粉、三七粉及川芎嗪、丹参、冠心Ⅱ号等注射液，但应通补结合，交替应用为好，一般用养血活血药，如鸡血藤、益母草、当归、人参、三七、琥珀末的配伍也是活血不伤正的范例。两补法，主要指补肾和补气血。补肾阳选用仙灵脾、仙茅、补骨脂；补肾阴选加首乌延寿丹、左归丸；补气血常用八珍汤加泽兰、益母草或当归补血汤。老年心绞痛发作。疼痛可以不重，但体乏无力。畏冷胸闷、气短自汗较显著，以保元汤补益心脾肺肾，并冲服细辛、沉香各0.5g。如舌紫暗或见瘀斑则冲服复方血竭散（血竭、沉香、琥珀，冰片、三七、元胡）。如发作常与情志抑郁不畅或负重耗伤心气有关，可用疏肝解郁汤。对血瘀重，伴烦躁易怒、失眠多梦者，用心肝同治的血府逐瘀汤合通窍活血汤。

3. 随症加减 若见脘腹疼痛甚者，可加木香、砂仁、陈皮等；若见少腹气滞疝痛者，可加橘核、荔枝核等以加强行气止痛之力。失眠，健忘加夜交藤、酸枣仁、珍珠母；便秘加火麻仁。兼有嗳气吞酸、口苦者，加用左金丸；兼有食滞征象者，加用麦芽、鸡内金等。

愈梗通瘀汤

【来源】陈可冀验方（邱德文等主编《中国名老中医药专家学术经验集》第五卷）

【组成】生晒参10～15g，生黄芪15g，紫丹参15g，全当归10g，玄胡索10g，川芎10g，广藿香12g，佩兰10g，陈皮10g，半夏10g，生大黄6～10g。

【用法】水煎服，1日1剂，分2～3次口服。也可制丸剂供康复期应用，

1 日 3 次，1 次口服 3g。

【功用】益气活血、清瘀抗栓、利湿化浊。

【主治】气虚血瘀兼痰浊之心肌梗死。症见心绞痛，胀痛或痛有定处，纳呆呕恶，大便干结，舌质暗，苔厚腻，或出现黑燥苔。

【方解】方中人参、黄芪并用，具扶正益气生肌之功。当归、丹参并用，具调气养血之力，使气血各有所归；延胡索为行气止痛之要药，延胡索、川芎并用，进一步增强理气定痛、化瘀抗栓通脉之效。藿香、佩兰、陈皮、半夏、大黄合用，是该方标本并治、通补兼施的体现，藿香辛微温无毒，芳香辟秽，化湿祛浊，且具醒脾和胃之功；佩兰苦辛温无毒，有化湿祛浊而定痛之效；配以陈皮理气和中，治疗浊阻尤好；至于方中半夏之用，取其降逆止呕之力，大黄之用，既可以通瘀化浊阻又可推陈出新，即取其"祛瘀生新"之效。诸药合用，共奏扶正益气生肌、行气活血定痛、化瘀抗栓通脉、化浊祛湿、通腑降逆之功。

【临床应用】

1. 用方要点　本方以心绞痛，纳呆呕恶，大便干结，舌质暗，苔厚腻，或出现黑燥苔为辨证要点。

2. 随症加减　本方陈老常用于心肌梗死急性期及恢复期病人，以促进梗死组织愈合，保证心功能，改善生活质量。若见低血压状态甚而休克阳脱者，可同时服用生脉四逆汤加肉桂；舌红口干五心烦热者，可加石斛、玄参、麦冬、沙参、生地黄；汗出较多者可加山萸肉、五味子；七情不畅、胸闷胁胀者，可以四逆散、柴胡疏肝散进退应用；心痛剧时，可含服苏合香丸，或于方中加细辛、三七粉冲服；舌暗瘀血重者，可加莪术、水蛭、赤芍；心功能不全者，可温阳利水，加北五加皮。

益气活血汤

【来源】赵冠英验方

【组成】党参（人参）15g，麦冬 12g，五味子 8g，瓜蒌皮 15g，赤芍 15g，红花 10g，莪术 15g，川芎 15g，桂枝 10g。

【用法】水煎服。

【功用】温阳益气，活血通脉。

【主治】胸痹心痛。症见胸痛如刺，痛有定处，拒按，遇寒加剧，妇女月经量少，有血块，舌暗脉涩。

【方解】本方由"生脉散"、"枳实薤白桂枝汤"、"四物汤"等方加减化裁而来。生脉散益气养阴补心强心；红花、赤芍、莪术活血补血；川芎既可活血止痛，又可行气开郁；瓜蒌宽胸理气，通畅血脉；桂枝通阳行痹，温通血脉。方中诸药合用，血行通畅，通则不痛，胸痹心痛可得缓解。综观此方，具有扶正而不碍邪，祛邪而不伤正的特点，正符合前贤"证有虚中挟实，治有补中寓泻，从多从少之治法，贵于临床处裁"。

【临床应用】

1. 用方要点 本方以胸痛如刺，痛有定处，拒按，遇寒加剧，妇女月经量少，有血块，舌暗脉涩为辨证要点。

2. 随症加减 本方除用于冠心病、心绞痛外，也用于治疗心律失常、病毒性心肌炎等。若心气虚衰、心功能不全者，主方去瓜蒌皮，加温阳通心的炮附子、刺五加、万年青、黄芪；心阳不足、心动过缓者，主方加助心阳的鹿角片、麻黄；心气不匀、心律不齐者，加苦参、万年青、当归、珍珠母；心肾两虚者，主方加补肾助阳的仙灵脾、仙茅、巴戟天、杜仲；血瘀阳亢、血压偏高者，主方加化瘀降压的天麻、桑寄生、野菊花、葛根、益母草；气滞血瘀、心绞痛频作者，主方加活血止痛的乳香、没药、罂粟壳、延胡索；血脂偏高者，加决明子、荷叶、山楂、苦丁茶、三七；血瘀脉涩、血黏稠度高者，主方加活血抗凝的水蛭、虻虫、海藻。

3. 使用注意 孕妇忌服。

双和散

【来源】蒲辅周验方（中国中医研究院《蒲辅周医疗经验》）

【组成】人参（党参亦可）90g，茯苓30g，远志肉15g，石菖蒲60g，丹参30g，香附60g，没药15g，琥珀15g，血竭15g，鸡血藤15g。

【用法】为细末，和匀。每次服1.5g至3g，空腹温汤下，日3次。如无血竭改用藏红花或红花，没药气臭味苦可改用川郁金30g。

【功用】健强心脏，益气活血。

【主治】冠心病。症见心绞痛，虚劳少力，神疲乏力。

【方解】方中重用人参大补元气，以强心扶正，茯神宁心安神；菖蒲，远志通心气兼化痰湿，香附理气；丹参活血；没药祛瘀，鸡血藤通络，琥珀、血竭活血安神。方中诸药再经不同的炮制，更显用药灵活。全方以补为主，以通为用，补而无壅滞之弊，通而无伤正之患。本方经临床应用对于心气不足，血不养心的冠心病，疗效显著。

【临床应用】

1. 用方要点 本方为治疗胸痹、真心痛、心悸、怔忡的效验方。临证加减本方以虚劳少力，心绞痛为辨证要点。

2. 随症加减 若心阳虚衰，可去琥珀、血竭，加熟附片、桂枝；心肾阴虚减香附、茯苓，可加麦冬、五味子、山萸肉、枸杞子；气阴两虚加太子参、沙参、麦冬、枸杞子，去香附、琥珀、茯苓；心前区痛甚加郁金、川芎；头痛可加菊花、钩藤、白芍；纳谷不振、大便溏薄可加鸡内金、谷芽、砂仁等；失眠可加枣仁、合欢皮。

3. 使用注意 本方及其加减均为救急治标之剂，只可暂用，不可久服。神识稍微清应当逐渐加入治本之药。

4. 应用经验 本方主要用于治疗虚劳少力的冠心病。蒲老认为冠心病的心绞痛，心肌梗死、心律不齐与祖国医学的"胸痹、真心痛、厥心痛、心悸怔忡、心劳心气不足、血不养心"等有关。蒲老治疗冠心病有独到经验。他认为冠心病多由于心劳过度，情志失养，饮食不节所致。该病虚者多，实者少，初得此病见实证，病程久者多虚，但也有虚实交见者。蒲氏治疗冠心病的原则是强健心脏，调其不平，补虚泻实，益气和血，顺气活血，抑强扶弱，但"避免破气破血而伤元气"。

益心汤

【来源】颜德馨验方（崔应珉《中华名医名方薪传》）

【组成】党参15g，黄芪15g，葛根9g，川芎9g，丹参15g，赤芍9g，山楂9g，决明子30g，石菖蒲4.5g，降香3g。

【用法】水煎服。

【功用】益气养心，活血化瘀。

【主治】冠心病心绞痛。证属气虚血瘀，症见胸闷心痛，怔忡，气短乏力，形寒肢冷汗出，面色苍白，舌淡脉微。

【方解】方中重用党参、黄芪益气养心为君，以培补宗气，辅以丹参、山楂、赤芍药活血通脉为臣，葛根、川芎升发清阳，降香、决明子降浊止痛，升降相因，加入菖蒲一味引药入心经，兼有化痰开窍之力。其中川芎为血中之气药，既可活血祛瘀，又可行气通滞；黄芪为补气虚之要药，与党参配伍，则补气升阳之效增强；山楂消食导滞，且有降脂化痰之力。诸药相配，共奏益气养心、活血通脉、化痰祛瘀止痛之功。此方一药多效，选药精当，以调气和血为法，"调和"与"通阳"为特点，充分体现了颜老治疗冠心病的学术观点。

【临床应用】

1. 用方要点 本方以胸闷心痛，怔忡，气短乏力，形寒肢冷，汗出，面色苍白，舌淡脉微为辨证要点。

2. 随症加减 胸痹心痛轻症：①可用益心汤调和气血，并加生脉饮，以麦冬、五味子甘寒生津，养心安神。②若为血瘀气滞，心痛如刺、如绞，痛处固定，舌质紫暗，有瘀点或瘀斑，脉沉涩或结代者，应加强益气活血之力，予益心汤选加水蛭、桃仁、红花、三七粉。③若兼见形体肥胖、多唾痰涎，阴天易作，苔腻，脉滑者，多属痰浊为患，可予基础方加瓜蒌、薤白、二陈汤、温胆汤加减。④胸痹之气滞者，表现为闷重而痛轻，痛无定处，时发时止，兼见胁肋胀痛，善太息，尤以妇女多见。以益心汤为基础，并用四逆散、逍遥散加减，而妇女以理气药用量稍大。⑤心胸隐痛而闷，伴心悸气短者，多属心气不足。可加大党参、黄芪用量，并加强益气养心之力，如加用五爪龙（南芪）60～90g。现临床常用于治疗冠心病、心绞痛、心律失常、房颤、健忘、心肌梗死等证属气虚血瘀者。

四妙勇安汤

【来源】任继学验方（李剑颖，赵丹丹，杨建宇主编《国医大师验案良方——心脑卷》）

【组成】金银花30g、当归30g、玄参30g、甘草30g。

【用法】水煎服，1日1剂。日服3次。

【功用】活血行瘀，清心解毒。

【主治】胸痹。症见恶心，呕吐痰涎，恐惧不安，汗出，颜面潮红，四肢厥冷，口唇暗红，舌赤苔白，脉多急数。

【方解】本方金银花甘寒入心，善于清热解毒，清上焦之热毒以断热源；当归甘、辛、温，养血行血通脉，活血散瘀，并可反佐消除疾病之火性药物阴寒之性的格拒，玄参苦、咸、寒，滋阴凉血，解阴分之火毒，甘草清解百毒，甘以生肌收口佐之，配银花以加强清热解毒之力；四药配用，具有活血行瘀、清心解毒之功。

【临床应用】

1. 用方要点　本方以胸痹气短，脘腹痞痛或恶心，呕吐痰涎，恐惧不安，汗出，颜面潮红，四肢厥冷，口唇暗红，舌赤苔白，脉多急数为辨证要点。本方常用于治疗心梗初期、心律失常、病毒性心肌炎、脑卒中后遗症、脑梗死等证属热毒炽盛者。

2. 随症加减　若气虚甚者，加黄芪、党参；气阴两虚甚者，加黄芪、党参、麦冬、五味子；肝肾两虚者，加首乌、枸杞子、女贞子、旱莲草；阳虚寒凝者，加附片、肉桂；阴虚血热者，加生地黄、麦冬、牡丹皮、赤芍；血瘀心胸刺痛甚者，加蒲黄、五灵脂；痰浊壅滞者，加全瓜蒌、薤白、姜夏、陈皮、葶苈子；痰瘀交阻者，加姜半夏、陈皮、益母草、郁金；食滞脘痞者，加山楂、莱菔子；水气凌心者，加桂枝、白术、茯苓；浮肿而小便不利者，加黄芪、白术、茯苓、桂枝；心悸脉率增快者，加生脉散、玉竹、生地黄、枣仁、龙骨、牡蛎；脉率减慢者，加淫羊藿、肉桂、或麻黄附子细辛汤；脉结或代者，加苦参、灵芝、或炙甘草汤；血压高者，加钩藤、夏枯草、杜仲、桑寄生；血压低者，加红参、麦冬、五味子、肉桂、黄精；胆固醇或甘油三酯过高者，加草决明、山楂、泽泻。

3. 使用注意 本方适用于胸痹初期，发热 3～5 天左右，日久需换方。

活血养心汤

【来源】李振琼秘方（李振琼，谢国林《奇效验秘方》）

【组成】丹参 30g，川芎 10g，红花 15g，郁金 15g，木香 10g，香附 15g，赤芍 15g，党参 30g，麦冬 20g，五味子 6g，茯苓 10g。

【用法】水煎服。

【功用】通阳泻浊，豁痰开结。

【主治】冠心病，证属气滞血瘀型。胸胀痛，胸闷，心痛，痛有定处，拒按，舌暗有瘀斑或舌淡苔白腻，脉弦涩，或脉滑。

【方解】本方主要在活血药的基础上加以理气药。丹参益气活血，凉血消痛，清心安神；川芎为"血中气药"能"下调经水，中开郁结"，活血行气，祛风止痛；郁金辛苦寒，活血止痛，宽胸散结，凉血清心，善治血瘀气滞之胸胁腹痛；木香善于行气止痛，疏理肝胆；香附为"气病之总司，女病之主帅"，疏肝理气，调经止痛；红花辛散温通，活血通经，祛瘀止痛；赤芍清热凉血，祛瘀止痛；党参补中益气，生津养血；上述诸药为伍，则气血得以调养。肺主一身之气，故佐以麦冬养阴益肾、润肺清心；肾为先天之本，故以五味子温而不燥，敛肺滋肾，宁心安神；脾为后天之本，故以茯苓健脾益气，利水渗湿。使得五脏六腑得以调养，阴阳气血得以调补。

【临床应用】

1. 用方要点 本方适用于气滞血瘀型胸痹。本方以胸胀痛，胸闷，心痛，痛有定处，拒按为辨证要点。常用于治疗冠心病，风湿性心脏病，顽固性失眠，病毒性心肌炎等证属气滞血瘀兼阴虚者。

2. 随症加减 若气虚痰阻加炒白术、桂枝、半夏、橘红、仙灵脾；阴虚阳亢加何首乌、元参、桑寄生、钩藤、菊花、石决明。

益气活血通络方

【来源】郭子光验方（黄学宽《郭子光临床经验集》）

【组成】黄芪50g，制首乌20g，川芎20g，丹参30g，葛根30g，薤白20g，法半夏15g，全瓜蒌15g，水蛭5~10g，延胡索20g，郁金15g，香橼15g。

【用法】水煎服

【功用】益气、活血、通络。

【主治】缺血性脑卒中、心绞痛，证属气虚血瘀，见心悸、胸痛、气短乏力，舌暗淡苔薄，脉细涩。

【方解】方中重用黄芪大补元气，借其力专性走，周行全身，使气旺血行，瘀除络通，气足则血行，营养周身，祛瘀而不伤正，为方中主药。"血为气母"故用制何首乌养血，旨在益气；川芎行气活血、祛风通络，丹参养血活血、破血逐瘀；葛根升散，通经活血；薤白、延胡索、郁金、香橼温中行气止痛，法夏、瓜蒌祛痰湿，诸药合用，以达补气活血化瘀，行气祛痰通络之功效。本方尤适用于劳力性心绞痛。

【临床应用】

1. 用方要点　本方以活血益气为主，适合于气虚血瘀、肝肾阴虚之胸痹。临床应用以见心悸、胸痛、气短乏力，舌暗淡苔薄，脉细涩为辨证要点。

2. 随症加减　郭老认为气虚血瘀，虚实夹杂是冠心病心绞痛的基本病机。治疗时以此基本病机出发，针对不同禀赋体质的患者进行加减用药，效果良好。若兼阳虚者，加桂枝、良姜，甚则附片以温通心阳；兼阴虚者，加牡丹皮、麦冬、生地黄之类；夹痰湿气郁者，加全瓜蒌、法半夏、郁金、香橼、枳壳之类；反复发作，经久不愈者，加虫类通络药物，如全蝎、蜈蚣、水蛭等；气虚甚者，加大黄芪用量；痰浊瘀阻型，加胆南星、白附子、半夏、橘红、白芥子；阴虚风动型，加白芍、生地、女贞子、天麻、石决明、菊花、钩藤；血虚者，加熟地、阿胶、鸡血藤；阳虚偏寒者，加桂枝；兼痰热便干者，加黄芩、大黄、天竺黄；口眼歪斜者，加牵正散；失语者，加石菖蒲、郁金、远志；年老肾虚者，加首乌、山茱萸；呕吐者，加枳实、旋覆花；病情顽固者，加全蝎、白花蛇舌草、穿山甲等。

3. 使用注意　禁止吸烟、饮食宜清淡、坚持适度运动。

4. 现代应用　本方也常用于治疗脑梗死、心绞痛、偏瘫、中风、口眼歪斜、口吃等属气虚血瘀者。

加味冠通汤

【来源】岳美中验方（岳美中医案集）

【组成】党参 12g，当归 15g，薤白 18g，红花 9g，延胡索 12g，郁金 10g，丹参 15g，瓜蒌 20g，鸡血藤 24g。

【用法】水煎服。

【功用】通阳宣痹，行气活血。

【主治】胸痹。证属阳虚寒凝，痰瘀闭阻心窍。症见胸痛胸闷气短，天阴更觉胸膺发憋，性情急躁，脉滑。

【方解】方中瓜蒌性润，用以涤垢腻之痰；薤白用以通秽浊之气；党参补益元气，振奋心阳；鸡血藤、当归养血补血；更入化瘀生新之品，以理宿疾，如丹参走心经，为理血之专品；红花能行散，破瘀活血；桃仁性平而润，治血闭血瘀。加郁金辛香、延胡索辛温，均为血中气药，郁金行气化痰，入上焦，能祛心窍中之痰涩恶血；玄胡行血中之气滞，使气顺而血调。诸药合用，使瘀血得散，痰浊得化，胸痹可解。以此方灵活加减化裁，用于临床，每获佳效。

【临床应用】

1. 用方要点　本方以胸痛，胸闷气短，天阴更觉胸膺发憋，性情急躁，脉滑为辨证要点。临床应用以中风痰阻清窍，舌强不能言、苔厚腻为辨证要点。

2. 随症加减　岳美中教授临床常用本方治疗胸痹心痛、冠心病、中风、癫痫、风湿性心脏病等证属阳虚寒凝，痰瘀闭阻者。随症加减、若见胸闷憋气，畏寒肢冷者加沉香、薤白、淫羊藿；气虚多汗加生黄芪、生脉散；阳虚征象明显者，则加肉桂、附子；气滞者加金铃子散、广郁金、枳实调治；痰凝者，以基本方合瓜蒌薤白汤加枳实调治；瘀血阻滞，以基本方加失笑散及红花、甘松；结代脉加苦参、甘松调治。

3. 使用注意 有出血倾向者慎用。

复脉通痹汤

【来源】尹莲芳验方（随殿军，王迪《国家级名医秘验方》）

【组成】太子参15g，葛根10g，玉竹10g，丹参15g，山楂10g，延胡索15g，瓜蒌皮10g，炙远志10g，苦参10g，苏梗10g，广木香6g。

【用法】水煎服。

【功用】益气养心，行气活血，通痹止痛。

【主治】胸痹，证属心气不足，心血瘀阻者。症见胸闷气短，心悸不安，甚则心胸振动，疼痛彻背，舌质暗红，脉结代。

【方解】方中太子参、玉竹、葛根补心气养心阴；丹参、山楂、延胡索活血理气散瘀，《本草纲目》曰："延胡索，能行血中气滞，气中血滞，故专治一身上下诸痛"；瓜蒌、远志润肺化痰，宁心安神；苦参为辨病用药，药理实验证明其能减低心律失常；苏梗辛温，理气和血止痛；广木香行气止痛，温中和胃。全方补中寓通，通中寓补，通补兼施，标本兼治。诸药合用，共奏益气养心，行气活血，通痹止痛之功。

【临床应用】

1. 用方要点 本方以胸闷气短，心悸不安，甚则心胸振动，疼痛彻背，舌质暗红，脉结代为辨证要点。

2. 随症加减 尹莲芳临床常用本方治疗冠心病、心绞痛、心律失常、心肌炎等心脑血管病证属心气不足，心血瘀阻者。若胸闷憋气，畏寒肢冷者加沉香、薤白、淫羊藿；气虚多汗加生黄芪、生脉散；缓慢性心律失常加制附子、红参，去太子参；病毒性心肌炎加板蓝根、连翘。

冠心宁方

【来源】 邱保国验方，（随殿军，王迪《国家级名医秘验方》）

【组成】 荜茇6g，良姜9g，细辛3g，檀香5g，丹参30g，川芎9g，赤芍12g，延胡索12g，水蛭9g，地龙9g。

【用法】 水煎服。

【功用】 芳香温通，理气活血，宽胸祛瘀。

【主治】 胸痹，证属气滞血瘀寒凝者，症见胸痛彻背，感寒痛甚，胸闷气短，心悸怔忡，四肢不温，苔白，脉沉细。

【方解】 本方选用荜茇、良姜、细辛、辛温，有散寒温中止痛之效；檀香辛温，具有芳香温通，理气散寒祛郁作用，本品善调膈上诸气，与上述诸药伍用，可加强其治心绞痛疗效；丹参、赤芍清热凉血，可活血祛瘀，散瘀血留滞；川芎为"血中之气药"，活血行气，通达气血，可增强行血散瘀之效；重用地龙、水蛭，可破血散瘀，又善走窜，使解痉通经散瘀力量增强；增用延胡索，可使全方理气活血止痛作用更强。诸药共奏芳香温通，理气活血，宽胸祛瘀之功效。

【临床应用】

1. 用方要点 本方主要适合于气滞血瘀又感寒邪之胸痹。本方应用临床以胸痛彻背，感寒痛甚，胸闷气短，心悸怔忡，四肢不温，苔白，脉沉细为辨证要点。常用于治疗冠心病、心绞痛、心律失常、心肌炎等心脑血管病证属气滞血瘀寒凝者。

2. 随症加减 若见情志不遂，肝郁气结加合欢花、玫瑰花、凌霄花等；若伴有脘腹痞闷，纳呆，可心胃同治，加枳实、焦山楂、神曲；若心悸重脉结代，可加用甘松、黄连、苦参。

3. 使用注意 有出血倾向者慎服。

心痛宁方

【来源】沈宝藩验方（随殿军，王迪《国家级名医秘验方》）

【组成】当归15g，丹参15g，红花10g，川芎10g，瓜蒌15g，薤白10g，延胡索10g，厚朴10g，桔梗10g

【用法】水煎服，每日1剂，早晚各服1次。

【功用】活血祛痰，宁心止痛。

【主治】胸痹。证属气滞血瘀、痰瘀交阻型。症见心胸刺痛或闷痛，入夜尤甚，时心悸不宁，形体肥胖，痰多而黏，纳呆恶心，或面色黧黑不华，舌苔薄白，舌质暗红或有瘀斑，脉弦或涩或结代。

【方解】方中当归，红花辛温，养血活络止痛；丹参苦微寒，活血祛瘀通脉；川芎与延胡索辛温，共奏活血行气止痛之功；瓜蒌甘寒理气化痰，散结宽胸，薤白辛苦温，辛行开泄，苦泻痰浊，温通心阳；厚朴苦辛温，行气化瘀，桔梗苦辛平，祛湿载诸药上行。全方共奏活血祛瘀，宁心止痛之功。

【临床应用】

1. 用方要点 本方以胸闷憋气、胸痛，饭后加重，面色少华，舌黯有瘀斑、苔白，脉弦，为辨证要点。用于治疗陈旧性心肌梗死、心肌缺血、心绞痛等证属气滞血瘀型。

2. 随症加减 若见痰湿偏重加桂枝、法夏、菖蒲、远志等；痰热偏重可重用瓜蒌，加竹茹、郁金、炒山栀；血瘀偏重加生蒲黄、炒五灵脂、乳香、元胡等；心痛胸闷诸症缓解当兼顾本虚之证；气虚者加黄芪、黄精、炒白术、茯苓；阴血虚者加生地、沙参、元参、丹皮、赤芍、郁金，去厚朴、川芎。

3. 使用注意 忌食生冷。

通脉散

【来源】高咏江验方（随殿军，王迪《国家级名医秘验方》）

【组成】沉香30g，檀香30g，制乳香30g，田三七30g

【用法】将四药各等份研细末，每服3～6g，吞服。

【功用】活血化瘀，通脉定痛。

【主治】胸痹。本方加减用于各种症型冠心病心绞痛。

【方解】方中制乳香辛苦温，活血止痛；三七甘温微苦，化瘀止血，消肿定痛，止血不留瘀，化瘀不伤正；《本草经疏》："沉香治冷气、逆气、气结，殊为要药。"长于行气散寒，温中化湿；檀香理气调中、芳香定痛，全方合奏通脉定痛之功。

【临床应用】

1. 用方要点　本方以胸痹心痛为辨证要点。本方及其加减均为救急治标之剂，只可暂用，不可久服。神识稍微清应当逐渐加入治本之药。现临床常加减用于各型心绞痛、冠心病等心脑血管病。

2. 随症加减　若见气虚者，方用归脾汤加减；气滞型，方用逍遥散加减；血虚型，可加当归、丹参、熟地；血瘀型，合用血府逐瘀汤；寒凝型方用重剂麻黄附子细辛汤合二仙汤；痰阻型，加瓜蒌皮、薤白、姜半夏、陈皮；食滞型用保和丸加减。

通痹汤

【来源】李永成验方（随殿军，王迪《国家级名医秘验方》）

【组成】菖蒲 10g，丹参 30g，川芎 10g，厚朴 10g，沉香 6g，苏梗 10g，瓜蒌皮 15g，瓜蒌仁 15g　菊花 30g。

【用法】水煎服，每日 1 剂，早晚各服 1 次。

【功用】活血理气，宣通胸痹。

【主治】胸痹。证属气滞血瘀型。症见胸闷憋气，胸痛，甚则胸背彻痛，背沉，饭后加重，面色少华，舌黯淡有瘀斑，苔白，脉弦，或沉、缓。

【方解】石菖蒲入心肝，芳香开窍，通痹止痛；厚朴宽胸利气；苏梗理气解郁；沉香行气止痛；瓜蒌开胸散结；川芎、丹参活血祛瘀；菊花平肝利血气，止痛通胸痹；本方用了大量行气药，芳向行气，气通则不痛，气畅则血得行，故诸症消失。

【临床应用】

1. 用方要点　本方以胸闷憋气、胸痛，饭后加重，面色少华，舌黯或有瘀斑、苔白，脉弦，为辨证要点。现临床用于治疗陈旧性心肌梗死、心肌缺血、心绞痛等证属气滞血瘀型。

2. 随症加减 若见情志不遂，肝郁气结加合欢花、玫瑰花、凌霄花等；气虚者，可加大黄芪用量，或加用党参、人参；血虚者，可加川芎，芍药；血瘀者，可加桃仁、红花、鸡内金。

3. 使用注意 本证虽以理气开窍，活血通痹立法施治，但处方中总宜偏温，切忌寒凉，应加注意。

冠心 I 号

【来源】北京冠心病防治组方

【组成】赤芍五钱，川芎五钱，红花五钱，鸡血藤五钱，丹参一两，三棱六钱，延胡索五钱，降香五钱，急性子五钱，薤白六钱。

【用法】水煎，每日3次口服，也可制成冲剂，每日3次。

【功用】活血化瘀，行气止痛。

【主治】胸痹。证属气滞血瘀者。症见胸闷不适，或有胸前胀痛、刺痛、心悸、气憋，舌质紫黯，脉沉涩等。

【方解】丹参苦微寒，活血祛瘀通脉，川芎辛温活血行气止痛，红花辛温，活血祛瘀通脉，赤芍苦微寒，专入肝经，善走血分，既能清热凉血，又能祛瘀止痛，为治瘀血阻滞之良药；"降真香色赤，入血分而下降，故内服能行血破滞，外涂可止血定痛"，其辛温降散，善活血定痛，又善化瘀止血；鸡血藤苦泄温通甘补，入肝经血分，能祛瘀血，生新血，为治血瘀兼血虚之常用药；三棱入气分和血分，破气行血，消积止痛；《雷公炮炙论》："延胡索治心痛欲死"，延胡索辛散苦泄温通，善活血行气止痛，止痛之力显著；薤白辛开苦降，宣通胸中之阳气，温散阴寒痰浊之凝结。急性子能散瘀消肿。诸多血药和气药并用，共奏活血化瘀，行气止痛之功。

【临床应用】

1. 用方要点 本方以胸闷不适，或有胸前胀痛、刺痛、心悸、气憋，舌质紫黯，脉沉涩为辨证要点。

2. 随症加减 若心悸加人参、麦冬、五味子；胸闷加瓜蒌；肢肿、尿少加车前草、益母草；失眠、多梦加酸枣仁、夜交藤；心烦急躁加山楂、莲子心；脾胃虚弱或肝气不舒者，可配伍四君子汤或钩藤散等。

3. 使用注意 本方活血药作用较强，有出血倾向者慎服。

4. 现代应用 现临床主要用于治疗冠心病、心绞痛、心肌梗死等证属气滞血瘀者。

冠心Ⅱ号

【来源】北京冠心病防治组方

【组成】丹参30g，赤芍15g，川芎15g，红花15g，降香15g。

【用法】水煎，每日3次口服，也可制成冲剂，每日3次。片剂（冠心片），每片0.5g，含生药1.63g，每次6～8片，每日3次。冠心Ⅱ号注射液，每支5ml，含生药10g，溶于5%～10%的葡萄糖液250ml中，静滴，每日1次，10天为1个疗程，可重复1～3个疗程。

【功用】活血化瘀，行气止痛。

【主治】胸痹，证属气滞血瘀。症见胸痛彻背，短气胸闷，舌质紫黯，脉沉涩。

【方解】丹参苦微寒，活血祛瘀通脉，川芎辛温活血行气止痛，红花辛温，活血祛瘀通脉，赤芍苦微寒，专入肝经，善走血分，既能清热凉血，又能祛瘀止痛，为治瘀血阻滞之良药；降香辛温降散，善活血定痛，又善化瘀止血。丹参、川芎、红花、赤芍药均为活血化瘀之品，佐以降香一味行气止痛。

【临床应用】

1. 用方要点 本方以胸痛彻背，短气胸闷，舌质紫黯，脉沉涩为辨证要点。

2. 随症加减 若心悸加人参、麦冬、五味子；胸闷加瓜蒌；肢肿、尿少加车前草、益母草；失眠、多梦加酸枣仁、夜交藤；心烦急躁加山楂、莲子心；脾胃虚弱或肝气不舒者，可配伍四君子汤或钩藤散等。

3. 使用注意 肝、肾功能不良患者及孕妇忌用。

4. 现代应用 现临床常用于治疗冠心病心绞痛、心肌梗死、胃及十二指肠溃疡、痛经等证属气滞血瘀者。

冠心苏合丸

【来源】《中华人民共和国药典》

【组成】苏合香 50g，冰片 105g，制乳香 150g，檀香 210g，青木香 210g。

【用法】上五味，除苏合香、冰片外，其余三味药粉碎成细粉，过筛；冰片研细，与上述粉末配研，过筛，混匀。另取炼蜜适量，微温后加入苏合香，搅匀，再与上述粉末混匀，制成 1000 丸即得。嚼碎服，每次 1 丸，每日 1～3 次；或遵医嘱。

【功用】理气活血，宽胸止痛。

【主治】胸痹，证属痰浊气滞血瘀者。症见胸痛，心绞痛胸闷，憋气，气短，舌质紫黯，脉沉涩。

【方解】苏合香辛温，能开窍醒神，辟秽祛寒，内通脏腑；冰片辛、苦、微寒而芳香走窜诸窍，开郁止痛；辅以檀香，青木香辛散苦降，清香微寒，善理气宽胸，散寒止痛；乳香辛温活血散瘀通络，增强止痛功能，在于温散血脉，使气血调和，共成芳香温通，理气宽胸止痛之剂。

【临床应用】

1. 用方要点 本方主要以胸痛，心绞痛胸闷，憋气，气短，舌质紫黯，脉沉涩为辨证要点。

2. 随症加减 若见腹胀气滞者，可加枳实、厚朴；若见痰迷心窍、神志不清者，可加半夏、南星、石菖蒲、远志；若见肝郁者，可加郁金；若腹中寒痛，可加干姜、附子、肉桂；若见血瘀重者，可加桃仁、红花、三棱、莪术。

3. 使用注意 本方对于过敏体质者慎用，若阴虚或有内热者不宜用，大失血者及孕妇禁用。

4. 现代应用 现临床常用于治疗冠心病心绞痛、冠心病引起的心肌梗死、胸闷、脑血管意外、癔症性昏厥、癫痫、流行性乙型脑炎、肝昏迷、高血压、胃溃疡、银屑病及其他病证属于气滞血瘀者。

名老中医邓铁涛认为急性心肌梗死多数病例都有较剧之心绞痛，故通脉止痛是抢救的首要步骤，一般可用冠心苏合丸 1~2 枚（非阴虚或有内热者）。

宁元散

【来源】盛国荣验方（王品等编《国家级名老中医验方大全》）

【组成】西洋参、川三七、鸡内金、琥珀、珍珠粉各 10g，麝香 0.3g。

【用法】上药共研细末、调匀、贮瓶备用，勿泄气。每次服 2g，日服 2~3 次。可用温开水送服。

【功用】益气活血祛瘀、强心利尿安神。

【主治】心绞痛、心肌梗死。症见元气虚衰、倦怠纳呆，头痛恶心，小便短少，心悸气短，舌暗，脉细涩或结代等。

【方解】方用西洋参益气补阴，配以川三七散瘀消肿。西洋参、三七二味配合，补气活血，因气为血帅，血为气母，气行则血亦行。佐以鸡内金消积滞、健脾胃。麝香开窍散瘀，能引药透达。琥珀安五脏、定魂魄、消瘀血。诸药合用共奏益气活血祛瘀、强心利尿安神之功。

【临床应用】

本方盛教授除用于治疗心绞痛、心肌梗死外，还常用于治疗慢性肾炎出现病情恶化或伴发其他症状者，临床屡用多可收到较好疗效。若肾阳虚、四肢不温，加肉桂 2g（研末调匀）；若神清惊悸，再加珍珠粉 2g；若神志错迷，热痰壅盛，加牛黄 1g；若惊悸抽搐，加羚羊角粉 2g；若惊悸发热，加熊胆 1g；若神错谵语，配服安宫牛黄丸 1 粒；若烦躁不眠、风痰壅盛，配服至宝丹 5 丸（如梧桐子大）；若痰壅气闭，不省人事，配服苏合香丸 1 粒。

舒冠顺气汤

【来源】陈苏生验方

【组成】柴胡 6g，桂枝 9g，香附 12g，乌药 12g，桃仁 9g，红花 9g，生龙骨、生牡蛎各 30g，丹参 12g，白薇 9g，赤芍 9g，甘草 6g。

【用法】水煎服，一日一剂。

【功用】行气活血止痛。

【主治】冠心病。

【方解】柴胡与桂枝同用，一以舒畅气机，一以温通血脉；以香附、乌药之调气，桃仁、红花之活血，合为疏通气血之要药。冠心病患者多有阳浮、失眠诸症，故用龙牡以潜之，则柴胡、桂枝升动之性可戢；加丹参、白薇、赤芍、甘草之清血解热，滋补缓急，对阴虚有热之人亦可施之而无忌。

【临床应用】

此方与其他治疗冠心病方剂相比，较为注意理气，但又不过分使用芳香刚烈之品，所以药性较为柔和，在发病前后之稳定阶段，尤为相宜。如患者并无凝瘀不化之象，不必用大量破血化瘀药，毋使诛伐太过，使虚者益虚。辨证加减：心绞痛，加延胡索9g、川楝子肉6g，以理气止痛，疏肝泄热；痛甚加制乳香、没药各9g或加制川乌4.5g；心区如压，肺气不伸：加青皮6g、佛手片6g、九香虫9g、郁金9g以行气消痰，散瘀止痛；面青唇白，脉迟自汗：加制川附子6g，红参6g；面赤脉数、溲黄：加黄连6g、黄芩9g；阴虚不足，酌加黄精、玉竹、首乌等；阳虚恶寒：酌加鹿角霜、黄芪、党参等。

益心健脑汤

【来源】周次清验方（裴红艳，高洪春. 益心健脑汤临床应用举隅. 山东中医杂志，2011）

【组成】黄芪30~60g，葛根15~30g，桑寄生15~30g，丹参20~40g，生山楂9~15g，川芎6~9g。本方在用量上可根据病情适当调整。

【用法】将药用适量水浸30分钟许，煎两次，取汁300~400ml，每日一剂，分2~3次温服。

【功用】补气活血，益心健脑。

【主治】气虚血瘀之冠心病、高血压病、脑栓塞、脑血栓形成、脑动脉硬化以及心律失常、高血脂等心血管疾病。

【方解】

方中黄芪补心肺之气，桑寄生苦甘平，甘能补，长于补肝肾强筋骨，补益肾气。葛根升脾胃之气，丹参活新血，此外还能补心定志，凉血除烦。生山楂化食积，行结气，川芎能"上行头目，中开郁结，下调经水，血中之气药。"

【临床应用】

周老认为气虚血瘀是冠心病发生发展的基本病理基础，本方专为气虚血瘀病机而设，临床根据病症的变化和兼证增减用量或随症加减，如出现畏寒肢冷，加桂枝 6g、炮附子 9g；出现口干、舌红少苔，大便干结等阴虚证，加麦冬 12g、生首乌 15g；体倦、神疲、气短等气虚证明显者加党参 30g、五味子 6g；血瘀气滞疼痛明显，加香附 12g、元胡 9g；失眠多梦加炒枣仁 15g、夜交藤 30g。

心痛饮

【来源】 刘松庵验方（柴国剑，李志文，吴秀贤主编《中华当代名医妙方精华》）

【组成】 紫丹参 30g，三七粉 2g（冲服），真绛香 5g，薤白、远志各 10g，琥珀粉 2g（冲服），醋柴胡 5g，杭白芍 10g，五味子 5g，青橘叶、卧蚕草、党参各 10g，炒枳壳 5g，桔梗 5g，炙甘草 5g。

【用法】 水煎服。每日 1 剂，早、晚 2 次分服。晚间服药时，以药液冲服琥珀粉、三七粉。

【功用】 活血理气，化瘀通络，宽胸宁神。

【主治】 冠心病心绞痛。血瘀气机不调之冠心病，急、慢性心绞痛发作，伴心绪不宁之焦虑失眠的患者。

【方解】 该方兼顾血瘀、气机失和、心神被扰三个方面，合理组方。方用"通流血脉亦可治气"之卧蚕草，"气香辛散，温通行滞"之绛香，化瘀活血定痛之三七与活血化瘀，养血安神的丹参相伍，作为治疗冠心病心绞痛的主药；薤白、党参、枳壳、柴胡、白芍、桔梗相伍，调理气机，有升有降，有散有敛，使一身之气顺畅无滞；薤白配瓜蒌为瓜蒌薤白汤；党参配五味子，取生脉散之复脉之意；琥珀活血散瘀，安神定惊；远志祛痰开窍，宁心安神；炙甘草补脾益气，调和诸药，共达活血理气，化瘀通络，宣痹宁神之效而止心痛。

【临床应用】

如无心绪不宁之焦虑失眠者，可去琥珀、五味子；多汗，加浮小麦 30g，生牡蛎30g；舌苔厚腻者，加清半夏8g；若兼见食无味、纳呆者，可去清半夏而用半夏曲。服药期间宜进清淡易消化之食物，忌食辛辣刺激性食物。避免精神刺激，保持大便通畅。

麝香保心丸

【来源】《上海中成药临床实用手册》

【组成】人参提取物，麝香，蟾酥，苏合香脂，冰片，牛黄，肉桂。

【用法】上药制成丸剂，每丸22.5mg。每服2粒，日服3次，或发作时用药，温开水送服或含服。

【功用】开窍辟秽，活血止痛。

【主治】胸痹，真心痛，症见心区绞痛、憋气胸闷，或猝然昏倒、不省人事、痰浊气厥、中恶暴厥，或心胸隐痛不适。可用于冠心病引起的各种心绞痛、心肌梗死，心肌缺血引起的胸闷、胸痛等病症。

【方解】方用麝香、冰片温通开窍；人参益心气；肉桂强心阳；牛黄清热强心；蟾酥强心止痛；苏合香脂开窍祛痰。配伍为用，共奏开窍辟秽，活血止痛之功。此方屡用屡验，疗效满意。

【临床应用】

本品为治心痛、胸痹诸症急救良药，但等急症缓解后，应结合辨证，遣方施药，巩固疗效，以善其后。如痰浊重者，可用瓜蒌、南星、半夏、薤白、桂枝等煎汤送服；血瘀明显者，用丹参、川芎、赤芍、红花、郁金等煎汤送服；气阴亏虚者，用党参、黄芪、麦冬、生地、炙甘草、五味子等煎汤送服，孕妇忌服。

克冠汤

【来源】张伯臾验方（柴国剑，李志文，吴秀贤主编《中华当代名医妙方精华》）

【组成】附片、薤白、炙甘草、红花各6g；太子参15g，朱茯苓12g，当归18g，瓜蒌皮9g，桂枝3g，沉香1.8g（分吞），煅牡蛎30g（先煎）。

【用法】水煎服。每日1剂，日服2次。

【功用】宽胸理气，活血化瘀。

【主治】冠心病心绞痛，症见左胸闷痛、入夜痛甚、畏寒、口干、头晕乏力、气短、面色萎黄、大便不实、舌淡红、脉虚弦迟。

【方解】方中瓜蒌、薤白、沉香理气宽胸涤痰；红花、当归活血化瘀通经；牡蛎镇心安神，收敛心气；附子、太子参、桂枝、炙甘草益气温阳，促进气血运行；朱茯苓补益脾胃，宁心安神。诸药合用，共奏宽胸理气，活血化瘀之效。

【临床应用】

本方临床运用以胸闷痛、入夜痛甚、畏寒、口干、头晕乏力、气短、面色萎黄、大便不实、舌淡红、脉虚弦迟为证治特点。张老认为，冠心病从病因上讲，大致有寒暑伤心、七情内伤、饮食失节、气血不足、肝肾亏虚等几个方面。其病因病机复杂多变，临床必须根据证候变化，详察细辨。对于劳伤心气、心脾气虚、血行失畅者，宜用温阳益气与活血化瘀之药，意在调畅气机，促进血液循环，祛邪与扶正并重，标本兼顾，以使胸阳复振，运血有力。本方立法恰合病机，用药准确，疗效显著。

益气活血宽胸汤

【来源】钟一棠验方（《钟一棠医疗精华》）

【组成】党参20g、丹参20g、瓜蒌皮15g、降香10g、甜苁蓉20g、川芎10g、柏子仁15g、炙甘草3g。

【用法】水煎服。每日1剂，日服2次。

【功用】益气活血，宽胸宁心。

【主治】冠心病，心绞痛，房颤等所致胸闷胸痛、心悸不宁，脉结代等。

【方解】方中党参益气；瓜蒌皮、降香宽胸理气；丹参、川芎活血通络；柏子仁养心安神，炙甘草益气复脉。全方共凑益气活血，宽胸宁心之功。

【临床应用】

此方是钟老多年临床观察总结的有效方剂，治疗胸闷、心悸、脉结代有较好效果。

二、痰瘀阻络

瓜蒌薤白半夏汤

【来源】《金匮要略》

【组成】瓜蒌实一枚（捣）、薤白三两、半夏半斤、白酒一斗。

【用法】上四味，同煎，取四升，温服一升，日三服。

【功用】通阳散结，祛痰宽胸。

【主治】主要用于治疗痰气内阻的胸痹证。症见胸痛彻背，背痛彻胸，不得安卧，喘息咳唾，短气，舌苔白腻，脉沉弦或紧。

【方解】《金匮要略·胸痹心痛短气篇》中云："胸痹不得卧，心痛彻背者，瓜蒌薤白半夏汤主之"。本方中瓜蒌主入肺经，涤痰散结，宽胸通痹；薤白辛温，通阳散结，"使在上之寒滞立消"（《本草求真》）。半夏降逆祛痰逐饮，薤白辛温通阳，行气止痛。白酒辛散温通，行气活血。综观全方，通阳祛痰，行气宽胸，使胸中阳气宣通，痰浊消而气机畅，胸痹诸症自除。

【临床应用】

1. **用方要点**　临床应用以胸中满痛彻背，咳唾痰涎，不能安卧，苔滑腻，脉弦滑为辨证要点。

2. **随症加减**　本方是治疗痰饮壅盛，痹阻胸阳的有效方剂，临证将本方与苓桂术甘汤合用，再加入干姜，陈皮，白蔻等温中通阳，豁痰理气之品，则取效更捷。又痰饮阻滞气机往往可引起气滞血瘀，故本方中加入香附、郁金、三七、川芎、丹参、赤芍、红花等活血化瘀理气之品，疗效更好。

3. **使用注意**　本方中白酒非现代之白酒，实为黄酒，或用醪糟代之亦可。阴虚内热者慎用本方。

4. **临床应用**　本方现代可用于治疗冠心病心绞痛、风湿性心脏病、室性心动过速、肋间神经痛、乳腺增生、慢性阻塞性肺病、创伤性气胸、老年咳喘、慢性支气管肺炎、慢性胆囊炎等属胸阳不振，痰气内阻者。有报道用本方加丹参、三七、檀香等治疗冠心病。加浙贝母、芥子、乳香、没药治疗乳腺增生；加紫菀、款冬花等治疗老年咳喘；加杏仁、石菖蒲、射干、紫菀等治疗慢性支气管炎；加枳壳、大腹皮、葛根、丹参等治疗慢性胆囊炎等，均取得了良好的效果。

中医心血管专家郭维琴教授尤其善于用瓜蒌薤白半夏汤为主方加味治疗冠心病，郭教授在"瓜蒌薤白半夏汤"的基础上加川芎、丹参、红花、郁金、片姜黄治疗冠心病，临床疗效显著。气短自汗，加党参、黄芪；若自汗严重，加五味子、龙牡；若患者舌质红，口干，则可去黄芪，改黄精；若舌红少津，心烦不安，脉沉细少数者，加太子参、黄精；若病情危重，精神萎靡，大汗出，四末不温者，可予人参；若疼痛频繁发作，加葛根、麦冬、五味子。若伴心悸不寐者，加枣仁、茯苓；胸闷憋气，甚者如重物压迫，加枳壳、旋覆花；疼痛发生于剑突，伴两臂肉麻木者加延胡索；舌暗有瘀斑，心痛较甚，发作频繁者加三棱、莪术、鬼箭羽；心痛甚，痛及后背，两臂内痛，四末不温，舌暗有瘀斑者加桂枝、炙乌头；疼痛反复发作，难以忍受，中脘不适，呕吐清水或痰涎，四末欠温等心胃痛者，加荜茇、干姜。

陈耀堂老中医在本方的基础上，加枳实、桂枝、桔梗、附片、丹参，组成"冠心通用方"，治疗各种类型的冠心病。肥人多痰湿，心绞痛病人多肥胖，故方中也常加川贝、胆星以化痰；有血瘀见症，如舌质青紫、脉涩者，则加重活血化瘀之品，常用失笑散、桃仁、红花之类。

桃仁大黄汤

【来源】《外台秘要》

【组成】鬼箭羽2两，桃仁60枚（去皮尖），芍药4两，鬼臼2两（削去皮），橘皮1两，当归2两，生姜5两，桂心2两，柴胡1两，朱砂2两（研，汤成下），麝香1分（研，汤成下），朴硝2两（研，汤成下），大黄3两（别浸）

【用法】以水9升，急火煮取3升，温分3服，如人行相去6~7服。但得快利3~4行，必愈。

【功用】理气止痛，活血化瘀。

【主治】胸痹。证属气滞血瘀者。症见心腹痛不可忍，似痄病者；或暴得恶痄，搅刺欲死。

【方解】本方以大量活血化瘀之药兼佐理气泻下药，共奏理气活血消积之功。其中鬼箭羽性寒味苦，善活血散瘀；桃仁苦甘平，入心肝血分，善泄血分之壅滞；芍药专入肝经，善走血分，能清热凉血，散瘀止痛；鬼臼性温味苦辛，能清热解毒，祛痰消肿；橘皮理气散结；当归味甘而重，故专能补血，其气轻而辛，故又能行血，补中有动，行中有补，为血中之圣药；生姜温中散寒，化痰止咳；桂心辛甘热，善治腹内冷痛心痛；柴胡疏肝解郁；朱砂"养心神，安魂魄，益气，明目"；麝香理气；朴硝辛苦咸寒，功擅泻热，润燥，软坚，与将军之官大黄共奏清热泻火，涤荡积滞之效。

【临床应用】

1. 用方要点 本方以心腹痛不可忍，似痊病者；或暴得恶痊，搅刺欲死为辨证要点。

2. 随症加减 若见寒凝血瘀者，可加炮姜、艾叶、小茴香以温经散寒；若见瘀血停滞较甚者，可加川芎、桃仁、红花、丹参等以加强活血祛瘀之力；兼见血虚者，可合四物汤以增养血调经之功；若疼痛较甚者，可加乳香、没药、元胡等以化瘀止痛。

3. 使用注意 忌生葱、生血物。

4. 现代应用 现临床主要用于治疗冠心病心绞痛、心肌梗死等证属气滞血瘀者。

温胆汤加减方

【来源】 邓铁涛验方（杜少辉. 邓铁涛教授运用温胆汤治疗冠心病58例分析，中医药学刊，2003）

【组成】 法半夏9g，茯苓12g，橘红、枳壳、甘草各4.5g，竹茹9g，党参15g，丹参12g。

【用法】 水煎服。

【功用】 补气、化痰、通瘀。

【主治】 胸痹。证属气虚，痰瘀痹阻者。症见胸闷、心痛、心悸、气短、肢麻、眩晕、舌苔腻或瘀点瘀斑、脉细涩或促、结、代。

【方解】 方中以辛温的半夏燥湿化痰，降逆和胃。取竹茹甘而微寒，清胆和胃，止呕除烦。半夏与竹茹相伍，一温一凉，化痰和胃，止呕除烦之功备。

橘红辛苦温，理气行滞，燥湿化痰；枳壳辛苦微寒，降气导滞，消痰除痞，方中不用枳实而用枳壳者，是取其宽中下气，枳壳力缓而避免枳实之过分耗气破结，与橘红相合，亦为一温一凉，而理气化痰之力增；茯苓健脾渗湿，以杜生痰之源。甘草益脾和中，协调诸药；用党参补气扶正，丹参活血通瘀，综观全方，可使痰热消而胆胃和，则诸症自解。本方利胆与和胃兼行，理气与化痰合用，温散与寒降并重，既治痰扰之标，又治生痰之本。

【临床应用】

1. 用方要点 本方以胸闷、心痛、心悸、气短、肢麻、眩晕、舌苔腻或瘀点瘀斑、脉细涩或促、结、代为辨证要点

2. 现代应用 邓铁涛教授结合南方地域特点，运用温胆汤加味治疗冠心病心绞痛。邓老认为冠心病属中医的胸痹心痛范畴，病机特点应属本虚标实，虚则气虚、阳虚、气阴两虚；实则气滞、血瘀、痰浊、寒凝。冠心病不仅由气滞引起痰瘀闭阻，气虚因素也不能忽视。邓老发现，广东病例以心气虚兼痰浊者为多见，因其地处南方湿地，又喜冷饮而伤阳气，故用温胆汤以行气化瘀，在此基础上加用党参等补气之品。现临床主要用于治疗冠心病、中风及中风后遗症等证属气虚痰瘀痹阻者。

3. 随症加减 若见气虚明显加用北芪、五爪龙，或吉林参6g另炖，或嚼服人参五分，效果亦好，但党参不宜重用，一般不超过15～18g，因本病虚实夹杂，多用反致壅滞，不利于豁痰通瘀；如心痛明显，可合失笑散或田七末冲服。如脾气虚弱合四君汤；兼阴虚不足合生脉散；兼高血压加草决明、珍珠母；兼高脂血症加山楂粒、首乌、麦芽；兼肾虚者加淫羊藿；兼血虚者加黄精、桑寄生。

4. 使用注意 忌食生冷、辛辣刺激性及油腻食物，寒痰者慎用。

冠心丸

【来源】 邓铁涛验方

【组成】 党参15g，白术9g，茯苓12g，甘草5g，法半夏9g，竹茹9g，枳壳9g，五爪龙15～30g，三七5g，川芎9g。

【用法】 水煎服，日一剂。

【功用】益气健脾，化痰活血。

【主治】气滞痰阻、瘀血阻络之冠心病、心绞痛。症见胸满而痛，拒按，神疲乏力，舌淡苔白腻或舌暗有瘀点，脉沉或涩。

【方解】本方以四君子汤、温胆汤为主，加入五爪龙、三七和川芎活血。三七止血化瘀；川芎为"血中气药"能"下调经水，中开郁结"，活血行气，祛风止痛。五爪龙酸苦寒，清热解毒，活血散瘀之效强。诸药相伍，既理气化痰，又活血化瘀。

【临床应用】

1. 用方要点 本方以胸痹心痛，拒按，神疲乏力为辨证要点。常用于治疗冠心病心绞痛证属气滞痰阻，瘀血阻络者。

2. 随症加减 若瘀血明显，胸痛频作，舌紫暗、舌下络脉迂曲怒张者，合邓老家传"五灵止痛散"1.5～3g 冲服；若阳虚心动过缓者，合补中益气汤或黄芪桂枝五物汤加减；若心动过速可加玉竹、柏子仁、珍珠粉 1.5g（冲服）。

3. 使用注意 本方重用补气药党参和五爪龙。

调心汤

【来源】刘绍武验方（刘剑波，刘绍武调心汤应用论述．中西医结合心脑血管病杂志，2006）

【组成】百合 30g，乌药 10g，丹参 30g，郁金 15g，瓜蒌 30g，牡蛎 30g，党参 30g，柴胡 15g，黄芩 15g，苏子 30g，川椒 10g，甘草 10g，五味子 15g，大枣 10 枚。

【用法】水煎服，空腹服为宜。

【功用】胸痹。证属气滞者，症见心悸怔忡，胸满短气，舌青唇燥，或胸痹心痛等症，脉涩，或结或代。

【方解】本方由多方加减而成，方中用生脉散强心，小柴胡汤宣理气机，和解阴阳，百合乌药汤加瓜蒌宽胸利膈，宣肺利气。方中黄芩清少阳之热，柴胡散少阳之实，人参补少阴之虚，生姜温少阴之寒，柴胡之开，半夏之降，构成宣通表里，贯注上下的有效治疗。方中七药，清散升举，温补同用，升降相合，使其"上焦得通，津液得下，胃气因和"，从而使后天之本得固，气血之源得充，正气得扶，诸病得消，以苏子代半夏，降而不燥，川椒易生姜，热不伤津；丹参素有功同四物之称，郁金为血中气药，两药合用有调理气血，活络止痛之功，牡蛎固涩敛气，与柴胡合用一收一散，散以除积聚之邪，敛以固心阳之气，使邪祛而不伤正，且牡蛎具有安神除烦之功。全方组成合理，药选精良，是在协调整体的基础上，燮理阴阳，调理气血，使脏腑功能和调，气血循行畅达，则诸症自愈。

【临床应用】

方系刘氏从医六十余年，悟出的以小柴胡汤作为协调之总方，宣通表里，疏调三焦，充其津液使五脏戴泽，调其阴阳而使气血衡常，多年来，该方广泛运用，冠心病者坚持久服，其效颇彰。

1. 用方要点　本方主要用于治疗气滞胸痹。以心悸怔忡，胸满短气，舌青唇燥，或胸痹心痛等症，脉涩，或结或代为辨证要点。临床多用于治疗冠心病、心律失常、心肌炎及心脏神经官能症、癫痫、急性出血性或缺血性脑血管病及其后遗症、各型脑炎后遗症、梅尼埃病、有机磷农药中毒后遗症、老年性痴呆、发作性睡病等。

2. 随症加减　若见风动征象明显者，可加羚羊角、僵蚕、地龙、钩藤；窍闭深重者，加入麝香、冰片等，或送服至宝丹，则醒脑开窍之效更为可靠。临证加减若见气虚甚者，加黄芪、党参；气阴两虚甚者，加黄芪、党参、麦冬、五味子；血瘀心胸刺痛甚者，加蒲黄、五灵脂；痰浊壅滞者，加全瓜蒌、薤白、姜夏、陈皮、葶苈子；心悸脉率增快者，加生脉散、玉竹、生地黄、枣仁、龙骨、牡蛎；脉结或代者，加苦参、灵芝，或炙甘草汤。

3. 使用注意　本方及其加减均为救急治标之剂，只可暂用，不可久服。神识稍微清应当逐渐加入治本之药。

宣痹化痰汤

【来源】商宪敏验方（随殿军，王迪著《国家级名医秘验方》）

【组成】瓜蒌皮12g，薤白10g，法半夏10g，桂枝5g，郁金10g，枳壳6g，檀香（后下）10g，丹参30g，葛根30g。

【用法】水煎服，每日1剂，早晚各服1次。

【功用】通阳化痰，理气宽胸。

【主治】胸痹。证属痰湿瘀血，痹阻脉络者，症见胸闷憋痛，胸痛彻背，背痛彻胸，心悸气短，胃满痰盛，苔浊腻，脉滑。

【方解】本方在瓜蒌薤白半夏汤和枳实薤白桂枝汤的基础上加减而成。方中瓜蒌皮味甘性寒，功擅涤痰散结，开胸通痹；薤白辛温，通阳散结，散寒化痰，两药相配，能散胸中凝滞之阴寒，化上焦结聚之痰浊，宣胸中阳气以宽胸，为治疗胸痹之常用组合。法半夏、檀香宣痹化痰；枳壳理气宽胸，与瓜蒌皮，法半夏同用理气化瘀，使气滞得以通畅；丹参，郁金活血化瘀与枳壳同用起气血双活之效。桂枝温通活血，葛根为辨证用药，以扩张冠状血管，改善心肌供血。

【临床应用】

1. 用方要点　本方以胸闷憋痛，胸痛彻背，心悸气短，胃满痰盛，苔浊腻，脉滑为辨证要点。临床主要用于治疗冠心病、心绞痛、心肌梗死、心律失常、肺心病、支气管哮喘等证属痰湿瘀血阻滞脉络者。

2. 随症加减　若热盛加黄连，黄芩，葶苈子等，寒盛加细辛，苏子等，痰盛加茯苓，橘红，薏米等，瘀甚，加姜黄，红花；气虚加黄芪，丹参，甘草；阴虚加玉竹，麦冬，五味子等。

3. 使用注意　阴虚者慎用。

补心通络汤

【来源】周宜轩验方（周宜轩，程晓昱．补心通络汤治疗冠心病稳定型劳力性心绞痛临床观察．中国中医急症，2010）

【组成】潞党参15g，炙黄芪20g，炙黄精15g，全当归12g，山萸肉10g，新绛香10g，瓜蒌皮12g，郁金10g，紫丹参20g，水蛭10g，炒枣仁20g，石菖蒲10g。

【用法】水煎服，1日1剂。

【功用】益气养心、化痰通络。

【主治】冠心病心绞痛，证属于心气不足、痰瘀阻络。症见心慌、胸闷或胸前区疼痛反复发作，呈紧缩或压榨感。伴倦怠、乏力、气短，脉细弦或沉细，苔薄白，舌质偏暗或有瘀点、瘀斑。

【方解】方中选用党参、炙黄芪补益心气，黄精、全当归、山萸肉滋心阴，五药合用以养心、增强气血运行为君药；瓜蒌皮重在理气化痰，郁金为气中之血药、行气解郁、活血止痛，石菖蒲化痰湿、开心窍。丹参一味功同四物，具养血活血化瘀之功，水蛭为虫类药，以活血祛瘀、疏通心络为著。上药共伍化痰通络为臣药。炒枣仁养心阴、益肝血而宁心安神。新绛香理气开窍、为引经药，两者共为佐使药。绛香配合郁金、瓜蒌皮以增强理气开窍之功。诸药配伍，共奏益气养心、化痰通络之效。

【临床应用】

1. 用方要点 本方以心慌、胸闷或胸前区疼痛反复发作，呈紧缩或压榨感，倦怠、乏力、气短，脉细弦或沉细为辨证要点。临床常用于治疗冠心病、心绞痛等心脑血管病证属心气不足、痰瘀阻络者。

2. 随症加减 若见气机不畅加枳壳（枳实）、川芎，气郁化热致舌红少津者加黄连、生地、玄参、或生脉散；胸痛较重者加乳香、没药、薤白活血通阳；连及后背痛甚加片姜黄、元胡、失笑散理气活血。舌质有瘀斑者加红花、桃仁、全蝎；阴寒凝滞，可加桂枝、干姜、高良姜、细辛、附子；心阳虚衰加人参、附子、肉桂；虚烦不寐者加山栀、生地、天冬、知母、重用酸枣仁。

3. 使用注意 本方活血药性峻猛，有出血倾向者慎服。

葛根宣痹汤

【来源】张琼林验方（张琼林《临证碎金录》）

【组成】葛根 30g、桑寄生 30g、全瓜蒌 20g、薤白头 15g、桂枝 10g、丹参 25g、川芎 12g、郁金 15g、白芍 25g、白酒 10ml（冲）。

【用法】1 日 1 剂，水煎分 2 次服。

【功用】辛开豁痰，活血宣痹。

【主治】痰瘀互结之胸痹心痛（冠心病、心绞痛）。

【方解】本病多因痰瘀互结，脉络痹滞，胸中营运之气壅塞不畅，脉道阻遏，心脏失养，发为绞痛。非辛开豁痰不能行其滞；非活血通痹不能定其痛，本方仿瓜蒌薤白桂枝法加葛根、桑寄生扩宽脉道，以利涤栓除滞；丹参、川芎活血行气；郁金、白芍，开结定痛；白酒轻扬宣达，以行药势，而痹开痛止。

【应用特点】

1. 用方特点 本方主治痰瘀互结之胸痹心痛；临床应用以胸中满痛彻背，咳唾痰涎，不能安卧，苔滑腻，脉弦滑为辨证要点。

2. 随症加减 本方是治疗痰饮壅盛，痹阻胸阳的有效方剂，临证将本方与苓桂术甘汤合用，再加入干姜、陈皮、白蔻等温中通阳，豁痰理气之品，则取效更捷。又痰饮阻滞气机往往可引起气滞血瘀，故本方中加入香附、三七、赤芍、红花等活血化瘀理气之品，疗效更好。重症亦可配服蝎蜈胶囊或水蛭胶囊。尝谓：痛证多实。"邪不去而痛不止"，虽体虚之人，亦可服用此方暂时应急，待病势缓解后，再以徐图缓消之剂巩固之。

益元通痹汤

【来源】 周信有验方（张增堂，黄婼主编《冠心病中西医诊治速查》）

【组成】 瓜蒌9g、赤芍15g、川芎15g、丹参20g、郁金15g、延胡索20g、生山楂20g、广地龙15g、桂枝9g、细辛4g、荜茇9g、黄芪20g、淫羊藿20g、生水蛭粉4g。

【用法】 水煎服，1日1剂，早晚分服。

【功用】 益气温阳，活血化瘀，通脉止痛。

【主治】 用于正气亏虚，痰瘀交结，本虚标实之证。见胸闷不适，时发心前区疼痛，或放射至左肩、左臂，伴疲乏无力，气短懒言，心慌自汗，唇绀舌暗，脉细涩或结代等。

【方解】 本方组成体现了攻补兼施、标本兼顾的综合性治疗原则；方中黄芪、淫羊藿扶助正气，赤芍、川芎、丹参、郁金、延胡索活血行气止痛，瓜蒌开胸化痰，桂枝、细辛、荜茇温通经脉，地龙清热通络利水，生山楂消食活血化瘀。共奏益气温阳，活血化瘀，通脉止痛之功。

【临床应用】

随症加减： 若证属阴虚阳亢，或血压偏高，见烦热，口干，心悸，头晕，耳鸣者，可减去温经散寒之桂枝、细辛、荜茇和温肾助阳之淫羊藿，而加生地20 g、黄连9 g、茺蔚子15 g、首乌藤20 g；若血压偏低，见气短，虚弱无力，脉沉细，舌质淡嫩等阴虚气脱之象者，则减去桂枝、细辛、荜茇加生脉散；若病情严重，属气虚阳脱，心阳不振，肾阳衰微，症见四肢厥冷，面色苍白，冷汗淋沥，舌质胖淡或暗紫，脉微欲绝者，宜急用四逆汤以回阳救逆，或急服人参粉、独参汤，或在原方内加红参9g、五味子9g、制附片15g、干姜9g、肉桂6g；若本病急性发作，剧痛难忍，瘀血痰浊闭塞心窍者，急用苏合香丸开窍醒神，待剧痛缓解后再施原方。

调肝理脾养心方

【来源】孔光一验方（严季澜，孔光一教授治疗冠心病的经验．贵阳中医学院学报，2006）

【组成】柴胡10g，赤芍10g，白芍10g，丹参30g，郁金10g，半夏10g，青皮6g，陈皮6g，茯苓15g，白术10g，砂仁6g，黄芩10g，太子参10g，麦冬15g，甘草6g。

【用法】水煎服，1日1剂，早晚分服。

【功用】益气养心，疏肝健脾，活血通脉。

【主治】用于治疗冠心病心绞痛、冠脉搭桥术后胸闷不适者及高血压性心脏病等。

【方解】本方为逍遥散、六君子汤、生脉饮、丹参饮、二陈汤、小柴胡汤等六方合用加减化裁而成，具有调肝、理脾、养心之功。方中柴胡、青皮、郁金、白芍疏肝柔肝、解郁止痛；半夏、陈皮、茯苓、白术、砂仁调理脾胃，和中化痰；太子参、麦冬、甘草益气养心；丹参、赤芍养血活血通脉，黄芩与柴胡配合，清透肝经之郁热。诸药合用，可使肝郁得疏，脾虚得复，心虚得养，瘀痰得化，郁热得清，则胸痹心痛可除。其组方至为严谨，立法甚为周全。

【临床应用】

心气较虚，神疲乏力者，太子参改党参；肝经郁热重者，加龙胆草、夏枯草；便秘、尿黄者，加炒山栀；苔黄腻、便秘者加瓜蒌、苏子、苏梗；血压高加夏枯草、天麻、怀牛膝；血脂高者加泽泻（合白术即泽术汤）；寐差加莲子芯、远志；心悸、汗出加生龙骨、生牡蛎；头痛、肢麻加天麻、僵蚕；舌红嫩裂，阴虚甚者，加玉竹、生地。

冠通汤

【来源】张镜人验方（崔应珉《中华名医应方薪传》）

【组成】丹参9g，炒赤芍9g，桃仁4.5～9g，降香3g，生香附9～15g，广郁金15g，全瓜蒌15g，延胡索9g，远志3g，清炙甘草3g。

【用法】水煎服，每日1剂，日服多次。

【功用】行气化痰、活血止痛。

【主治】胸痹。证属痰瘀闭阻心脉。症见胸闷窒痛，或轻或重，如刺如绞，痛有定处，形体肥胖，身重乏力，脘痞呕恶，舌质暗红，苔腻或垢浊，脉涩或弦滑。

【方解】方中丹参走心经，为理血之专品；红花、赤芍能行散，破瘀活血；桃仁性平而润，治血闭血瘀。加郁金辛香、延胡索辛温，均为血中气药，郁金宣气化痰，入上焦，能祛心窍中之痰涎恶血；玄胡、降香、香附行血中之气滞，使气顺而血调；方中瓜蒌、远志用以涤垢腻之痰；诸药合用，使瘀血得散，痰浊得化，胸痹可解。以此方灵活加减化裁，用于临床，每获佳效。

【临床应用】

张老基于气血在生理与病理上的辨证关系，对冠心病的治疗应综合采取宣痹理气，活血化瘀的方法，以促使气滞血瘀这一矛盾的迅速转化。根据以上治疗原则，制定了"冠通汤"。临床以冠通汤为基础辨证加减，取得了较满意的疗效。气虚加党参9g，兼脉结代者，再加川桂枝3g。阴虚加生地12g，兼脉结代者，再加党参9g，大麦冬9g，五味子3g。痰湿加制半夏6g，炒陈皮6g。痰热加川贝粉3g（冲），炒竹茹6g。胸膺窒闷较甚加砂仁3g（后下），佛手片6g或檀香1.5g，薤白头9g。心前区疼痛较甚加川楝子9g，炙乳香、没药（各）4.5g。刺痛或绞痛加红花1.5g，失笑散（包）4.5g～9g。胸膺窒闷及心前区疼痛者，还可加服三七粉1.5g或冠心苏合香丸每日2～3次，每次半至一粒，含化或温开水化服。心悸加炒枣仁9g，茯苓12g，茶树根15g。血脂高属湿热瘀滞加茵陈 15g，泽泻 15g，或生山楂 9g，麦芽 12g。属肝肾阴虚加桑寄生 15g，制首乌 9g，制黄精 9g。血压高加罗布麻叶 30g，决明子 9g，或莲子芯 3g。

辛芎二黄汤

【来源】 孟澍江验方（杨进，吴成主编《孟澍江中医学术集萃》）

【组成】 细辛 4g、川芎 8g、生蒲黄 15g、姜黄 6g。

【用法】 水煎服，1 日 1 剂。

【功用】 温经散寒，活血止痛。

【主治】 胸痹、心胃气痛，痰瘀所致的冠心病心绞痛。

【方解】 冠心病心绞痛是临床的常见病证，多由胸阳不振、气血瘀滞而致。证候特点为心前区阵发性疼痛，如《灵枢·厥病篇》中所说"痛如以锥针刺其心"。治疗以温经散寒、活血止痛等为大法。方中细辛、川芎疏风散寒、走窜通络；蒲黄、姜黄行气滞、活血脉。对心络痹阻所致的病证有较好的止痛作用。

【临床应用】

加减运用：如胸阳痹阻，寒痰壅盛者，可加全瓜蒌 15g、薤白头 10g、桂枝 5g；如痰浊盛者，可加半夏 9g，或配合苏合香丸一粒化服。

通阳活郁益气散

【来源】 武明钦验方（李宝顺主编《名医名方录》）

【组成】 全瓜蒌 25g，薤白 10g，清半夏 10g，桂枝 10g，炮附子 10g，丹参 25g，檀香 10g，砂仁 10g，赤芍 10g，当归 15g，党参 15g，炒白术 15g，茯苓 15g，炙甘草 15g。

【用法】 先将药物用冷水浸泡半小时，浸透后煎煮。首煎沸后文火煎 50 分钟，二煎沸后煎 30 分钟，煎好后两煎出液混合，总量以 350～500 毫升为宜，每日服 1 剂，每剂分 2 次服完，睡前温服一半，余者第二日早饭后两小时温服，连服两剂停药 1 天。

【功用】 通阳宣痹，健脾活郁。

【主治】 冠心病心绞痛（气虚痰湿阻遏型）。症见胸闷、心前区阵痛、纳呆、胃中嘈杂、脉沉而无力、脉率不齐、舌质嫩暗红、苔薄白腻。

【方解】用党参、炒白术、茯苓、甘草益气健脾化湿治其本；配以桂枝、炮附子温通胸阳以助湿化；全瓜蒌、薤白、砂仁、半夏宽胸理气，宣痹豁痰；佐以丹参、当归、赤芍、檀香活血化瘀以通胸痹。诸药合用，共奏通阳宣痹，健脾活郁之功。

【临床应用】

本方主要用于劳伤心脾，心脾气虚，气虚不能化湿，湿邪阻中，心肝气机被郁，胸阳不振形成的胸痹症。心悸明显者，加柏子仁 10g，炒枣仁 20g；胸闷善太息、苔厚白腻者，加石菖蒲 15g，胆南星 10g。服药过程中，停服任何中西药物。

三、阴寒凝滞

瓜蒌薤白白酒汤

【来源】《金匮要略》

【组成】瓜蒌实一枚，薤白半升，白酒七升。

【用法】上三味，同煮，取二升，分温再服。

【功用】辛温通阳，开痹散结。

【主治】主要适用于气滞痰阻、胸阳不振之胸痹证，症见喘息咳唾，胸背痛，短气，舌苔白腻，寸口脉沉而迟，关上小紧数者。

【方解】本方中瓜蒌实开胸散结，畅气涤痰；薤白滑利通阳，行气止痛；白酒辛温通阳，和气血，行药势，以加强宣阳通痹之力。三药相辅相成，使痰去结散，阳气宣通，升降复常，则喘咳痹痛自愈。

【临床应用】

1. 用方要点 临床以喘息咳唾，胸背痛，短气，舌苔白腻，寸口脉沉而迟，关上小紧数为辨证要点。

2. 随症加减 若胃气胀满嗳气或呕者，合橘枳姜汤；动则气短、心悸、胸闷气塞者，合茯苓杏仁甘草汤；心悸脉数者，合生脉散，加炒枣仁、龙骨、牡蛎、当归等；胸胀胁下逆满，肢凉者，合枳实薤白桂枝汤。若寒邪较重者，可酌加干姜、桂枝、附子等以通阳散寒；气滞甚者，可酌加厚朴、枳实以理气行滞；兼血瘀者，可酌加丹参、赤芍等以活血祛瘀。

3. 使用注意 本方含白酒，近代医家认为能饮酒者可酌加少许（30～60ml）为引，不能饮酒者可免用白酒。本方药品较温燥，如阴虚肺痨胸痛或肺热痰喘之胸痛，则不宜使用。本方因其特异气味可引起轻微的消化道反应如胃不适、恶心、呕吐等。

4. 临床应用 现临床多用于治疗形体肥胖，痰浊偏盛之冠心病、心律失常、心肌炎等，亦可用治慢性气管炎、渗出性胸膜炎、肋间神经痛等疾患。

已故名老中医赵锡武教授善用瓜蒌薤白汤系列为主方随症加减治疗冠心病，疗效明显，他一般不用活血药，只有在病情发展至心功能不全时，才适当选加当归芍药散、参苏饮及桃仁、红花等药。

名老中医邓铁涛亦常用瓜蒌薤白汤系列治疗"冠心病"症见喘息咳唾，胸背痛，短气，舌苔白腻，寸口脉沉而迟，关上小紧数者，效果佳。

冠心通痹汤

【来源】柯雪帆验方（孙祥健，柯雪帆治疗冠心病经验．湖北中医杂志，1999）

【组成】熟附子 10g，全瓜蒌 30g，桂枝 18g，炙甘草 10g，枳壳 10g，厚朴 10g，贝母 9g，法半夏 10g，党参 20g，生牡蛎 30g（先煎）。

【用法】水煎服。

【功用】温通阳气，开胸顺气，散结聚，化痰浊。

【主治】胸痹心痛证。症见胸胀满闷，心痛，或痛有定处，拒按，如有针刺，遇寒加剧，舌苔滑腻，脉滑。

【方解】本方以瓜蒌薤白桂枝汤为基础加减变化而成，选药可分温阳与化痰两个部分。温阳部分用附子、桂枝配伍甘草，辛与甘合，既能温振阳气，又能温通阳气，酌加甘平之党参以助甘草之力。气虚严重者，宜用人参。化痰部分是本方的重点，化痰、散结、顺气以开通胸中之痹阻。瓜蒌兼有化痰、散结、开胸顺气之功，为化痰部分之要药，用量最重。贝母化痰散结，半夏化痰降气，牡蛎软坚散结；枳壳、厚朴顺气降浊，作为配伍。本方集益气、理气、温阳、通痹于一体，故收效显著。

【临床应用】

1. 用方要点 临床应用以胸部胀痛，或刺痛，遇寒加剧，舌苔滑腻，脉滑为辨证要点。临床多用于冠心病、心绞痛证属胸阳不振、心脉痹阻所致胸痹者。

2. 随症加减 柯老在临床应用本方时，见胸痛明显加降香附15g、三七15g；伴有心悸不寐或睡眠不安，加炒枣仁20g、远志15g、柏子仁15g；气虚汗出加黄芪30g、五味子15g、麻黄根15g、或龙骨30g、牡蛎30g；胸闷痰多、纳差者加焦三仙各15g，陈皮、制半夏、川朴各10g；阴虚阳亢者，加生地、龙骨、牡蛎各20g；小便不利、尿频者，加车前子（包煎）30g，大腹皮15g，竹叶12g。

3. 使用注意 本方及其加减均为救急治标之剂，只可暂用，不可久服。神识稍微清应当逐渐加入治本之药。

九痛丸方

【来源】《华佗神医秘传》

【组成】 炮附子15g，巴豆5g，人参5g，生狼毒（炙香）5g，干姜5g，吴茱萸5g。

【用法】 上六味，末之，炼蜜丸如梧子大，酒送下。强人初服三丸，日三服；弱者二丸。

【功用】 祛寒散结，杀虫温通。

【主治】 主要用于积聚、痰饮、结血、虫注、寒冷等引起的九种心痛者。兼治卒中恶，腹胀痛，口不能言；又治连年积冷，流注心胸痛，并冷冲上气，落马坠车血疾等，皆主之。症见心腹疼痛，恶心呕逆，大便不通，手足厥冷，舌淡苔白润，脉沉紧。

【方解】 本方在吴茱萸汤的基础上加减而成。吴茱萸辛、苦而性热，归肝、脾、胃、肾经。既能温胃暖肝以去寒，又善和胃降逆以止呕。干姜与吴茱萸配合，温降之力甚强。温中与降逆并施，寓补益于温降之中，共奏温中补虚，缓急止痛，降逆止呕之功。由于寒邪入里，肠胃传导受阻，故用辛、热的巴豆，峻下冷积，逐水退肿，祛痰利咽，有"斩关夺门之力"，对寒积便秘的心痛效果尤佳。生狼毒为大戟科植物月腺大戟的干燥根，辛、平、有毒，归肝、脾经，有较强的散结、杀虫、解毒、清热、消肿作用，其辛热之性有助于温化寒邪，加用大辛大热的附子，补火助阳，散寒止痛。又恐巴豆，生狼毒散结泻下之力过猛，伤及元气，故用甘、苦、微温的人参大补元气。全方用了大量辛热之药，意在温化寒积，寒邪已去，则心脉自通，通则不痛。

【临床应用】

1. 用方要点 临床应用以心腹疼痛，恶心呕逆，大便不通，为辨证要点。

2. 随症加减 若虚寒甚者，可加肉桂以增强温中驱寒之力；胸痹可加薤白，枳实振奋心阳，舒畅气机；大便秘结者，可配大黄以泻下；寒湿皆盛者，可与贝母、桔梗同用；寒痹剧痛者，可配伍桂枝、白术、甘草以温经散寒除湿。

3. 使用注意 传统认为巴豆得热则助泻，得冷则泻止，故服巴豆时不宜食热粥、饮开水等热物；生狼毒和巴豆都有毒，使用时应注意。

4. 现代应用 现临床多用于治疗寒邪阻滞心腹之心痛实证者。

当归四逆汤

【来源】《伤寒论》

【组成】 当归　桂枝（去皮）　芍药　细辛各三两　炙甘草　通草二两　大枣（擘，二十五枚。一法，十二枚）

【用法】 上七味，以水八升，煮取三升，去滓，温服一升，日三服。

【功用】 养血散寒，温经通脉。

【主治】 营血虚弱，寒凝经脉，血行不利之胸痹。症见手足厥冷，口不渴，或腰、股、腿、足疼痛，或麻木，舌淡苔白、脉沉细或细而欲绝。

【方解】 当归四逆汤由桂枝汤去生姜、加当归、细辛、通草而成。方中当归辛甘温，入肝经，补血和血以养血温通；桂枝辛温，既发散祛经络之寒，又温经通脉以助血行。白芍养血敛阴，助当归补血和营；细辛辛温，外散寒邪又内温脏腑。通草通行经脉。本方中大枣用量最大。炙甘草、大枣益气健脾，并调和诸药。全方温阳与散寒并用，养血与通脉兼施，温而不燥，补而不滞，既补营血，又散寒凝，温而不燥，补而不滞，标本并治，诸药合用，共奏温经散寒、养血通脉之功。

【临床应用】

1. 用方要点 临床应用以手足厥冷，口不渴，或腰、股、腿、足疼痛，或麻木、舌淡苔白，脉沉细或细而欲绝为辨证要点。

2. 随症加减 若虚寒甚者，可加肉桂以增强温中驱寒之力；阳虚失血者，可将干姜易为炮姜，加艾叶、灶心土温涩止血；胸痹可加薤白、枳实振奋心阳，舒畅气机。

3. 使用注意 湿热痹痛者禁用本方。

4. 现代应用 现用于雷诺病、血栓闭塞性脉管炎、周围神经病变、坐骨神经痛、风湿性关节炎、腰腿足踝酸痛、胃十二指肠溃疡、慢性荨麻疹、精索静脉曲张、小儿睾丸鞘膜积液、新生儿硬肿症、女子闭经、痛经、月经不调、冻疮、皲裂等属血虚寒凝经脉者；也常化裁运用于治疗偏头痛或女经期前后头痛等属于血虚、阳气不足、寒侵经脉所致者。

名老中医蒲辅周善于用本方治疗血虚寒闭而有瘀阻的冠心病心绞痛，效果良好。同时蒲老还用本方治疗痛经、寒痹、冻疮等，但其关键在于脉证属于血虚寒闭者，用本方以温经通脉，调和营卫。

吴茱萸汤

【来源】《伤寒论》

【组成】 吴茱萸一升（洗）　　人参三两　　生姜六两（切）　　大枣十二枚（擘）

【用法】 上四味，以水七升，煮取两升，去滓，温服七合，日三服。

【功用】 温中补虚，降逆止呕。

【主治】 主要适用于肝胃虚寒，浊阴上逆证。症见食后泛泛欲呕，或呕吐酸水，或干呕，或吐清涎冷沫，胸满脘痛，巅顶头痛，畏寒肢凉，甚则伴手足逆冷，大便泄泻，烦躁不宁，舌淡苔白滑，脉沉弦或迟。

【方解】 本方用吴茱萸辛苦大热，直入肝胃，温肝暖胃，尤擅降逆止呕。

生姜辛温，温胃散寒，降逆止呕，为呕家之圣药，与吴茱萸相配，祛寒降浊之功益著。人参益气健脾。大枣益气滋脾，既助人参补脾养胃，又制吴茱萸辛热燥烈，且与生姜相配，健脾和胃。四药相合，共奏温中补虚，降逆止呕之功。本方寓补于温中之内，寓降于祛寒之中；肝胃同治，标本兼顾。四药共奏温中补虚，消阴扶阳，降逆止呕之功。

【临床应用】

1. 用方要点 临床以食后欲呕，或巅顶疼痛，干呕吐涎沫，舌苔白滑，脉沉弦为辨证要点。

2. 随症加减 若呕吐较甚者，可加半夏、陈皮、砂仁以增强和胃止呕之力；头痛较甚者，可加川芎以加强止痛之功；肝胃虚寒重证，可加干姜、小茴香等温里祛寒。

3. 使用注意 呕逆拒药不受者，可采用冷服和少量频服法。吴茱萸有小毒，用量不宜重。胃热呕吐，阴虚呕吐，或肝阳上亢之头痛均禁用本方。

4. 现代应用 临床主要用于治疗妊娠呕吐、神经性呕吐、神经性头痛、耳源性眩晕及消化系统疾病，如胃脘痛、急慢性胃炎、胃结核、胃及十二指肠溃疡病、十二指肠壅积症、慢性泄泻等。

著名中医叶益丰善用本方治疗风湿性心脏病和心力衰竭等症见呕逆频作者。证属肝胃虚寒，寒饮上逆。治宜温中化饮，降逆和胃。投吴茱萸汤加味，服药三剂，呕逆上脘转适，食纳渐进，心悸消失，继服三剂，诸症均除而安。

当归鹤虱散

【来源】《外台秘要》

【组成】 当归 2.4g，鹤虱 2.4g，橘皮 1.8g，人参 1.8g，槟榔 3.6g，炙枳实 1.8g，芍药 1.8g，桂心 1.5g。

【用法】 八味捣筛为散，空腹煮姜枣饮，服用 9g，日二服，渐渐加至 13.5g，不利。禁忌：生葱、生冷物、油腻、黏食。

【功用】 温中杀虫，行气止痛。

【主治】 主要用于治疗九种心痛之虫心痛，症见蛔虫冷气，先从两胁，胸背撮痛，欲呕吐。

【方解】方中槟榔苦泄辛开，性温而降，善杀肠内寄生虫并缓通大便而有利于虫体排出，且能行气消积，利水化湿；鹤虱功善杀虫消积，槟榔和鹤虱共奏杀虫止痛之功。桂心助卫阳，通经络，芍药益阴敛营，桂芍合用，营卫同治，邪正兼顾，酸甘化阴以和营。橘皮辛苦温，能调理脾肺气机，功善理气健脾，燥湿化痰。枳实行滞降泄力强，长于破滞气除痞满。以上皆为破气理气，杀虫之药，恐大伤机体元气，故配伍当归养血和血，且当归、芍药二药配伍能缓急止痛；人参益气健脾，与温热之品伍用能温补虚弱之脏气。

【临床应用】

1. 用方要点　临床应用以两胁，胸背撮痛，欲呕吐为辨证要点。

2. 随症加减　若症见寒甚者，可加附子、干姜；口苦、心下疼热甚者，可加川楝子、白芍以清肝胆，止疼痛；大便不通者，可加大黄、玄明粉以驱虫泻下。

3. 使用注意　鹤虱有小毒，中病即止，不宜久服。

4. 现代应用　现临床多用于治疗心痛有感染寄生虫史者。

高良姜汤

【来源】《备急千金要方》卷十三

【组成】高良姜五两，厚朴二两，当归三两，桂心三两。

【用法】上药㕮咀，以水 800 毫升，入生姜煮取 400 毫升，一日二次分服。

【功用】温里散寒，行气止痛。

【主治】主要用于治疗心腹冷痛。症见心腹绞痛如刺，两胁胀满，烦闷不可忍。

【方解】本方以高良姜为主药，温中散寒；厚朴行气止痛；因寒凝血滞，故以当归活血和血；肉桂、生姜助高良姜温中散寒。与良附丸相较，本方温中活血之力较强，故适用于心腹绞痛如刺，痛处不移者为佳。

【临床应用】

1. 用方要点　本方以心腹绞痛如刺，烦闷，脉弦为辨证要点。

2. 随症加减　若见腹寒甚者，可换生姜为干姜；若气滞剧者，可加枳实、厚朴；若见血瘀重者，可加桃仁、红花、莪术等；若心烦闷甚者，可加郁金、香附等。

3. 使用注意　此药偏于温燥，胃阴不足者，慎用。

4. 现代应用　现临床多用于治疗心绞痛、胃、十二指肠球部溃疡，慢性胃炎，冠心病等见寒凝气滞血瘀症。早在晋代《名医别录》就载治疗"胃中冷逆、霍乱腹痛"。《千金要方》以良姜配厚朴、桂心、当归等药，名高良姜汤，治疗心腹绞痛，为历代所沿用，并确有疗效。

苏合香丸

【来源】《太平惠民和剂局方》

【组成】白术、青木香、乌犀屑（用代用品）、香附子（炒去毛）、朱砂（研，水飞）、诃黎勒（煨，去皮）、白檀香、安息香（别为末，用无灰酒一升熬膏）、沉香、麝香（研）、丁香、荜茇各二两，龙脑（研）、苏合香油（入安息香膏内）各一两，薰陆香（别研）一两。

【用法】上为细末，入研药匀，用安息香膏并炼白蜜和剂，每服旋丸如梧桐子大，取井水化服4丸（3g），老人，小儿可服1丸，温酒化服也得，并空心服之。

【功用】芳香开窍，行气温中止痛。

【主治】胸痹之寒闭证，症见突然胸痛，胸腹胀满，甚则牙关紧闭，神昏督闷，四肢厥冷，冷汗自出，舌质紫暗，苔白，脉沉迟。亦治中风、中气及感受时行瘴疠之气，属于寒闭证者。

【方解】先贤王晋三说："苏合香能通十二经络、三百六十五窍，故君之以名其方，与安息香相须，能内通脏腑。龙脑辛散轻浮，走窜经络，与麝香相须，能内入骨髓。犀角入心，沉香入肾，木香入脾，香附入肝，薰陆香入肺。复以丁香入胃者，以胃亦为一脏也。用白术健脾者，欲令诸香留顿于脾，使脾转输各脏也。诸脏皆用辛香阳药以通之，独心经用朱砂寒以通之者，以心为火脏，不受辛热散气之品，当反佐之，以治其寒阻关窍，乃寒因寒用也"。苏合香、安息香、荜茇、沉香、香附、檀香，这一组药在于回阳散寒，温中行气降逆以调气机。乳香（熏陆香）辛温，在于温散血脉，使气血调和。冰片辛、苦、微寒而芳香走窜诸窍；麝香辛温芳香，行气血而散结，通经络而化郁。二药使气行血液外布、上升则窍开神清。痰湿之生在于脾之阳气不足，运化无力，故以白术苦、甘、温健脾化湿，和诸辛温药使运化正常。诸药皆辛温回阳，虽可化痰散寒，太过则有耗散阴液之弊，故加诃子，以其苦、酸、涩、平敛阴固脱。心为阳极，温热太过易化火毒而伤阴动血，并且阴寒之浊邪阻气血外布，亦会使心阳内郁化毒伤阴，出现神昏之证，故以犀角（现以水牛角代）凉血解毒，清热滋阴；朱砂甘、微寒清热解毒，镇惊安神。后三药正治其心，反佐以消除病性之阴寒与药物辛温之格拒。此仍为辛温芳香走窜之剂，用以救急救命，系治标治急之方。诸药合用，共成开窍化浊，行气止痛之功。

【临床应用】

1. 用方要点　临床以突然胸痛，胸腹胀满，甚则牙关紧闭，神昏瞀闷，四肢厥冷，冷汗自出，舌质紫暗，苔白，脉沉迟为辨证要点。

2. 随症加减　若见腹胀气滞者，可加枳实、厚朴；若见痰迷心窍、神志不清者，可加半夏、南星、石菖蒲、远志；若见肝郁者，可加郁金；若腹中寒痛，可加干姜、附子、肉桂。

3. 使用注意　本方只适用于寒闭证，忌用于虚脱证、热闭证；醒则不可多用、久用。孕妇禁用。

4. 现代应用　现代药理研究表明本方能显著扩张冠状动脉，增加冠脉流量，并增加心肌营养性血流量，能减慢心率，降低心肌耗氧量，并延长动物的耐缺氧能力；显著的抗血栓和抗血小板聚集的能力。故本方现常用于冠心病，心绞痛。症见突然胸痛，胸腹胀满，甚则牙关紧闭，神昏瞀闷，四肢厥冷，冷汗自出，舌质紫暗，苔白，脉沉迟。亦常用于流行性乙型脑炎、肝昏迷、心肌梗死、一氧化碳中毒、精神异常病等属于寒闭与寒凝气滞证。苏合香丸是抢救煤气中毒和心肌梗死、心绞痛的有效药物，新药冠心苏合丸、苏冰滴丸都是由此方精简而成。当代名医周康运用苏合香丸芳香化浊开窍，治疗一氧化碳中毒性精神病效果良好。

乌头丸

【来源】《圣济总录》

【组成】 乌头　蜀椒各三分　干姜 (炮裂)　肉桂各半两

【用法】 上药粗捣筛，每服一钱半，酒一盏，同煎至六分。去滓，顿服。

【功用】 温阳散寒，峻逐阴邪。

【主治】 卒心痛，心腹冷痛，证属心阳衰弱，阴寒痼结。症见面色苍白，四肢厥冷，舌质淡，脉沉细，心痛彻背，背痛彻心，兼四肢厥冷，脉象沉紧等。

【方解】 本方中乌头散阴寒，逐凝结，通阳气，畅脉络，破寒湿凝结于心。肉桂壮阳，与乌头相用，温达阳气，散寒止痛，以解寒凝胸阳痹证。乌头、肉桂辛温回阳，散寒止痛，为治疗心胸冷痛之要药。蜀椒温中散寒，除湿化饮，解郁开结，温达阳气，与乌头、肉桂相用，温阳逐寒，长于止痛。干姜回阳逐寒，温中通脉，与乌头、肉桂、蜀椒相用，既温通心阳，又破阴寒胶结；既通经活络，又回阳止痛。一派大辛大热之品，协同配伍，逐寒止痛之功极强，如此，则阴邪可散，攻冲可平，心痛可止。

【临床应用】

1. 用方要点　临床应用以面色苍白，四肢厥冷，舌质淡，脉沉细，心痛彻背，背痛彻心，兼四肢厥冷，脉象沉紧为辨证要点。

2. 随症加减　若兼有痰湿者加瓜蒌、薤白、半夏、陈皮等开胸豁痰；兼瘀血者加丹参、川芎、赤芍、桃仁、红花等活血化瘀；兼气滞较明显者可加郁金、枳壳、降香等理气止痛，或兼用苏合香丸芳香温通。

3. 使用注意　本方中乌头有毒，临床运用慎勿过量，以防中毒。热结胸痹证者禁用。

4. 现代应用　现代应用主要用于真心痛（心肌梗死）、胸痹病、冠心病（心绞痛）、风湿性心脏病，心律不齐，以及心力衰竭，休克等证属心阳虚衰者。

却痛散

【来源】《严氏济生续方》

【组成】 高良姜30g 巴豆（去壳）5枚

【用法】 上和，炒令转色，去巴豆不用，研为细末。每服6g，用热酒调服，不拘时候。

【功用】 温经散寒镇痛。

【主治】 主要用于冷气攻心，痛不可忍证。症见心腹冷痛或绞痛如刺，痛不可忍，冷则加剧，手脚冰凉，舌淡，苔白，脉沉。

【方解】 本方仅由两味辛热药组成，其中高良姜"主暴冷，胃中冷逆，霍乱腹痛"，归脾、胃经，温胃散寒，驱腹中之寒邪，且温脾阳，《本草纲目》："十全方言心脾冷痛，用高良姜，细剉微炒为末，米饮服一钱，立止"；巴豆归胃、大肠经，辛热大毒，作用强烈，能峻下寒积止痛，有"斩关夺门之功"，《神农本草经》："巴豆主伤寒，温疟，寒热，破癥瘕结聚，坚积，留饮，痰癖，大腹水张，荡练五藏六腑，开通闭塞，利水谷道，去恶内，除鬼毒蛊注邪物"。二者为伍，温散脾胃之寒，且去癥瘕结聚，使寒邪外散，瘀阻消散，则气血畅通，疼痛不再。

【临床应用】

1. 用方要点 本方用大辛大热药配伍以达到温经散寒镇痛的效果。临床应用以心腹冷痛或绞痛如刺，痛不可忍，冷则加剧，手脚冰凉，舌淡，苔白，脉沉为辨证要点。

2. 随症加减 若症见腹寒甚者，可换生姜为干姜；若气滞剧者，可加枳实、厚朴；若见血瘀重者，可加桃仁、红花、莪术等；若心烦闷甚者，可加郁金、香附等。

3. 使用注意 巴豆有大毒，无寒实积滞、体虚及孕妇忌用。巴豆得热则助泻，得冷则泻止，故服巴豆时不宜食热粥、饮开水等热物。

4. 现代应用 现临床多用于治疗冠心病心绞痛、心肌梗死，胃脘疼痛，冷痛不能忍受者。

神捷丸

【来源】《杨氏家藏方》卷五

【组成】吴茱萸　炮干姜　肉桂　蓬莪术　炮附子　川芎各等份。

【用法】上为细末，醋煮面糊为丸，如梧桐子大。每服 50 丸，食前熟醋汤送下。

【功用】散寒止痛，活血通脉。

【主治】心冷痛。症见急心痛不可忍，呕吐冷沫，浑身手足厥逆，遇寒加重，唇青舌紫。

【方解】方以炮附子、干姜补火助阳，散寒止痛，加肉桂助阳散寒，温经通脉，吴茱萸下气降逆，散寒止痛，莪术温通血脉、化瘀止痛，川芎行气活血止痛。诸药相合，使阳气充，寒凝散，瘀血祛而心痛可速止。

【临床应用】

1. 用方要点　临床应用时以心痛急剧，遇寒加重，唇青舌紫为辨证要点。

2. 随症加减　若见血瘀经闭、痛经者，可加香附、益母草以活血调经止痛；若胁下有癥块属血瘀者，可加郁金、丹参以活血祛瘀、消癥化积；若腹中寒不剧，可酌情减少干姜、附子、肉桂量。

3. 使用注意　附子有毒，要经炮制，且用量不宜太大，宜先煮。

4. 现代应用　现临床常用于治疗冠心病心绞痛、心肌梗死急性发作证属寒凝血瘀者。

胸痹汤

【来源】范文甫验方

【组成】延胡索 10g，桂枝 10g，瓜蒌皮，薤白、炒枳壳、姜半夏、厚朴各 9g，生姜 6g，陈皮 3g

【用法】水煎服。

【功用】温阳散寒，通络止痛。

【主治】胸痹而寒邪凝滞者。症见胸痛彻背，受寒则甚，畏寒肢冷，舌质白滑，脉沉细。

【方解】本方在瓜蒌薤白半夏汤基础上加减而成。方中全瓜蒌味甘性寒，功擅涤痰散结，开胸通痹；薤白辛温，通阳散结，散寒化痰，二药相配。能散胸中凝滞之阴寒，化上焦结聚之痰浊，宣胸中阳气以宽胸，为治疗胸痹之常用组合。枳壳、厚朴下气破结，消痞除满。桂枝通阳散寒，降逆平冲。延胡索辛苦温，入肝、脾经，善于活血、利气、止痛，能止胸胁、脘腹疼痛。半夏、陈皮为伍，祛痰散结之力较大，用以治疗胸痹而痰浊较盛者。甘草调和诸药，补益心气。诸药配伍，可振胸阳，降痰浊，消阴寒，畅气机，则胸痹诸症可除。

【临床应用】

1. 用方要点　临床运用以胸痛彻背，受寒则甚，畏寒肢冷。舌质白滑，脉沉细为辨证要点。临床常用于治疗冠心病、肺心病、支气管哮喘等属气滞血瘀痰阻者。

2. 随症加减　若见寒邪较重者，可加附子、干姜等以通阳散寒；兼血瘀者，可加三七、桃仁、红花等以活血祛瘀；痰浊重者，可加茯苓等以燥湿化痰。

3. 使用注意　胸痹属阴虚者非本方所宜。

宣痹止痛散

【来源】乔保钧验方（崔应珉主编《痛证名医名家精要方》）

【组成】红参50g，丹参100g，川芎100g，田三七100g，郁金100g，沉香50g，麻黄30g，附子50g，细辛30g，元胡100g，炙甘草100g，冰片30g。

【用法】将前11味烘干，共为细末，再加入冰片，研匀、装瓶、封严备用。每日早、晚饭前各服1次，温开水送服，每次1～3匙。

【功用】芳香温通，化瘀止痛。

【主治】心绞痛。

【方解】方中红参、炙甘草益气强心，扶正顾本；丹参、川芎、三七、元胡活血行气，化瘀止痛；郁金、沉香、冰片芳化痰浊，理气止痛；更用麻黄附子细辛汤者，其麻黄温阳宣肺，以利气机，以调血脉；细辛通少阴之阳，化寒凝以止痛；附子温命门之火，以消阴翳。三药协同，力主温阳，与活血化瘀、芳化痰浊诸药并用，共奏芳香温通，化瘀止痛之效，与该病"气滞血瘀"，"痰浊凝滞"，"心阳痹阻"，"不通则痛"的发病机理相符合，故疗效确切。

【临床应用】

本方根据治"胸痹"重视益气、强调活血、宜用芳香之经验，参考《伤寒论》"麻黄附子细辛汤"方义，突出"温化"、"宣通"之特点，融活血化瘀、芳香温通于一炉，具益气顾本、缓急止痛之功。所以用散剂者，取其立可冲服，获效神速。

四、心肾阴虚

救逆止痛汤

【来源】任继学验方（隋殿军，王迪著《国家级名医秘验方》）

【组成】双花50g，全当归15g，玄参20g，生甘草10g，麦门冬30g，川黄连5g，阿胶5g（烊化）。

【用法】水煎服，每日1剂，早晚各服1次。

【功用】宣通救逆，祛邪止痛。

【主治】胸痹，证属心肾阴虚者。症见胸闷，心区闷痛，精神不振，形体肥胖，面色无华，两颧赤黯，口唇发绀，语声低弱，呼吸微喘，舌质红绛无苔，脉弦涩。

【方解】方中双花清热解毒，当归补血养心，二者配伍，补血而败阴毒，凉营血且清气；麦冬，玄参滋养肺肾之阴，滋肾水以制心火；阿胶补血益阴；黄连清心泻火；甘草调和诸药。诸药合用，共奏宣通救逆，祛邪止痛之功。

【临床应用】

1. 用方要点 本方以胸闷，精神不振，面色无华，两颧赤黯，口唇发绀，语声低弱，呼吸微喘，舌质红绛无苔，脉弦涩为辨证要点。临床常用于治疗冠心病、心绞痛、高血压、心悸、失眠等证属心肾阴虚者。

2. 随症加减 若见胸闷甚者，可加香附、郁金；阴虚潮热者，可加麦冬、知母、或用六味地黄丸；气虚者，可加大黄芪用量，或加用党参、人参；血虚者，可加川芎，芍药；实热者，可加黄芩、黄柏；血瘀者，可加桃仁、红花、鸡内金；肾虚遗精早泄者，可加牛膝，补骨脂。

五、气阴两虚

归芎参芪麦味汤

【来源】李济仁验方（范敬. 李济仁主任治疗冠心病临证经验，云南中医药杂志，2010）

【组成】当归、潞党参、紫丹参各 15g，川芎、五味子各 10g，黄芪 20g，麦冬 12g。

【用法】水煎服。

【功用】益气养阴，活血通脉。

【主治】胸痹，症见胸闷不适，或有胸前疼痛，心悸，气憋等。

【方解】本方中当归补血，又能行血，养血中实寓活血之力；与川芎配伍，增益活血化瘀、养血和血之功。党参、黄芪益气补中，丹参长于治瘀治血，麦冬养阴益肾、润肺清心。又取五味子酸收以益气生津。全方共奏活血益气，滋阴清心之功效。

【临床应用】

1. **用方要点** 本方是治疗胸痹的基本方，临床以胸闷不适，或有胸前疼痛，心悸等为辨证要点。用于治疗缺血性心肌病等属于气血虚的胸痛。

2. **随症加减** 若气虚甚者，加大黄芪用量，潞党参易为红参；阳虚征象明显者，则加肉桂、附子；气滞者加金铃子散、广郁金、枳实调治；痰凝者，以基本方合瓜蒌薤白汤加枳实调治；肝肾阴虚者，早晚分服柏子养心丸；瘀血阻滞，以基本方加失笑散及红花、甘松；结代脉加苦参、甘松调治。

3. **使用注意** 本方是治疗胸痹的基本方，使用时注意加减。

养阴清心汤

【来源】 周仲瑛验方（隋殿军，王迪著《国家级名医秘验方》）

【组成】 太子参 12g，麦冬 10g，罗布麻叶 15g，山苦参 10g，丹参 10g，炙甘草 5g，桑寄生 15g，熟枣仁 10g，牡蛎（先煎）30g，珍珠母 30g，黄连 3g，生地 12g，合欢皮 10g，唠噜子 10g。

【用法】 水煎服。每日一剂，早晚各服一次

【功用】 清心祛邪，养心扶阴。

【主治】 胸痹，证属气阴两虚。症见胸闷，心悸，面部潮红，脉细不齐，舌质红，苔薄黄，脉细数。

【方解】 方中牡蛎，珍珠母镇心安神，太子参，炙甘草补益心气；熟枣仁养心安神；桑寄生补益肝肾；麦冬生地滋心阴；罗布麻叶、山苦参、黄连、丹参清心火，安心神；合欢皮，唠噜子解郁安神。诸药合用，共奏益气养阴，清心安神之功。

【临床应用】

1. 用方要点 本方以胸闷，心悸，面部潮红，脉细不齐，舌质红，苔薄黄，脉细数为辨证要点。临床主要用之治疗病毒性心肌炎、冠心病、室性早搏、舌炎、慢性疲劳综合征等证属气阴两虚、阴虚内热者。

2. 随症加减 若表证不解，高热不退，选加银花、野菊花、败酱草以解表祛风热，消炎抗病毒，出现明显气短乏力，动则汗出，不耐疲劳等心气不足现象，选加黄芩、党参，五味子补益心气，出现心神不宁，悸动不安，脉疾数时酌加琥珀粉，炒枣仁、珍珠母以养心安神，有舌绛少苔，潮热盗汗者可加龟板，黄精以滋补肾阴。

养心通络汤

【来源】 张崇泉验方（随殿军，王迪著《国家级名医秘验方》）

【组成】 黄芪 20g，人参 6g，丹参 15g，红花 6g，麦冬 15g，生地 15g，炒枣仁 15g，瓜蒌 15g，炙甘草 5g。

【用法】水煎服，每日一剂，早晚各服一次。

【功用】益气养阴，活血化瘀。

【主治】胸痹，属气阴两虚，心脉瘀阻者。症见胸闷憋痛，遇劳发作，气短乏力，心悸怔忡，口干咽燥，或大便干结，舌质红有齿印，苔少，脉沉细无力。

【方解】本方益气补阴为主，人参、麦冬益气养阴，黄芪补气、生地滋阴、丹参活血，共助君益气养阴，活血养血，红花活血化瘀，炒枣仁养心定悸，瓜蒌宽胸理气。炙甘草调和诸药。使得心气得充，心阴得养，故气畅血行，则诸症得减。

【临床应用】

1. 用方要点　本方以胸闷憋痛，遇劳发作，气短乏力，心悸怔忡，口干咽燥，或大便干结，舌质红有齿印，苔少，脉沉细无力为辨证要点。临床主要用于治疗冠心病、心绞痛、心律不齐、健忘等证属气阴两虚，心脉瘀阻者。

2. 随症加减　若气滞者加柴胡、郁金；痰浊阻络者，寒痰加半夏、丝瓜络，热痰加川贝、丝瓜络；阴虚阳亢加生龙牡、白芍、牛膝、地龙；阳虚寒盛加制附子、桂枝；阴虚有热加知母、女贞子；脉结代加炙甘草、甘松等；心绞痛发作严重时，舌下含服消心痛片或硝酸甘油片；严重心律失常、快速房颤用胺碘酮。

3. 使用注意　本方宜久服。

五参顺脉胶囊

【来源】毛德西验方（隋殿军，王迪著《国家级名医秘验方》）

【组成】西洋参30g，丹参30g，北沙参30g，三七参30g，苦参30g，赤芍50g，川芎30g，降香50g，秦艽30g，冰片15g。

【用法】研为细末装胶囊，每粒0.45g。每服5粒，一日三次。

【功用】益气养血，活血化瘀，调整心脉。

【主治】胸痹，证属气阴两虚，血脉瘀滞者，症见心慌，气短，心胸闷痛；或头晕目眩，颈项不舒，思维迟钝等；舌质偏暗，舌下静脉迂曲，脉象弦紧或见结代。

【方解】 本方在唐代孙思邈《千金翼方》四参汤的基础上加减而成。西洋参益气养阴，丹参养血活血，为君药。北沙参，麦冬养心肺、润血燥，赤芍，川芎活血化瘀，此四味为臣药。降香宽胸理气，为血中气药，苦参为辨病用药，有调整心律作用，此二味共为佐药。秦艽通络，冰片开窍。

【临床应用】

1. 用方要点 本方以心慌，气短，心胸闷痛，舌质偏暗，舌下静脉迂曲，脉象弦紧或见结代为辨证要点。用于治疗冠心病之心绞痛、心律不齐以及脑动脉硬化证属气阴两虚，血脉瘀滞者。

五参顺脉胶囊作为河南省中医院传统保留药品，已在临床上使用近 20 年。该方吸取了唐代孙思邈《千金翼方》四参汤的经验，也是毛氏多年探索心脑血管病防治经验的结晶。方药以益气养阴为本，活血化瘀为标，避免了那种单纯活血的弊端。其方具有扩血管、降血脂、抗缺血、抗缺氧以及恢复正常心律的作用。经临床观察，其强心止痛、纠正心律作用突出，部分病人的左心室肥大也得到了改善。

2. 随症加减 若见胸闷甚者加薤白；汗多加地骨皮、五味子；畏寒肢冷，加桂枝、附子；便秘加生白术、全瓜蒌；睡眠欠佳，加黄连、肉桂；舌紫暗加桃仁，红花。

3. 使用注意 服药期间忌生冷、油腻。

保元养心汤

【来源】 袁海波验方

【组成】 西洋参10g（或党参15g，或太子参20g），黄芪15g，麦冬15g，五味子10g，黄精15g，赤芍15g，川芎10g，丹参15g，檀香10g，砂仁10g，桂枝6g，炙甘草10g。

【用法】 先将药物用清水800ml浸泡40分钟，文火煎取200ml；二煎加水600ml取汁200ml；两煎药汁兑匀，分两次于早晚饭后1.5小时温服，每日1剂。

【功用】 益气保元，养阴生津，活血通络。

【主治】 适用于气阴两虚兼血瘀证的胸痹（冠心病）。症见乏力气短，口干心烦，自汗盗汗，胸闷隐痛，失眠多梦，舌质偏红或有瘀血斑点，舌苔薄白，脉沉细数无力或结或代等。

【方解】本方由保元汤、生脉散、丹参饮、四物汤四方加减化裁而成。保元汤保其元气，益气助阳，阳生阴长，有回生之功。《名医方论》中说："人知火能克金，而不知气能胜火；人知金能生水，而不知气即是水。此义惟东垣知之，故曰参、芪、甘草，除烦热之圣药"，说明阴血津液赖以气化蒸腾而输布全身，荣养心脉脏腑。生脉散益气生津，养阴清热，敛肺止汗，使脉得气充，血运畅顺。丹参饮理气止痛，活血通络，以治心胃疼痛。黄精、赤芍、川芎有四物之义，具有补养阴血，活血祛瘀功效。方中人参大补元气，生津宁神，调荣养卫；麦冬养阴润燥，生津止渴，清心除烦，二药共为君药。黄芪补中益气，升阳固表，护阴生血；黄精补脾益气，润肺生津，养血益精；丹参功同四物，补血活血，凉血除烦；檀香理气活血，调脾利肺，宽胸开胃；上四味为臣药，助君补气养血，生津除烦，活血通络。赤芍、川芎为对药，有活血祛瘀、通络止痛作用，赤芍清血中瘀血，川芎行血中之滞，止痛功卓；五味子敛阴生津，摄精固元，宁心除烦；砂仁理气醒脾，宽中和胃，疏畅气机；上四味佐君臣活血通络，敛阴宁心，疏畅气机。炙甘草补益心气，调和诸药，桂枝助心阳调营卫，行达十四经络，引诸药直达病所而为使药。诸药益气保元，养阴生津，活血通络，使心气得复，心血得养，心神得宁，气机畅顺，血活瘀化，脉络通达，恢复心主血脉、心主神明的正常功能。

【临床应用】

以保元养心汤为基本方剂，根据中医证型变化，辨证与辨病相结合应用。心绞痛血瘀征象明显者，可选加郁金、元胡、制乳没、三七、瓜蒌、薤白、炮山甲、急性子等。心功能不全（心力衰竭）血瘀水停明显者，可选加红花、桃仁、坤草、葶苈子、云苓、冬瓜皮、大腹皮、猪苓、泽泻、车前草（子）、生麦芽、生香附等。低血压综合征、传导阻滞、心动过缓、阳气虚弱明显者，可选加仙灵脾、补骨脂、干姜、附子、徐长卿、红参、枳壳、鹿茸、益智仁、青皮等。失眠多梦、阴虚火旺明显者，可选加炒枣仁、柏子仁、知母、百合、女贞子、远志、生地、石菖蒲、龙齿、龟板（胶）、合欢皮、夜交藤等。心悸怔忡、阴虚痰热明显者，可选加前胡、瓜蒌、川贝、沙参、花粉、百合、生地、竹沥等药，或配以黄连温胆汤以清痰热。自汗盗汗、卫表不固明显者，可选加山茱萸、白芍、龙骨、牡蛎、生地、百合、煨刺猬皮、金樱子、枸杞子等。

六、阳气虚衰

华佗治心痛方

【来源】《华佗神医秘传》

【组成】吴茱萸、干姜、炮附子各一两半，桂心、人参、橘皮、炙甘草、黄芩、蜀椒、当归、白术各一两。

【用法】捣筛为散，蜜丸如梧子，每服五丸，日三服，稍加至十二丸。

【功用】温通心阳，益气祛寒。

【主治】主要用于虚寒作痛之心痛者。症见心腹疼痛，喜温喜按，畏寒肢冷，神疲乏力，气短懒言，舌淡苔白润，脉沉细或沉迟无力。

【方解】本方在附子理中丸和桂枝人参汤的基础上加吴茱萸而成。附子，干姜，人参，白术，甘草为附子理中丸，温中祛寒，补气健脾。附子理中汤中五味药等量，而本方中干姜的量比其他三味多，意在与吴茱萸搭配，温补脾胃。吴茱萸辛苦而性热，归肝脾胃肾经。既能温胃暖肝以祛寒，又善和胃降逆以止呕。干姜与吴茱萸配合，温降之力甚强。辅以蜀椒，辛，性温，有毒。能散寒除湿，驱风解凝，消食利尿，去心腹冷痛，痰饮水肿。其治心胸痛如神，能祛心腹中大寒痛，但非上述证候或腹中无寒者均不可用。全方用大量温中之药，力在温中补虚，益气祛寒，寒去则通，通则不痛。

【临床应用】

1. 用方要点 临床应用以心腹虚寒作痛，喜温喜按，畏寒肢冷，舌淡苔白润，脉沉细或沉迟无力为辨证要点。

2. 随症加减 若虚寒甚者，可加肉桂以增强温中驱寒之力；下利甚者，可加茯苓、白扁豆健脾渗湿止泻；阳虚失血者，可将干姜易为炮姜，加艾叶、灶心土温涩止血；胸痹可加薤白、枳实振奋心阳，舒畅气机；面色萎黄，短气神疲甚者，可加黄芪以补气。

3. 使用注意 阴虚之人慎用。

4. 现代应用 现临床多用于治疗素体阳虚，复感寒邪导致心脾阳虚，虚寒作痛的心痛。

乌头赤石脂丸

【来源】《金匮要略》

【组成】蜀椒一两（一法二分），炮乌头一分，炮附子半两（一法一分），干姜一两（一法一分），赤石脂一两（一法二分）。

【用法】共细末，蜜丸如桐子大，先服一丸，一日三次。不显效者加量服。

【功用】温通心阳，峻逐阴邪。

【主治】主要用于治疗心阳衰弱，阴寒痼结，寒饮凝滞之证。症见心痛彻背，背痛彻心，面色苍白，四肢厥冷，舌质淡，脉沉细。

【方解】本方中乌头散阴寒，逐凝结，通阳气，畅脉络，破寒湿凝结于心。附子壮阳，与乌头相用，温达阳气，散寒止痛，和畅经脉，以解寒凝胸阳痹证。乌头、附子辛温回阳，散寒止痛，为治疗心胸冷痛之要药。蜀椒温中散寒，除湿化饮，解郁开结，温达阳气，与乌头、附子相用，温阳逐寒，长于止痛。干姜回阳逐寒，温中通脉，与乌头、附子、蜀椒相用，既温通心阳，又破阴寒胶结；既通经活络，又回阳止痛。赤石脂甘温酸涩，温养心气，且收敛元气，与乌头等相用，使邪散而不伤正，回阳而不伤阴，通脉而不伤血，亦可制诸辛热药之过分走散、制约辛热药温热太过，暗耗阴血，戕伐心气，使方中诸药更好地发挥治疾愈病之目的。本方蜜丸服用，蜜益气生津，既可减弱乌头、附子之毒性，又可缓急止痛。方中乌、附、椒、姜一派大辛大热之品，协同配伍，逐寒止痛之功极强，并用赤石脂温涩调中，收敛阳气。如此，则阴邪可散，攻冲可平，心痛可止。

【临床应用】

1. 用方要点 临床应用以心阳衰弱，阴寒上乘之胸痹心痛，以伴见面色苍白，肢冷，舌淡，脉沉细为辨证要点。

2. 随症加减 若兼有痰湿者加瓜蒌、薤白、半夏、陈皮等开胸豁痰；兼瘀血者加丹参、川芎、赤芍、桃仁、红花等活血化瘀；兼气滞较明显者可加郁金、枳壳、降香等理气止痛，或兼用苏合香丸芳香温通。

3. 使用注意 服用本方时，以在饭前服，先用小量，以知为度。注意本方中乌头、附子有毒，临床运用慎勿过量，以防中毒。热结胸痹证者禁用。

4. 临床应用 临床主要用于真心痛（心肌梗死）、胸痹病、冠心病心绞痛、风湿性心脏病、心律不齐、以及心力衰竭、休克等出现心痛彻背，背痛彻心，形寒怕冷，四肢厥逆者；另外对胃脘痛出现胃脘冷痛，畏寒喜热者，寒痹出现关节疼痛剧烈，屈伸不利等症状亦有较好疗效。

老中医李济民善于用本方治疗急性下壁心肌梗死，曾让患者一昼夜急服两剂，见心痛大减，汗止肢温，昏厥随之而除。共服五剂，心痛消失，唯有胸闷不适，改用枳实薤白桂枝汤加减，调治一月而愈。随访一年未见复发。

大建中汤

【来源】《金匮要略》

【组成】蜀椒二合（去汗），干姜四两，人参二两。

【用法】上三味，以水四升，煮取二升，去滓，内胶饴一升，微火煎取一升半，分温再服；烧约一顿饭，可饮粥二升，当一日吃粥，温覆之。

【功用】温中补虚，降逆止痛。

【主治】主要用于中阳衰弱，阴寒内盛之脘腹剧痛证。症见脾胃虚寒，心胸中大寒痛，呕不能食，腹中寒气攻冲，腹皮突起如有头足，痛不可近，兼手足逆冷，脉象沉伏而迟，舌淡，苔白滑；或腹中有漉漉声等症。

【方解】本方由蜀椒、干姜、人参、饴糖组成。《神农本草经》谓蜀椒辛温大热，主邪气咳逆，温中，逐骨节皮肤寒湿痹痛，下气；《名医别录》称其除六腑寒冷，伤寒温疟，大风，汗不止，心腹留饮，宿食肠澼，散风邪瘕结，水肿黄疸。干姜辛热以温散寒凝，又能和气下胃，降逆止痛。人参补益脾胃，扶助正气。寒散阳回则气血行而痛减思食，但肝之挛急不会因寒散而解。因为肝为藏血之脏，必须气与血俱足才会舒缓，而肝之气血来源于脾之气与荣，所以三味煎去渣，入饴糖温服，重用饴糖之甘而微温之气以滋化源，使肝中气血和利则腹痛瘥。四药合用，温中散寒，缓急止痛作用更强。

【临床应用】

1. 用方要点　本方以心胸寒痛、手足逆冷、舌苔白滑、脉沉紧，或肢厥脉伏为辨证要点。

2. 随症加减　若症见气滞较甚，腹痛胀满者，可加厚朴、砂仁以行气除满；阳虚较甚，身恶寒者，可加附子、肉桂以温阳散寒；胃气不降，呕吐者，可加半夏、生姜以降逆止呕；寒凝经脉，肢冷脉伏者，可加桂枝、细辛以温阳通脉；蛔虫腹痛者，可减少饴糖用量，加乌梅、苦楝根皮、槟榔等以驱蛔虫；疝气疼痛属寒凝气滞者，可加乌药、青皮、小茴香以散寒行气止痛。手足清冷，可加入吴茱萸，以其辛苦大热助其散寒下气以温肝胃而解挛急；另外，本方加乌梅、苦楝皮、槟榔、黄连可治胆道蛔虫病；对寒中夹热当佐以通利之品，如承气类；寒甚可加吴茱萸、细辛等温散之品；对寒兼气滞者合理气之剂，如良附散、檀香等。

3. 使用注意　方中蜀椒辛热有毒，"炒去汗"可减轻其毒性，用量一般不宜太大。实热内结，湿热积滞，阴虚血热，瘀热内蓄者，本方不宜用。

4. 临床应用　现临床多用于治疗中焦阳气不足之慢性浅表性胃炎、肠梗阻、小儿慢性便秘、胆道蛔虫症、慢性关节炎、老年性白内障、慢性头痛、胆肾结石病、肠蠕动不安症、盲肠周围炎、腹膜炎等，取得较好疗效。

枳实薤白桂枝汤

【来源】《金匮要略》

【组成】枳实，厚朴各四两，薤白半斤，桂枝一两，栝楼实一枚（捣）。

【用法】以水五升，先煮枳实、厚朴，取二升，去滓，内诸药，煮数沸，分温三服。

【功用】通阳散结，行气祛痰。

【主治】胸阳不振痰气互结之胸痹。胸满而痛，甚或胸痛彻背，喘息咳唾，短气，气从胁下冲逆，上攻心胸，或者寒伤阳明太阴证，舌苔白腻，脉沉弦或紧。

【方解】《金匮要略·胸痹心痛短气病脉证并治第九》中的第5条云："胸

痹心中痞气，气结在胸，胸满，胁下逆抢心，枳实薤白桂枝汤主之，人参汤亦主之"。本方中枳实下气破结，祛痰消痞；厚朴行胸腹气滞，且可燥湿化痰。二者相伍，理气开郁之力得增，以行胸腹结逆之气。然胸痹总以胸阳不振，痰气中阻为患，故臣以瓜蒌、薤白，瓜蒌主入肺经，涤痰散结，宽胸通痹；薤白辛温，通阳散结，"使在上之寒滞立消"（《本草求真》）。二者相配，理气宽胸，通阳散结。桂枝，温阳散寒，降逆平冲。诸药相合，行气通阳，祛痰散结，使冲气降，郁结开，胸阳振，痰浊消，则胸痹气逆之证自除。本方寓降逆平冲于行气之中，恢复气机之升降；寓化痰于理气之内，宣通痰浊之痹阻。

【临床应用】

1. 用方要点 本方是主治胸阳不振，痰浊中阻，气结于胸所致胸痹之常用方。临床应用以胸中痞满，气从胁下冲逆，上攻心胸，舌苔白腻，脉沉弦或紧为辨证要点。

2. 随症加减 临证加减若兼左胸刺痛，舌质晦暗有瘀点属心脉瘀阻者，加失笑散、丹参、桃仁、红花；寒痛者，加干姜、附子以助通阳散寒之力；气滞重者，可加重厚朴、枳实用量以助理气行滞之力；痰浊重者，可酌加半夏、茯苓以助消痰之力。痰黄，舌苔黄腻，脉滑数者，乃痰浊化热之象，去桂枝、薤白，酌加竹茹、胆南星、黄芩、黄连、天竺黄；若胸闷甚者，加柴胡、甘松，以行气解郁；若胸满明显者，加木香、香附，以行气宽胸；若瘀阻明显者，加桃仁、川芎，以活血化瘀；若胸痛明显者，加丹参、延胡索，以行气活血止痛。

3. 使用注意 气血虚弱、阴虚火旺者，不宜使用本方。

4. 临床应用 现临床常用于冠状动脉粥样硬化性心脏病、心绞痛、肺源性心脏病、风湿性心脏病、肋间神经痛、非化脓性肋软骨炎、神经性头痛、支气管炎、支气管哮喘、肺气肿等，证属胸阳不振、痰阻气滞者。

名老中医焦树德教授认为由于心气不宣、血脉不通、经络闭阻而致中医的"心痹"，实证应以《金匮要略》中枳实薤白桂枝汤加减，重在宽胸开痹、活血通脉。

外台人参汤

【来源】《外台秘要》

【组成】人参12g，炙厚朴6g，生姜6g，炙枳实6g，炙甘草6g。

【用法】水煎服。

【功用】益气养胃。

【主治】胸痹，证属脾胃虚弱者。症见心腹疼痛，胸胀闷，纳差，嗳气，神疲乏力，舌淡苔白。

【方解】人参大补元气，补脾益肺；厚朴苦能下气，辛以散结，温可燥湿，既可下有形之实满，又可除无形之湿满，功善燥湿、行气、消积、平喘；枳实苦辛微寒，行滞降泄力强，长于破滞气，行痰湿，消积滞，除痞满，与厚朴为伍，增强药效。生姜降逆止呕；配以甘草调和诸药。

【临床应用】

1. **用方要点** 本方以心腹疼痛，胸胀闷，纳差，嗳气为辨证要点。

2. **随症加减** 若见用胸胁疼痛甚者，可加柴胡、郁金、香附等；若见脘腹疼痛甚者，可加木香、砂仁、陈皮等；若见少腹气滞疝痛者，可加橘核、荔枝核等以加强行气止痛之力。

3. **使用注意** 本方行气止痛力量较弱，使用时应根据病情加减。

4. **临床应用** 现临床主要用于治疗冠心病、胃脘痛、妊娠呕吐、原发性痛经等证属脾胃虚弱者。

九痛丸

【来源】《金匮要略》

【组成】炮附子三两，干姜、巴豆—两，吴茱萸、人参—两，炙生狼牙—两。

【用法】上药六味为末，炼蜜为丸，如梧桐子大。体强者初服3丸，日服三次，弱者服2丸，用酒或温开水送下。

【功用】温通补虚，杀虫止痛。

【主治】胸痹。证属肾水乘心者。兼治卒中恶，腹胀痛，口不能言；又治连年积冷，流注心胸痛，并冷冲上气，落马坠车血病等证。症见腹部胀痛，口不能言，心腹疼痛。脉弦或弦滑或弦紧。

【方解】方中附子、干姜祛沉寒痼冷；吴茱萸散结杀虫，治心腹冷痛；痛久血瘀，阴邪凝结，故参附温气散邪，药中加生狼牙、巴豆、吴茱萸驱之使从阳窍而出，以其邪据胃中，结成坚垒，非直捣其巢，终不去也。

【临床应用】

1. 用方要点　本方以腹部胀痛，口不能言，心腹疼痛，脉弦或弦滑或弦紧为辨证要点。

2. 随症加减　心痛伴有瘀血征象者，酌加川芎、赤芍、降香、乳香、元胡、荜茇等；若见肤冷自汗甚者，加黄芪、龙骨、牡蛎等；若胸痛时缓时急，时觉胸中痞闷，并兼有湿象者，乃属寒湿留着，宜与薏苡附子散合方；泄泻者，加升麻，黄芪，呕吐者加姜汁；吐涎者加盐炒吴茱萸。

3. 使用注意　本方用制附子，附子丸中所含附子用量大，因而有毒性，附子先水煎30~40分钟。若中毒，可用绿豆、甘草解毒。

4. 现代应用　现临床主要用于治疗冠心病、心绞痛。

蜀椒汤

【来源】《外台秘要》

【组成】蜀椒二两，附子一枚，干姜半两，炙甘草一两，半夏十二枚，大枣二十枚，粳米半升。

【用法】水煎服，一日一剂。

【功用】温阳散寒止痛。

【主治】胸痹。证属阳虚大寒者。症见寒疝气，心痛如刺，绕脐腹痛。

【方解】本方中主药蜀椒性味辛热，《本草汇要》谓入足太阴、少阴、厥阴经，具有温阳散寒、止痛之功，常用于夏月冷泻及霍乱，风冷入脏，心腹疼痛；附子辛甘热，上助心阳，中温脾阳，下补肾阳，回阳救逆，峻补元气，益火消阴；干姜辛热，祛脾胃之寒，助脾胃之阳气，通心阳而回阳通脉诸辛热药为伍，半夏降逆；炙甘草甘温益脾，脾属土为心之子，补子而实母，缓心脾之急而复脉；粳米性平益脾胃，姜枣调和诸药，全方共奏温阳散寒之功。

【临床应用】

1. 用方要点 本方以寒疝气，心痛如刺，绕脐腹痛为辨证要点。

2. 随症加减 若见血虚，可加当归、川芎；若见气虚，可加黄芪，党参；若见心神不安等，可加茯神、龙齿；若见心阳虚甚者，可加肉桂、附子、桂枝。

3. 使用注意 禁食生冷。

4. 现代应用 现临床主要用于治疗心绞痛、产后心痛大寒、疝气、腹痛、呕逆等属阳虚大寒证。

名老中医唐吉父临床常用此方加减当归四逆汤治疗以温化厥阴寒邪；若因大吐大泻后，元气虚陷，阴缩肢冷，面黑气喘，冷汗淋沥，甚则昏不识人者，须急予回阳固脱，以四逆加参汤内服，也可配合本法外治。如因热入厥阴而致者，则本法不宜使用。

茱萸丸

【来源】《外台秘要》引《延年》

【组成】吴茱萸、附子、干姜各一两半，白术二两、桂心、川椒、人参、炙甘草、当归、黄芩、陈皮各一两。

【用法】研末，炼蜜为丸，如梧桐子大。每服五丸至十五丸，一日三次。

【功用】温中散寒，理气散结。

【主治】胸痹心痛，证属阳虚者。症见胸腹冷痛，四肢不温，食少便溏，呕吐，舌淡苔白脉沉。

【方解】本方在理中丸的基础上加味而成。方中干姜大辛大热，直入脾胃，温中祛寒，振奋脾阳；人参甘而微温，大补元气，益脾胃助运化，二者相配伍，温中健脾。脾虚不运，易生湿浊，故用苦温之白术，燥湿健脾；配人参复脾运而正升降；四药相配，中焦之寒得辛热而去，中焦之虚得甘温而复，清阳升而浊阴降，运化健而中焦治。吴茱萸辛苦大热，直入肝胃，温肝暖胃，尤擅降逆止呕；干姜辛热，温胃散寒，回阳通脉；附子大辛甘热，上助心阳，中温脾阳，下补肾阳，回阳救逆，峻补元阳，益火消阴，秉性纯阳，散寒力大，温散走窜，为散阴寒，除风湿，止疼痛之猛药，长于治在里寒湿，并善温阳化气。川椒辛温，温中止痛，辅佐附子。桂心辛甘热，擅治腹中冷痛，三药合力，则温中之效倍增。当归活血补血止痛。陈皮为理气健脾之佳品，擅燥湿化痰，消胀满呕逆。上述诸多热药，共同温中散寒，独黄芩为凉药，起反佐作用，以防腹中之寒极拒热药。

【临床应用】

1. 用方要点 临床应用以症见胸腹冷痛，四肢不温，食少便溏，呕吐，舌淡苔白脉沉为辨证要点。

2. 随症加减 若见虚寒甚者，可加附子、肉桂以增强温阳祛寒之力；若见呕吐甚者，可加生姜、半夏降逆和胃止呕；若见下利甚者，可加茯苓、白扁豆健脾渗湿止泻；若见阳虚失血者，可将干姜改为炮姜，加艾叶、灶心土温涩止血；若见胸痹者，可加薤白、桂枝、枳实振奋胸阳，舒畅气机。

3. 使用注意 本方附子丸中所含附子用量大，因而有毒性，不宜久服。若中毒，可用绿豆、甘草解毒。忌猪肉、生葱、海藻、菘菜、桃、李、雀肉等。

4. 现代应用 现临床常用于治疗心绞痛、慢性胃肠炎，胃及十二指肠溃疡，胃扩张，胃下垂，慢性结肠炎，慢性支气管炎，功能性子宫出血等证属中焦虚寒者。

理中汤

【来源】《伤寒论》

【组成】 人参、干姜、甘草（炙）、白术各三两。

【用法】 上切，用水八升，煮取三升，去滓，温服一升。一日三次。服汤后，如食顷，饮热粥一升，微自温，勿揭衣被。

【功用】 温中祛寒，补气健脾。

【主治】 中焦虚寒之胸痹。证属脾胃虚寒证，自利不渴，呕吐腹痛，腹满不食及中寒霍乱，阳虚失血，如吐血、便血或崩漏，胸痞虚证，胸痛彻背，倦怠少气，四肢不温。

【方解】 方中干姜温运中焦，以散寒邪为君；人参补气健脾，协助干姜以振奋脾阳为臣；佐以白术健脾燥湿，以促进脾阳健运；使以炙甘草调和诸药，而兼补脾和中，以蜜和丸，取其甘缓之气调补脾胃。诸药合用，使中焦重振，脾胃健运，升清降浊机能得以恢复，则吐泻腹痛可愈。

【临床应用】

1. 用方要点 本方以气血虚，心惊体颤，面色微黄，头目眩晕，或寒或热，脐腹虚胀疼痛为辨证要点。

2. 随症加减 本方加附子，则为附子理中汤，治中寒腹痛，身痛，四肢拘急。加枳实、茯苓、蜜丸，名枳实理中丸，治寒实结胸欲绝，胸膈高起，手不可近，用大陷胸不瘥者。本方去甘草，加茯苓、川椒、乌梅、名理中安蛔丸，治胃寒吐蛔。本方加桂枝，倍甘草，名桂枝人参汤，治太阳表证不除，而数下之，协热而利，利下不止，心下痞，表里不解者。本方加黄连、茯苓，名连理汤，治伤暑泻而作湿。本方加陈皮、茯苓，名补中汤，治泄泻。泻不已者，加附子。恶食，食不化，加砂仁。本方加当归、白芍、陈皮、厚朴、川芎，入姜煎，名温胃汤，治忧思郁结，脾肺气凝，胀满上冲，饮食不下。本方加黄芪、白芍、陈皮、藿香，名黄芪汤。本方加青皮、陈皮、名治中汤，治前证腹满痞闷，兼食积者。若见气虚明显者，加黄芪，五爪龙或吉林参6g（另炖）；若见血虚者，可加当归、芍药、川芎；若见腹胀甚者，可加香附、郁金；若见腹寒痛者，可加附子、肉桂。

3. 使用注意 有内热者慎用。

4. 现代应用 本方现常用于治疗冠心病、心绞痛、心律失常、急慢性胃炎、胃窦炎、溃疡病、胃下垂、慢性肝炎等属脾胃虚寒者。

细辛散

【来源】《备急千金要方》

【组成】细辛、甘草各二两，枳实，生姜，瓜蒌实、干地黄、白术各三两，桂心、茯苓各三两。

【用法】上为末，每服2g，酒送下，日3次。

【功用】通阳止痛，理气化痰。

【主治】胸痹证。症见胸中痹痛，牵引背痛，胸闷气短，身体困重，甚或心绞痛，舌淡苔白腻，脉沉弦或紧。

【方解】 本方在苓桂术甘汤的基础上加减而成。方中瓜蒌仁味甘性寒，功擅涤痰散结，开胸通痹；枳实下气破结，消痞除满；桂心通阳散寒，降逆平冲；细辛辛温，芳香走窜，通彻表里上下，外散风寒而解表邪，内化寒饮而止咳喘，散寒通脉而止痛，升发辛散而通诸窍；甘草调和诸药。诸药配伍，振胸阳，降痰浊，消阴寒，畅气机，则胸痹而气逆上冲诸症可除。

【临床应用】

1. 用方要点 临床运用以胸满而痛、背痛，舌苔白腻，脉沉弦或紧为辨证要点。

2. 随症加减 若见寒邪较重者，可加附子、干姜等以通阳散寒；兼血瘀者，可加丹参、三七、桃仁、红花等以活血祛瘀；若见痰浊重者，可加半夏、茯苓等以燥湿化痰。

3. 使用注意 细辛有毒，古有不过钱之说，大剂量使用细辛应慎重，张锡纯曾谓细辛味辛兼能麻口，而"麻口者即能麻肺，麻肺则其呼吸即停矣"（《医学衷中参西录》）。现代药理证明，细辛挥发油对蛙、小鼠、兔等，初呈兴奋现象，继即陷入麻痹状态，逐渐使随意运动及呼吸运动减退，同时反射消失，终以呼吸麻痹而死亡。《伤寒论》运用细辛计共 6 方（包括真武汤加减），细辛用量最重者乌梅丸六两，最轻者真武汤加一两，一般用二三两，最轻者赤丸方一两。观二书凡用细辛于汤剂者，在一至三两之间，约相当于今之 3～10g。而用于丸剂者，则用量远较汤剂为轻。如乌梅丸共十味药，总量可达 258g，其中细辛 18g，占总量 7%。其服法，"丸如梧子大，先食饮服十丸，三服，稍加至二十九"。则每服乌梅丸所含细辛量甚少。赤丸由四味药组成，总量十一两，约合今之 33g，细辛占十分之一强，约 4g，其丸如麻子大，每服三丸，则每服赤丸所含细辛量亦甚少。

4. 现代应用 现临床常用于治疗冠心病、肺心病、支气管哮喘等属胸阳不振，痰阻气结者。

小草丸

【来源】《外台秘要》

【组成】 小草（即远志苗）、桂心、川椒、细辛各三分，炮姜、炮附子各二分。

【用法】研末，炼蜜为丸，如梧桐子大。每服三丸，米汤下，一日三次。

【功用】温阳散结，降逆化饮。

【主治】胸痹，证属阳虚痰饮气逆者。症见腹痛，气逆，膈饮不下，四肢不温，舌质暗苔白腻。

【方解】小草即为远志苗，现临床常用远志替代，效果更佳。远志辛开苦泄温通，入心肾肺经。既开心气又宁心安神，通肾气而强志不忘，交通心肾，又擅祛痰开窍，疏通气血；附子辛温大热，上助心阳，中温脾阳，下补肾阳，回阳救逆，峻补元阳，益火消阴，秉性纯阳，散寒力大，温散走窜，为散阴寒，除风湿，止疼痛之猛药，长于治在里寒湿，并善温阳化气。川椒辛温，温中止痛，辅佐附子。桂心辛甘热，擅治腹中冷痛，三药合力，则温中之效倍增。当归活血补血止痛。细辛辛温有小毒，芳香走窜，通彻表里上下，散寒力盛。炮姜辛热，温胃散寒，回阳通脉，善祛脾胃之寒邪，助脾胃之阳气，为温中散寒之要药。诸多热药为伍，则腹中之寒渐散，诸症则消。

【临床应用】

1. 用方要点 临床应用以腹痛，气逆，膈饮不下，四肢不温，舌质暗苔白腻为辨证要点。

2. 随症加减 若见虚寒甚者，可加大附子的用量，或加肉桂以增强温阳祛寒之力；若见呕吐甚者，可加生姜、半夏降逆和胃止呕；若见下利甚者，可加茯苓、白扁豆健脾渗湿止泻；若见阳虚失血者，可加大炮姜用量，加艾叶、灶心土温涩止血；若见胸痹者，可加薤白、桂枝、枳实振奋胸阳，舒畅气机；若见气逆者，可加代赭石。

3. 使用注意 本方用制附子，细辛有毒，用量不宜过大，中病即止。若中毒，可用绿豆、甘草解毒。忌猪肉、冷水、生葱、生菜。

4. 现代应用 现临床常用于治疗胸痹心痛，慢性胃肠炎，胃下垂，慢性结肠炎，慢性支气管炎等证属阳虚者。

温冠方

【来源】瞿旭验方

【组成】黄芪20g，全当归、党参、全瓜蒌各15g，桂枝、赤芍各10g、细辛、沉香各5g，薤白12g，丹参30g。

【用法】 水煎服。

【功用】 温阳，益气，通脉。

【主治】 胸痹心痛。症见胸闷气短，甚则胸痛彻背，心悸，汗出，畏寒肢冷，面色苍白。舌质淡或紫暗，脉沉细。

【方解】 本方用黄芪、党参补益心气，气盛则血行有力，当归、赤芍，丹参养血、活血，血旺则气方有根，桂枝、细辛振心阳而通血脉，瓜蒌，薤白开胸膈而祛痰涎，沉香理气止痛。全方以温阳益气通脉为主要治则，目的在于振奋胸阳，补益心气，疏通脉络，使气血畅通，心痛消除。

【临床应用】

1. 用方要点 本方以症见胸闷气短，甚则胸痛彻背，心悸，汗出，畏寒肢冷，面色苍白。舌质淡或紫暗，脉沉细为辨证要点。临床常用于治疗阳气虚衰型冠心病心绞痛者。

2. 随症加减 若见阳虚，以红参易党参，加附片、干姜；兼痰浊加藿香、佩兰，苍术，半夏，白芥子；气滞加柴胡、枳壳、白芍、香附、川芎、甘草、陈皮；挟瘀加三七、川芎、红花、枳实、茜草。

3. 使用注意 孕妇忌服。

瓜蒌薤白汤

【来源】 黄文东验方

【组成】 全瓜蒌15g，薤白头4.5g，郁金9g，当归9g，赤芍药12g，丹参9g，党参9g，陈皮9g，木香9g。

【用法】 水煎服，早晚各一次。

【功用】 宣痹通阳，益气行血。

【主治】 冠状动脉硬化性心脏病，证属胸阳不振，络脉痹阻，兼有气血亏耗之象。症见经常心悸胸闷胸痛，痛时牵引左肩背，两下肢发冷，甚则疼痛，大便干结，舌苔薄，脉弦细。

【方解】 本方在瓜蒌薤白系列的基础上加调补气血药，以达到宣痹通阳，益气行血的效果。方中瓜蒌甘寒，涤痰散结，理气宽胸；薤白辛温，通阳散

143

结，化痰散寒；二药相配，散胸中阴寒，化上焦痰浊，宣胸中气机，乃为治胸痹要药。陈皮芳香入脾肺，辛行苦降，能调理脾肺气机，理气健脾；木香善于行气止痛，疏肝理胆，与陈皮为伍，共同疏理气机升降出入。郁金辛苦寒，活血止痛，宽胸散结，凉血清心，善治血瘀气滞之胸胁腹痛。赤芍、当归，活血补血；丹参、党参益气活血，凉血消痈，清心安神；上述四药配伍，使得气血双补。诸药配伍，寓降逆平冲于行气之中，寓散寒化痰于理气之内。使胸阳振，痰浊降，阴寒消，气机畅，则胸痹、气逆上冲诸症可除。

【临床应用】

1. 用方要点 临床应用以心痛，四肢不温，甚则疼痛，大便干结，舌苔薄，脉弦细为辨证要点。主要用于治疗冠心病心绞痛证属胸阳不振，络脉痹阻，兼有气血亏耗者。

2. 随症加减 加续断、桂枝、降香温经散寒；加威灵仙治下肢阴冷酸痛。

加减神仙不老汤

【来源】罗陆一验方（罗陆一，杨焕斌．加减神仙不老汤治疗冠心病 200 例临床疗效观察，中国中医药科技，2000）

【组成】生地 15g、熟地 15g、枸杞子 15g、菟丝子 15g、杜仲 10g、巴戟 10g、人参 10g、茯苓 15g、黄芪 30g、柏子仁 15g、葛根 30g、石菖蒲 15g、当归 10g、川芎 10g、三七 10g。

【用法】水煎服。

【功用】养心健脾、补益肝肾、活血化瘀。

【主治】胸痹。证属肝肾不足，心脾亏虚，痰瘀内壅，心脉阻滞。症见胸痛、纳差、气短心悸、少气懒言、神疲乏力、肢体酸痛、腰膝酸软，舌暗淡，苔白，脉沉细弱。

【方解】本方中生地、熟地、枸杞子、菟丝子、杜仲、巴戟补益肝肾；人参、茯苓、黄芪、柏子仁养心健脾；黄芪、葛根益气升清；石菖蒲安神定志并化痰降浊；当归、川芎、三七活血通脉。本方以养心健脾、补益肝肾治本为主，以化痰活血、疏通心脉兼治其标。标本同治，事半功倍。

【临床应用】

1. 用方要点 本方以胸痛、纳差、气短心悸、少气懒言、神疲乏力、肢体酸痛、腰膝酸软为辨证要点。临床主要用于治疗老年性冠状动脉粥样硬化、冠心病、心绞痛等证属肝肾亏虚者。罗陆一老中医认为冠心病治疗以补肾为先，治疗当予补肾活血法以扶正祛邪，使肾元得固。然阴阳互根互长，治疗上可以"阴中求阳，阳中求阴"之法以阴阳并补。在补肾之时，需注意肾的阴阳偏盛偏衰，寒湿痰瘀之兼夹，分别予以温肾阳、补肾气、滋肾阴，并伍以散寒燥湿、化痰活血之法，才可切中本病病机。

2. 随症加减 兼见肾阳不足者，可加鹿茸、胡芦巴、锁阳、仙茅；补肾气可加仙灵脾、山萸肉、蛤蚧；滋肾阴可加女贞子、龟甲、天冬。兼寒者用温阳散寒法，药如肉桂、制附子；兼湿痰者用燥湿法，药如厚朴、陈皮、薤白、草果、苍术、石菖蒲；兼寒痰者用温化寒痰法，药如制南星、白芥子、皂荚；兼热痰者用清热化痰法：药用瓜蒌、浙贝母、竹茹、海藻、昆布；兼瘀血者用活血法，药用丹参、当归、川芎、地龙、桃仁、红花；瘀血甚者用破血法，药用䗪虫、水蛭、三棱、莪术、乳香、没药。

温阳活血方

【来源】颜德馨验方（陈丽娟，颜新. 温阳活血方治疗急性冠状动脉综合征不稳定型心绞痛 42 例临床研究，中医杂志，2012）

【组成】熟附子6g 炙麻黄9g 细辛4.5g 生蒲黄（包煎）9g 丹参15g 葛根15g

【用法】水煎服。

【功用】温阳调气，活血化瘀。

【主治】心阳气虚为主的胸痹心痛、心衰。症见胸闷胸痛伴畏寒肢冷，面色苍白，乏力自汗，夜尿多，舌质淡，脉沉微。

【方解】方中附子辛热，性游走不守，功能助阳补火，散寒。麻黄作用在肺，与附子配伍，肺肾同治，内外协调。细辛入肺、肾二经，温饮定喘，佐以蒲黄、丹参活血化瘀，葛根升发清阳。

【临床应用】

1. 用方要点 本方以胸闷胸痛伴畏寒肢冷，面色苍白，乏力自汗，夜尿多，舌质淡，脉沉微为辨证要点。常用于治疗冠心病、心绞痛、心衰、心脑血管疾病等证属心阳虚者。颜德馨教授在心脑病的临床中特别强调"有一分阳气，便有一分生机"的观点。阳气充沛，布达周身，客于体内之邪气即散去，乃"离照当空，阴霾自化"之义。颜德馨教授常以附子为主的方剂治疗心血管疾病的危急重症，如肺心病、冠心病、病态窦房结综合征及心衰、呼衰等多有良效。附子禀雄壮之质，有退阴回阳之力，起死回生之功，通行十二经脉，专能振奋阳气，祛逐阴邪，为回阳救逆第一品药。

2. 随症加减 若见气虚明显，症见气短、乏力者，加黄芪、党参各15g；瘀阻心脉，胸痛剧烈者，加三七粉2g，冲服，或加降香3g；痰壅气滞，胸痛及背者，加瓜蒌15g、薤白9g、石菖蒲9g；气阴两虚，口干苔少者，加麦冬9g、五味子5g。

3. 使用注意 附子有毒，用量不宜大，且宜用制附子，并先煎，并常与等量生姜和炙甘草配伍，既可增强疗效，又可减低附子毒副作用。

温阳益心饮

【来源】张琪验方（周德生，谭元生《中医名方全书》）

【组成】茯苓、泽泻、丹参、白芍、葶苈子各20g，人参、附子、白术、桂枝、生姜、红花、甘草各15g。

【用法】水煎服。

【功用】温补心肾之阳，活血行水。

【主治】心衰，证属心肾阳虚。症见心悸气短、手足厥冷，自汗乏力，小便不利，双下肢浮肿，呼吸困难不能平卧，舌紫滑润，口唇青紫，脉沉细涩。

【方解】本方为真武汤加味而成，真武汤为温肾助阳、健脾利水之剂，附子大辛大热，温肾助阳、化气行水，以温运水湿，茯苓、白术健脾利湿，淡渗利水，白芍养血柔肝兼利小便，人参健脾益气，桂枝温经通阳化气，丹参、红花活血化瘀改善血液循环，葶苈子平喘利尿，方中葶苈子一药，因其具有强心利尿作用，用量宜大，张老常用至25～50g，以喘息不得卧时用之最佳。

【临床应用】

1. 用方要点 本方以心悸气短、手足厥冷，自汗乏力，小便不利，双下肢浮肿，舌紫滑润，口唇青紫，脉沉细涩为辨证要点。临床常用于治疗风心病心衰、肺心病心衰以及肾病合并心衰、梅尼埃病、甲状腺功能低下、低血压、充血性心衰等辨证属于心肾阳虚水停者。

张氏认为，心衰的病机主要为心肾阳虚为本，血瘀水停为标。在治疗上根据心衰病机特点，提出温阳化瘀治法，专方专治，使用验方温阳益心饮和调心饮子治疗充血性心衰，并取得良好效果。辨证为心阳虚衰、血络瘀阻者，治以益气温阳，活血通络，方用调心饮子加减；辨证为心肾阳衰，水气凌心，血络瘀阻者，治以益气温阳利水，方用温阳益心饮加减。

2. 随症加减 若利尿效果不明显者，可加猪苓、车前子等，也可与西药利尿药合用。

3. 使用注意 此方中人参为生晒参。

肾心痛方

【来源】 路志正验方（杨丽芳. 路志正从肾证治心痛的经验. 安徽中医临床杂志，1998）

【组成】 附子 6g，仙灵脾 15g，肉苁蓉 10g，熟地黄 12g，紫丹参 15g，太子参 12g，白术 12g，茯苓 12g，芍药 12g，麦冬 10g，五味子 4g，生牡蛎 20g（先煎）。

【用法】 水煎服。

【功用】 温肾阳，益心气。

【主治】 肾阳虚衰导致的心痛。症见心胸疼痛，腰痛酸软，四肢不温，阳痿早泄，舌淡胖，脉虚弱，或见水肿。

【方解】 本方在生脉散的基础上加减而成。其中附子味辛大热，以纯阳之味补先天命门真火；仙灵脾温补肾阳，熟地养血滋阴，以制附子之刚而济其勇；肉豆蔻性温燥而涩，涩而不滞气，行而不破气；天竺黄甘寒，清热化痰，清新定惊；生牡蛎宁心安神。生脉饮合芍药以益心阴，以白术、茯苓益气健脾利湿。

【临床应用】

1. 用方要点 临床应用以心胸疼痛，腰痛酸软，四肢不温，阳痿早泄，舌淡胖，脉虚弱为辨证要点。临床常用于治疗冠心病心绞痛，心律失常，早搏，房颤，心肌梗死等属肾阳虚衰者。

2. 随症加减 临证加减若见水肿甚者，可加猪苓，泽泻；若见四肢不温者，可加附子，肉桂；若见下半身寒者，可加肉苁蓉，川牛膝；若见肢体酸痛者，可加羌活，独活。

3. 使用注意 阴虚者慎用。

养心定志汤

【来源】高辉远验方（隋殿军，王迪著《国家级名医秘验方》）

【组成】太子参15g，茯苓10g，菖蒲10g，远志10g，丹参10g，桂枝8g，炙甘草5g，麦门冬10g，川芎10g。

【用法】水煎服。

【功用】益心气，补心阳，养心阴，定心志。

【主治】冠心病、心绞痛。证属心阳不振，心气不足者。症见胸痹心痛，四肢不温，神疲乏力，气短懒言，舌红少苔脉虚。

【方解】本方由《千金方》定志丸、《伤寒论》桂枝甘草汤、《内外伤辨惑论》生脉散加味而成。用太子参益心气，茯苓佐参调心脾；菖蒲、远志通心窍以定志；龙骨镇静以安心神；桂枝、甘草辛甘以补心之阳。生脉饮酸甘化阴以养心之阴；麦冬、五味子酸甘化阴以养心阴，丹参、川芎、延胡活血理气止痛。全方共呈益心气，补心阳，养心阴，定心志之功效。

【临床应用】

1. 用方要点 本方以胸痹心痛，四肢不温，神疲乏力，气短懒言，舌红少苔为辨证要点。临床常用于治疗冠心病、中风、心绞痛、心肌梗死等心脑血管病证属心阳不振，心气不足者。

高辉远老中医融古贯今，对冠心病的论治有独特的见解，冠心病属中医"胸痹""真心痛"等范畴，从整体出发，反对"病变局限定位论"，治疗上不主张单纯或长期应用"活血化瘀"法。他认为冠心病是一种老年性由"损"所致的"虚证"，临床上常表现为心阳不足，心气虚弱，心阴失养，心神不宁。故治疗冠心病的基本观点是以治本为要，按照辨证论治的原则着重以"补心阳"，"益心气"，"养心阴"，"定心志"为主。通过长期的临床实践，创拟了治疗冠心病的经效新方"养心定志汤"，经临床验证，较近些年来流行的"活血化瘀"法功殊效佳。

2. 随症加减 若症见胸痛彻背或彻肩、面色苍白、舌淡、苔白者，属心阳痹阻，原方与瓜蒌薤白半夏汤化裁；胸痹刺痛、部位固定、唇及舌质紫暗甚至有瘀斑，脉细涩，属心气不足、血脉瘀滞者，轻则加葛根、三七等活血化瘀药，重则仿血府逐瘀汤之义加味；若心慌气短、神疲懒言、面色不华、舌淡，脉弱，属气血不调所致者，与人参养荣丸化裁；若烦躁易怒、坐卧不宁、不寐多梦，属心肝失调、心神失养者，轻则加夜交藤、佛手等药，重则与酸枣仁汤化裁；若心悸怔忡、脉律不齐，属心阳不振、营卫失和者，轻则与炙甘草汤合之，重则仿炙甘草汤或苓桂术甘汤之义加味；若血压偏高、头晕目眩，属肝阳上亢、清阳不升者，轻则加杭菊花、白蒺藜、荷叶，重则加牡蛎或牛膝、泽泻，以平肝潜阳、引血下行；血脂高者，加荷叶、决明子。

双解泻心汤

【来源】 顾兆农验方（单书健、陈子华编著《古今名医临证金鉴》）

【组成】 黄连5分，附子8分，远志5分，丹参2钱，茯神2钱，郁金2钱，广皮1钱，沉香5分，合欢花2钱，灯心3尺，姜3片。

【用法】 水煎服，每日1剂。

【功用】 双解寒热，行气活血。

【主治】 胸痹，证属心阳虚者。症见胸闷心痛，四肢不温，气短，心悸，神疲乏力，舌淡苔薄白，脉弱。

【方解】 双解泻心汤取法平和，宗仲景附子泻心汤意，去大黄、黄芩之苦寒清泄，切合"气以通为补，血以和为补"之旨，纳生脉散。方以附子助阳散寒，黄连清热泻火，附子、干姜、黄连寒热并投，调和阴阳；陈皮、沉香行气止痛，丹参、郁金活血化瘀止痛，远志、茯神、合欢花宁心安神，灯心草清心降火、引热下行，生姜和药调中。诸药相合，寒热并用，寒热双解，补通结合，使得阴阳得以调理，气血得以顺畅，脏腑得以和调，心神得以安养，故名"双解泻心汤"。

【临床应用】

1. 用方要点 本方主要适合于心阳虚者。本方以胸闷心痛，四肢不温，气短，心悸，神疲乏力，舌淡苔薄白，脉弱为辨证要点。临床常用于治疗冠心病、心绞痛等阳虚证。

顾老治冠心病，多以补为主，以通为辅。认为该病虚证多，实证少，虚实相兼者亦复不少。临床判断虚实，切不可只凭脉象有力、无力，无论治急证、缓证，年龄、体质皆宜斟酌。还指出，活血化瘀方法确有疗效，但对冠心病不能简单地认为凡痛皆实，治宜抑强扶弱，不可破血行气，攻伐太过。认为双解泻心汤取法平和，宗仲景附子泻心汤意，去大黄、黄芩之苦寒清泄，切合"气以通为补，血以和为补"之旨。

2. 随症加减 若气滞者加柴胡、枳实；气虚者加党参、山药；胸闷者加瓜蒌；心前区痛甚者加三七、全蝎；心律失常者加炙甘草；心绞痛者，加瓜蒌、薤白、红花、琥珀。

3. 使用注意 附子宜先煎。

建中行健汤

【来源】曹永康验方（卢祥之《名中医治病绝招》）

【组成】清炙芪12g，桂枝5g，炒白芍10g，制川朴5g，制苍术10g，川芎6g，制香附10g，片姜黄6g，鸡内金10g，砂仁2g，陈皮5g，山楂10g。

【用法】水煎分早晚2次服，4周为1个疗程，一般2～4个疗程。

【功用】益气建中，理气疏滞，活血化瘀。

【主治】胸痹。证属心阳衰者，症见胸痛，脘胀痞胀，食后加剧，其人多形体肥胖，舌苔黏腻，脉滑。

【方解】本方在小建中汤的基础上加理气活血化瘀药而成。方中清炙黄芪、人参益气以推动心血之流布，桂芍和营卫以畅通经脉，鸡内金、砂仁、山楂、制苍术燥湿健胃消食，脾胃气旺则心肺阳通而胸痹得除。川朴、制香附、陈皮、川楝子、郁金理气疏滞，川芎、法姜黄、丹参、瓜蒌活血化瘀，均可助心血之循环，炒枣仁、远志补心安神。

【临床应用】

1. 用方要点 本方以胸痛，脘胀痞胀，食后加剧。舌苔黏腻，脉滑为辨证要点。临床常用于治疗冠心病、心绞痛、心肌梗死等心脑血管病证属心脾阳虚者。

曹永康教授治疗冠心病心绞痛主张：冠心病胸闷一症，当治心肺，法取清芬，临证用生脉散为主方，加入升降气机清芬和血之品；心痛甚者，治当温扶心阳，活血通络，以通为主，临证用自拟通阳蠲痛汤（桂心、炙甘草、细辛、党参、生地黄、归尾、川芎、丹参、片姜黄、醋延胡、白檀香）；心悸怔忡，治当燮理阴阳，调和气血，临证以桂枝、甘草、龙骨、牡蛎为主药；脘腹痞胀，宜益气健中，法取温疏，用自拟建中行健汤；老年人胸痹心痛治宜补中寓通，补不壅滞，通不损正。

2. 随症加减 若见阳虚重者，可加肉桂、附子；若见痰湿重者，可加半夏、石菖蒲；若见痰迷心窍者，可加石菖蒲、远志；若见胸闷者，可加香附、郁金；若见腹胀食积者，可加焦三仙；心悸者，可加茯神、龙骨、牡蛎。

3. 使用注意 阴虚者不宜。

仙人舒心汤

【来源】 杨培君验方（张栋编《名老中医屡试屡效方》）

【组成】 仙灵脾15g，山萸肉12g，肉桂5g，红人参10g（另煎），黄芪30g，丹参15g，川芎15g，桃仁10g，三七末3g（冲服），檀香15g。

【用法】 水煎服，一日一剂。

【功用】 益气温阳，活血化瘀，通脉止痛。

【主治】 老年男性冠心病心绞痛。

【方解】 老年男性冠心病心绞痛，肾虚为本，虚实挟杂是病理关键，治疗宜温补肾气为主，兼顾其标。方中人参、黄芪大补元气；仙灵脾、山萸肉、肉桂温肾助阳，丹参、川芎、桃仁、三七活血化瘀；檀香芳香行气通脉。上药合用，扶正祛邪并用，既固其本，又治其标，甚合老年冠心病病机。

【临床应用】

随症加减：胸闷、憋气、脘痞较重，加全瓜蒌10g，薤白10g，莱菔子15g，以宣痹通阳，除痰降气；胸痛剧烈加血竭1g（冲服），三七加至6g，以加强活血祛瘀之功。伴心悸加煅龙牡各20g，以重镇安神。伴不寐、多梦加何首乌20g，石菖蒲10g，炒枣仁30g，以益脑安神。伴血压高加赭石20g，石决明20g（先煎）以重镇平肝潜阳。血脂高加生山楂15g，决明子20g，泽泻10g以降脂通脉。大便干加麻子仁30g，枳实10g以通腑导滞。气短，不能平卧，或颈静脉充盈明显，双下肢水肿加炒葶苈子30g（包煎），车前子30g（包煎），茯苓30g，姜半夏10g以强心利水。畏寒肢冷较重加仙茅15g，鹿角胶15g（烊化）。

心梗救逆汤

【来源】张伯臾验方（柴国剑，李志文，吴秀贤主编《中华当代名医妙方精华》）

【组成】红参15g（另煎代茶饮），熟附片（先煎）15g，山萸肉18g，当归18g，全瓜蒌12g，薤白6g，红花6g，煅龙牡各30g，降香6g。

【用法】水煎服，每日1剂，日服多次。

【功用】回阳救逆，理气活血。

【主治】心阳不振，血行失畅，厥脱。

【临床应用】

张老用此方治疗急性心肌梗死、冠心病、心绞痛等。

温阳通脉汤

【来源】吴圣农验方（杨思澍编《中国现代名医验方汇海》）

【组成】桂枝9g，熟附块10g，丹参15g，瓜蒌皮15g，益母草15g，当归12g，红花6g，川芎6g，枳壳6g，青木香6g，降香3g。

【用法】先把药物用冷水浸泡30分钟，再放火上煎30分钟，每剂药煎2次。每日1剂，将2次煎出的药液混合，日服2次。

【功用】温阳通脉，行气宽胸。

【主治】冠心病心绞痛，心肌梗死。

【方解】方中以熟附块、桂枝助阳通脉；丹参、益母草、当归、红花、川芎活血化瘀；瓜蒌皮、枳壳、青木香、降香行气宽胸。如此则阳通瘀化，气血畅行，诸症可消。

【临床应用】

本方所治疗冠心病、心绞痛及心肌梗死，多因心阳衰微，鼓动无力，气滞血瘀所致；故治疗以温阳、行气、化瘀为法。随症加减应用：如自汗气短、脉细数、有心阳欲脱表现者，可加人参15g，另煎服；胸痛剧烈者，可加失笑散12g（包）；怔忡不寐者，加紫石英30g，琥珀粉1.5g（分吞）；烦热、口干、大便难者，加黄连4~5g，生何首乌30g。

胸痹心痛方

【来源】朱曾柏验方（杨思澍编《中国现代名医验方汇海》）

【组成】桂枝10g，法半夏15g，瓜蒌15g，薤白9g，杏仁10g，茯苓10g，泽泻20g，枳实10g，羌活9g，橘红6g，川芎6g，郁金9g，沉香粉1g（冲服）。

【用法】水煎服。每日1剂，浓煎、温服，少少频饮。

【功用】温阳化痰通痹。

【主治】胸痹（痰浊痹阻心阳型）。症见心绞痛发作时呈憋闷样剧痛，平时亦常有胸中憋闷、痞塞不舒、气短、头痛、头晕、或呼吸不利、或伴有心悸、或喘息多痰。

【方解】本证痰浊痹阻胸中，非桂枝、半夏而难以温化，切不可因见有头晕、心悸而惧用之。尤其重要的是桂枝、半夏与瓜蒌、薤白为伍，治疗胸痹心痛的瓜蒌薤白半夏汤、枳实薤白桂枝汤等著名方剂，充分发挥其通阳宣痹的功效；痰浊聚积亦与脾阳不运有关，故用茯苓健脾宁心；还可重用泽泻，泻出浊阴留饮，杜绝生痰之源；羌活辛温开痹，为治风寒湿痹要药；化痰先行气，气行则痰消，故用化橘红、枳实行气散痰结；尤其是半夏、枳实配伍，辛开苦降，和胃降浊，温化痰湿之力更佳；川芎、郁金善行血中之气，既有行气化痰之力，又有入心活血之妙，有助于复心阳，止心痛；沉香香气浓郁，行气壮阳，亦可化痰，其温通壮阳以化浊阴，对痰浊痹阻胸阳之证尤为适宜。

【临床应用】

朱曾柏为著名的痰病专家，擅治痰病，本方适用病证的病机特点为痰浊痹阻胸阳，临床随症加减，可获良效。如热痰壅盛者，平时多口干欲饮、心痛有闷热感，加全瓜蒌、胆南星、胡黄连、姜竹茹清化之；如"寒痰蔽心"、心痛、心中有凉冷紧束感，去胆南星、竹茹，加荜茇、细辛芳香化浊，温散阴寒之气；如平素胸闷痰多者，加炒山楂、萝卜子、制首乌、水蛭；若由于痰浊遏阻、大便秘结不畅者，用巴豆仁（去净油）3g，枳实、荜茇、白芥子各50g，共为极细末，加入麝香0.1g为蜜丸，每日饭前服3g。

七、火热内盛

金铃子散

【来源】《素问病机气宜保命集》

【组成】金铃子、玄胡各一两。

【用法】上为末。每服二三钱，酒调下，温汤亦可。

【功用】疏肝泄热，活血止痛。

【主治】肝郁化火之胸痹。症见心胸胁肋脘腹诸痛，或痛经，疝气痛，时发时止，口苦，舌红苔黄，脉弦数。

【方解】《绛雪园古方选注》：金铃子散，一泄气分之热，一行血分之滞。《雷公炮炙论》云：心痛欲死，速觅延胡。洁古复以金铃治热厥心痛。经言诸痛皆属于心，而热厥属于肝逆，金铃子非但泄肝，功专导去小肠膀胱之热，引心包相火下行；延胡索和一身上下诸痛。李时珍曰：用之中的，妙不可言。方虽小制，配合存神，却有应手取愈之功，勿以淡而忽之。

方中金铃子（即川楝子）味苦性寒，善入肝经，疏肝气，泻肝火。延胡索辛苦而温，行气活血，长于止痛，"能行血中气滞，气中血滞"，以增强金铃子止痛之效。两药相配，使得肝火得清，气行血畅，疼痛自止，为治疗气郁血滞而致诸痛的常用组合。

【临床应用】

1. 用方要点　临床应用以心胸胁肋脘腹疼痛，口苦，舌红苔黄，脉弦为辨证要点。

2. 随症加减　若见胸胁疼痛甚者，可加柴胡、郁金、香附等；若见脘腹疼痛甚者，可加木香、砂仁、陈皮等；若见痛经者，可加当归、益母草、香附等以增强行气活血之功；若见少腹气滞疝痛者，可加橘核、荔枝核等以加强行气止痛之力。

3. 使用注意 因本方药性偏凉，具有活血作用，素有虚寒者忌用，孕妇慎用。

4. 现代应用 临床常用于慢性胃炎、溃疡病的胃痛、肝炎的胁痛、心绞痛、疝气和妇人痛经，辨证为肝郁化火、气滞血瘀者。历代名家使用经验：对梅核气、干咳也有一定疗效。

名老中医袁家玑在治疗冠心病属阴虚阳亢者，用育阴潜阳，兼化痰理气通络，若兼见气滞血瘀，心绞痛甚者，可加广木香，失笑散或金铃子散，临床上取得显著疗效。

清心沉香八味丸

【来源】苏荣扎布验方

【组成】沉香180g，广枣180g，檀香90g，紫檀香90g，红花90g，肉豆蔻60g，天竺黄60g，北沙参60g。

【用法】研粉，过筛，混匀，制成丸粒。口服，一次20～25粒，一日1～2次。

【功用】清心肺，理气、镇静安神。

【主治】胸痹。证属心肺火盛，症见胸闷不舒，胸肋闷痛，心慌气短。

【方解】沉香芳香辛散，温通祛寒，长于行气散寒，降逆止呕，温中化湿；广枣行气活血，养心，安神，善于治疗气滞血瘀，胸痹作痛，心悸气短，心神不安；檀香辛香温通，善于宣畅气机，散寒止痛；红花辛散温通，活血通经，祛瘀止痛；肉豆蔻温燥而涩，涩而不滞气，行而不破气。天竺黄甘寒，清热化痰，清心定惊；北沙参甘苦微寒，既能养肺胃之阴，又能清肺胃之热。诸药配伍，温中有寒，寒中有温，既清肺胃之热，养肺胃之阴，又温中散寒，行气活血，镇心安神。

【临床应用】

1. 用方要点 本方以胸闷不舒，胸肋闷痛，心慌气短为辨证要点。常用于治疗冠心病、失眠、健忘、心绞痛，心律失常，早搏，房颤，心肌梗死等证属心肺火盛者。

2. 随症加减 见气郁者，可加柴胡、黄芩；若见血瘀者，可加桃仁，莪术；若见心神不宁者，可加茯神，朱砂；若见健忘者，可加茯神，预知子；若见胸胁痛者，可加柴胡，芍药；若见失眠者，可加龙骨，牡蛎。

3. 使用注意 孕妇忌服。患有出血性疾病及糖尿病者要遵医嘱。

四妙勇安汤

【来源】任继学验方（崔应珉《中华名医名方薪传》）

【组成】金银花30g，当归30g，玄参30g，甘草30g。

【用法】水煎服，一日一剂。日服三次。

【功用】活血行瘀、清心解毒。

【主治】热毒血瘀之胸痹。症见恶心，呕吐痰涎，恐惧不安，汗出，颜面潮红，四肢厥冷，口唇暗红，舌赤苔白，脉多急数。

【方解】本方金银花甘寒入心，善于清热解毒，清上焦之热毒以断热源；当归甘、辛、温，养血行血通脉，活血散瘀，并可反佐消除疾病之火性与药物阴寒之性的格拒，玄参苦、咸、寒，滋阴凉血，解阴分之火毒，甘草清解百毒，甘以生肌收口佐之，配银花以加强清热解毒之力；四药配用，具有活血行瘀、清心解毒之功。

【临床应用】

1. 用方要点 本方胸痹气短，脘腹痞痛或恶心，呕吐痰涎，恐惧不安，汗出，颜面潮红，四肢厥冷，口唇暗红，舌赤苔白，脉多急数为辨证要点。临床常用于治疗心梗初期、心律失常、病毒性心肌炎、脑卒中后遗症、脑梗死等证属热毒炽盛者。

2. 随症加减 若气虚甚者，加黄芪、党参；气阴两虚甚者，加黄芪、党参、麦冬、五味子；肝肾两虚者，加首乌、枸杞子、女贞子、旱莲草；阳虚寒凝者，加附片、肉桂；阴虚血热者，加生地黄、麦冬、牡丹皮、赤芍；血瘀心胸刺痛甚者，加蒲黄、五灵脂；痰浊壅滞者，加全瓜蒌、薤白、姜夏、陈皮、葶苈子；痰瘀交阻者，加姜半夏、陈皮、益母草、郁金；食滞脘痞者，加山楂、莱菔子；水气凌心者，加桂枝、白术、茯苓；浮肿而小便不利者，加黄芪、白术、茯苓、桂枝；心悸脉率增快者，加生脉散、玉竹、生地黄、枣仁、龙骨、牡蛎；脉率减慢者，加淫羊藿、肉桂、或麻黄附子细辛汤；脉结或代者，加苦参、灵芝，或炙甘草汤；血压高者，加钩藤、夏枯草、杜仲、桑寄生；血压低者，加红参、麦冬、五味子、肉桂、黄精；胆固醇或三酰甘油过高者，加草决明、山楂、泽泻。

3. 使用注意 本方适用于胸痹初期，发热 3～5 天左右，日久需换方。

加味四妙勇安汤

【来源】郑惠伯验方（崔应珉《中华名医名方薪传》）

【组成】当归30g、玄参30g、银花30g、丹参30g、甘草30g。

【用法】水煎服，一日一剂。日服三次。

【功用】益气养阴、清血化瘀、清热化痰、解痉止痛。

【主治】胸痹。症见胸痞气短、心痛、心悸、脉结代。

【方解】本方是《验方新编》中四妙勇安汤加丹参而来，用治冠心病辨证属瘀血夹热毒者。金银花甘寒入心，善于清热解毒，清上焦之热毒以断热源；当归甘、辛、温，养血行血通脉，活血散瘀，并可反佐消除疾病之火性与药物阴寒之性的格拒，玄参苦、咸、寒，滋阴凉血，解阴分之火毒，甘草清解百毒，甘以生肌收口佐之，配银花以加强清热解毒之力，用量亦不轻；丹参活血凉血，清心安神；五药配用，具有益气养阴、清血化瘀、清热化痰、解痉止痛的功效。

【临床应用】

1. 用方要点 本方以胸痞气短、心痛、心悸、脉结代为辨证要点。临床常用于治疗心梗初期、血栓闭塞性脉管炎、心律失常、糖尿病足、丹毒、肝炎、类风湿性关节炎、脑卒中后遗症、脑梗死等证属热毒炽盛者。

2. 随症加减 若气虚甚者，加黄芪、党参，气阴两虚甚者，加黄芪、党参、麦冬、五味子；肝肾两虚者，加首乌、枸杞子、女贞子、旱莲草；阳虚寒凝者，加附片、肉桂；阴虚血热者，加生地黄、麦冬、牡丹皮、赤芍；血瘀心胸刺痛甚者，加蒲黄、五灵脂；痰浊壅滞者，加全瓜蒌、薤白、姜夏、陈皮、葶苈子；痰瘀交阻者，加姜半夏、陈皮、益母草、郁金；食滞脘痞者，加山楂、莱菔子；水气凌心者，加桂枝、白术、茯苓；浮肿而小便不利者，加黄芪、白术、茯苓、桂枝；心悸脉率增快者，加生脉散、玉竹、生地黄、枣仁、龙骨、牡蛎；脉率减慢者，加淫羊藿、肉桂，或麻黄附子细辛汤；脉结或代者，加苦参、灵芝，或炙甘草汤；血压高者，加钩藤、夏枯草、杜仲、桑寄生；血压低者，加红参、麦冬、五味子、肉桂、黄精；胆固醇或三酰甘油过高者，加草决明、山楂、泽泻。

第三章　不　寐

　　不寐，即失眠。是以夜间不易入睡或睡而易醒为主要症状的病证。轻者入睡困难，时寐时醒，醒后不能再寐，重者可彻夜不眠。不寐一证，多为情志所伤，劳逸失度，久病体虚，饮食不节等，引起阴阳失交、阳不入阴而形成。以经常入睡困难，或睡而易醒，醒后不能入睡，或时睡时醒，或整夜不能入睡为特征。其病机总属阳盛阴衰，阴阳失交。其病位在心肝脾肾。临床辨证需分清虚实，虚证多属阴血不足，心失所养，责在心脾肝肾；实证多因肝郁化火，邪热扰心，食滞痰浊，胃腑不和。治疗当以补虚泻实，调整阴阳为原则。

　　西医的神经衰弱、更年期综合征，以及许多慢性病中以失眠为主要症状者可参此证论治。

一、肝郁化火

当归龙荟丸

【来源】《宣明方论》

【组成】当归30g、龙胆草30g、栀子30g、黄连30g、黄柏30g、黄芩30g、芦荟15g、青黛15g、大黄15g、木香0.3g、麝香1.5g。

【用法】上为末，炼蜜为丸，如小豆大，小儿如麻子大，每服二十丸，生姜汤下。

【功用】泻肝胆实火。

【主治】肝胆实火证。头晕目眩，神志不宁，谵语发狂，或大便秘结，小便赤涩。

【方解】本方龙胆草味苦性寒，直入肝经泻肝胆实火，清下焦湿热，芦荟清肝泻下，当归养肝体柔肝用，共为主药；大黄、黄芩、黄连、黄柏、栀子、青黛，通泄三焦之火，为辅药；木香行肝胆气滞，止胸胁疼痛，为佐药；麝香芳香走窜，通窍行气，为佐使之药。诸药合用，共奏清肝利胆，泻火通便之功。

【临床应用】

1. 用方要点 用治肝经实火证，非实火上盛不可轻用。

2. 随症加减 本方为丸剂。

3. 使用注意 孕妇禁用。本方苦寒易伤脾胃，故中病即止，不宜久服。忌烟、酒及辛辣、油腻食物。儿童、哺乳期妇女、年老体弱及脾虚便溏者慎用。

4. 现代应用 本方常用于耳聋，耳鸣，耳内生疮、胃肠湿热，头晕牙痛，眼目赤肿，大便不通，辨证属于肝胆实热者。亦有医家用本方治疗慢性粒细胞白血病取得一定疗效。

柴胡加龙骨牡蛎汤

【来源】《伤寒论》

【组成】柴胡4两，龙骨1两半，黄芩1两半，生姜（切）1两半，铅丹1两半，人参1两半，桂枝（去皮）1两半，茯苓1两半，半夏2合半（洗），大黄2两，牡蛎1两半（熬），大枣6枚（擘）。

【用法】上药十二味，除大黄外，以水800毫升，煮取400毫升，再纳大黄，更煮一二沸，去滓，每次温服100毫升。

【功用】和解清热，镇惊安神。

【主治】伤寒往来寒热，胸胁苦满，烦躁惊狂不安，时有谵语，身重难以转侧。

【方解】方中柴胡、桂枝、黄芩和里解外，以治寒热往来、身重；龙骨、牡蛎、铅丹重镇安神，以治烦躁惊狂；半夏、生姜和胃降逆；大黄泻里热，和胃气；茯苓安心神，利小便；人参、大枣益气养营，扶正祛邪。共成和解清热，镇惊安神之功。

【临床应用】

1. 用方要点 临床应用以不寐而兼见胸满烦惊为主证者。

2. 随症加减　肝火偏胜者，加龙胆草、夏枯草、山栀子；病及血分，加白芍、桃仁、丹皮；顽痰凝结不开者，加郁金、胆南星、明矾、天竺黄。

3. 使用注意　方中铅丹有毒，可以代赭石、磁石、辰砂等重镇安神药与远志、胆星、天竺黄等清热化痰药代替之。有用本方治疗甲状腺功能亢进症而导致贫血的报道，可能与铅丹有关，更方后贫血症状好转。

4. 现代应用　该方临床应用广泛。著名医家刘渡舟采用本方治疗癫痫，辨证属于肝胆气郁，兼有阳明腑热，痰火内发而上扰心神，心肝神魂不得潜敛，疗效显著。医家用该方治疗少阳受邪，胆木失荣，痰热聚膈，上扰心神、魂魄不宁所致的失眠往往能取得良好的效果。此外该方还用于治疗心律失常、郁证、狂证、眩晕、更年期综合征、遗精、阳痿、帕金森综合征、小儿舞蹈症等病。

甲乙归藏汤

【来源】费伯雄验方

【组成】真珠母8钱，龙齿2钱，柴胡1钱（醋炒），薄荷1钱，生地6钱，归身2钱，白芍1钱5分（酒炒），丹参2钱，柏子仁2钱，夜合花2钱，沉香5分，红枣10枚，夜交藤4钱（切）。

【用法】上药水煮，分服。

【功用】镇肝潜阳，疏肝安神。

【主治】不寐。症见饮食如常，惟彻夜不寐，间日轻重，如发疟然，起伏而又延久不愈，左关独弦数，余部平平者。

【方解】红枣补脾气而不使肝气乘之。珍珠母、青龙齿潜降肝胆（甲乙）之气（或上亢之阳），醋炒柴胡、薄荷、合欢花和于其间，且可疏肝。沉香和青龙齿具可使肝胆之气归藏，使邪火不上犯之功效。生地、归身、酒炒白芍、丹参、柏子仁和夜交藤滋肝疏肝，并清热化瘀。

【临床应用】

1. 用方要点　以彻夜不寐，间日轻重，如发疟然，起伏而又延久不愈，左关独弦数，余部平平者为辨证要点。本方不仅可以治疗不寐，还可治疗郁证，尚可与甘麦大枣汤合用来治疗脑血管疾病所致的情绪或精神障碍。

2. 随症加减 伴肝阳上亢可加龙骨、牡蛎。

3. 使用注意 用药期间忌食辛辣、生冷。

镇心汤

【来源】孔伯华验方

【组成】生牡蛎 12g，生龙骨 9g，代赭石 4.5g，首乌藤 30g，旋覆花 4.5g，地骨皮 12g，磁朱丸 9g，石决明 30g，川牛膝 9g，黛蛤粉 9g（包），莲子心 4.5g，胆南星 4.5g，知母 9g，郁李仁 6g，菖蒲 3g，琥珀 6g，藕 30g。

【用法】水煎服，每日 1 剂，早晚各服 1 次。

【功用】镇肝安神，交通心肾。

【主治】肝经气郁，扰及心经，气分愈郁，痰湿困阻之不寐。症见夜不能寐，惊悸不宁，烦躁，胸闷，脘腹痞满，脉弦滑而数。

【方解】本方证乃肝经气郁，扰及心经，气分愈郁，痰湿困阻。故以代赭石、石决明、龙牡、磁朱丸镇肝安神；菖蒲、莲子心、首乌藤交通心肾；南星、旋覆花祛痰湿。全方配合共起镇肝安神、交通心肾之功。

【临床应用】

本方临床以夜不能寐，惊悸不宁，烦躁，胸闷，脘腹痞满，脉弦滑而数为辨证特点，主要用于不寐、郁证、癫痫等治疗。

二、痰浊（热）内扰

半夏秫米汤

【来源】《内经》

【组成】半夏 40~60g、秫米 30g。

【用法】以流水千里以外者八升，扬之万遍，取其清五升煮之，炊苇薪，火沸，置秫米一升，治半夏五合，徐炊，令竭为一升去其滓，饮汁一小杯，日三，稍益，以知为度。故其病新发者，复杯则卧，汗出则已矣；久者，三饮而已也。

【功用】补泻兼施，交通阴阳，和调营卫。

【主治】以失眠为主症，轻者每晚能睡二三小时，重者数日彻夜不眠，昼日神倦体乏，头晕纳减，甚至神志恍惚。

【方解】方中半夏性温味甘能通阳，降逆而通泄卫气，秫米性味甘凉能养营益阴而通利大肠。药味虽少，但配伍精当，共奏补泻兼施，交通阴阳，和调营卫之功效。

【临床应用】

1. 用方要点 本方为治疗失眠第一方，凡以失眠为主症，均可使用。

2. 随症加减 心脾两虚加党参、炒白术，痰热扰心加黄连、淡竹茹，食滞胃脘加陈皮、六神曲等。

3. 使用注意 本方中秫米因药房不备，今医多遵吴鞠通意，代之以薏苡仁。

4. 现代应用 本方为治疗失眠第一方，临床上凡失眠者均可用本方。著名医家施今墨常运用加味秫米半夏汤治疗失眠症。药物：秫米10g，半夏、甘草、黄芩、白芍、寸冬、茯神、远志各10g，浮小麦30g，大枣10枚，生龙牡各30g，黄连3g，酸枣仁15g，鸡子黄2枚。方中秫米、小麦、大枣、甘草益心气；枣仁、茯神、远志、鸡子黄养心神；黄连、黄芩清心热。全方养心安神，佐以清热。主治心气亏损、心血不足、心火较盛之失眠；症见因受刺激后常感头晕，心跳，失眠，进而诸症加重，彻夜不眠，卧床不起，颜面浮肿，神色萎靡，舌苔薄黄，脉虚大而数。待症状改善后，上药去鸡子黄，将剂量加两倍，共为细末，炼蜜为丸，每丸重10g，早晚各服1丸，白开水送服。

半夏泻心汤

【来源】《金匮要略》

【组成】半夏半升（洗），黄芩、干姜、人参、甘草（炙）各三两，黄连一两，大枣十二枚（擘）。

【用法】上七味，以水一斗，煮取六升，去滓，再煎取三升，温服一升，一日三次。

【功用】寒热平调，散结除痞。

【主治】寒热互结之痞证。心下痞，但满而不痛，或呕吐，肠鸣下利，舌苔腻而微黄。

【方解】 本方中法夏散结除痞，又可降逆止呕；干姜辛热，温中散寒；川连、黄芩苦寒泄热开痞；人参、大枣、炙甘草补中益气，养胃。

【临床应用】

1. 用方要点 临床应用以心胸胁肋诸痛，时发时止，口苦，舌红苔黄，脉弦数为其汤证之要点。

2. 随症加减 痞证而中气不虚，或舌苔厚腻者，去人参、大枣，加枳实、生姜以理气止呕。

3. 使用注意 本方主治虚实互见之证，若因气滞或食积所致的心下痞满，需临证化裁方可使用。

4. 现代应用 急慢性胃炎、胃及十二指肠溃疡、慢性肠炎、早期肝硬化、口腔溃疡等证属寒热错杂、肠胃不和者。

加味半夏汤

【来源】 曾绍裘验方。

【组成】 法半夏12g、秫米（高粱米）30g、夏枯草10g、干百合30g、紫苏叶10g。

【用法】 水煎服，每日一剂。

【功用】 调和脾胃，交通阴阳。

【主治】 用于阳不入阴、阴阳失调之不寐。

【方解】 本方以《内经》半夏汤为准绳。不寐之主要病机为阴阳盛衰，升降出入失调。半夏固有和胃化痰之功，但在此方中主要作用是交通阴阳，使阳入于阴而寐，半夏汤之秫米，即今日之高粱，其汁浆稠润甘缓，不仅能调半夏之辛烈，且据《本草纲目》记载，犹能治阳盛阴虚、夜不得寐，取其利阴气而利大肠，大肠利则阳不甚矣。加夏枯草、枣仁，自命为"二合汤"。盖夏枯草配半夏名"不睡方"。考夏枯草禀纯阳之气，补厥阴血脉，能以阴治阳。肝藏血、藏魂，肝血既足，肝阳不亢，则肝魂自守，自然能寐。再加百合、苏叶，自命为三合汤。张志聪《侣山堂类辨》曰："见百合花朝开夜合，紫苏叶朝挺暮垂，因悟草木之性，感天地之气而为合开者也。"诸药合用，共奏交通阴阳之功，故治其不寐而收捷效也。

【临床应用】

1. 用方要点 本方为治疗阴阳失调，阳不入阴所引起的失眠之方。以长期不寐，精神倦怠，耳鸣头晕，自汗，食欲不振，时吐涎沫，脉象沉缓，舌质正常，舌苔薄白为辨证要点。

2. 随症加减 伴见自汗者加浮小麦、茯苓；伴见心悸者，加麦冬、五味子；心肾不交者，加石菖蒲、远志。

3. 应用经验 曾绍裘用本方治疗阴阳失调、阳不入阴之不寐，常用本方调和脾胃，交通阴阳。验案：伍某，男，51岁。自述起病不寐，逐渐加重，甚至通宵不能瞑目。届时已八月，伴见自汗戢戢，食欲不香，时时涎沫。因不寐既久，精神日益倦怠，耳鸣头晕，脉象沉缓，舌质正常，舌苔薄白，曾先后服用温胆汤、养心汤及桂枝龙牡汤等镇静安神之剂，迄无效验。窃思：头晕不食而吐涎沫，乃痰浊中阻，胃失和降之故，自汗如注，系阴阳不交之象。从其伴随症状分析，不寐之因，端在阴阳失调。故治宜调和脾胃，交通阴阳，以半夏秫米汤为首选。因此本方重加百合：法半夏12g，秫米（高粱米）30g，干百合30g。水煎服。当晚即能安睡，但汗出仍多，原方重加茯苓，其汗亦止，自此食纳有加，精力日益振作。

法夏燥痰宁心汤

【来源】 李振琼验方（李振琼，谢国材《奇效验秘方》）

【组成】 法半夏10g、陈皮9g、白术10g、茯苓15g、石菖蒲10g、胆南星10g、枳壳10g、酸枣仁10g。

【用法】 上药水煎2次，分2次服，每日1剂。

【功用】 燥湿化痰，宁心安神。

【主治】 不寐。

【方解】 方中法半夏燥湿化痰，降逆和胃，陈皮理气化痰，枳壳理气宽胸，使气顺则痰消。白术、茯苓燥湿化痰，石菖蒲辛、苦、温、归心、胃经，化湿开胃，开窍豁痰，醒神益智。酸枣仁宁心安神。

【临床应用】

1. 用方要点 临床应用以不寐，纳食不馨，脘闷或吐痰涎，或头晕心悸、舌苔白腻微黄，脉滑数为证治要点。李振琼采用本方治疗不寐，辨证属于痰浊阻滞，心神不宁者均可取得良好疗效。

2. 随症加减 心内烦热者，加黄连、麦冬以清热除烦；口舌干燥者，去半夏，加麦冬、天花粉以润燥生津；癫痫抽搐者，可加钩藤、全蝎以熄风止痉。

3. 使用注意 忌食生冷、辛辣刺激性及油腻食物。

清痰安眠汤

【来源】 田维柱验方（隋殿军，王迪著《国家级名医秘验方》）

【组成】 党参 15g、白术 15g、陈皮 15g、半夏 10g、枳实 10g、竹茹 10g、茯神 15g、胆南星 10g、石菖蒲 10g、远志 10g、炒枣仁 20g、柏子仁 20g、合欢皮 15g、夜交藤 15g、龙骨 30g、牡蛎 30g、珍珠 30g。

【用法】 水煎服，日 1 剂。

【功用】 健脾祛痰，安神定志。

【主治】 用于失眠，烦躁，多梦，伴头痛，眩晕，多愁善感，疑虑妄想，惊悸夜游，哭笑喜怒无常等，舌质红，苔薄，脉弦细。

【方解】 方中党参、白术补气健脾；半夏健脾燥湿化痰，降逆和中；竹茹清热和胃化痰；陈皮理气消痰，温胃止呕；枳实降逆破气，消胀；石菖蒲芳香，开心气利九窍而逐痰；远志、炒枣仁、柏子仁化痰宁心安神；合欢皮解郁安神；夜交藤养心安神；龙骨、牡蛎、珍珠母平肝潜阳，安神镇惊，诸药合用，共奏镇惊化痰，安神定志之功。

【临床应用】

1. 用方要点 中医临床应用以失眠烦躁，多梦，舌质红，苔薄，脉弦细为证治要点。用于治疗失眠，神经官能症、更年期综合征等。

2. 随症加减 痰盛者加天竺黄祛痰；肝郁气滞者，女性患者加香附、乌药，男性患者加香附、黄连；热盛者加黄芩、黄连清热；躁扰不安者加琥珀、朱砂镇惊安神；头痛者加天麻、钩藤、白蒺藜缓急止痛；大便干结者加大黄、瓜蒌仁润肠通便。

除痰安寐汤

【来源】印会河验方（隋殿军，王迪著《国家级名医秘验方》）

【组成】北柴胡10g、法半夏10g、淡枯芩12g、炙青皮10g、枳实10g、制南星6g、竹茹12g、龙胆草10g、栀子10g、珍珠母60g（先下）、礞石30g（先下）、合欢皮15g、夜交藤30g、葛根30g。

【用法】方中珍珠母、礞石二药，须先放入水中煎沸约半小时，然后纳入其余诸药。因此二味为介类及矿物药，非久煎不能奏效。余可按常法煎取浓汁约150ml，煎两次，分两次服用，距离吃饭约一小时，前后均可。

【功用】祛痰镇静，解郁舒肝，安神除烦。

【主治】由七情六郁而引起的失眠烦躁，乱梦，头痛昏晕，多愁善感，疑虑妄想，惊悸夜游，无端喜怒啼泣等症。

【方解】本方实则由多个治疗失眠的名方精组而成。溯源于《内经·素问》之半夏秫米汤。青礞石化痰通便，有镇静作用；柴胡疏肝解郁，配枯芩清泄肝热；清半夏、青皮、胆南星燥湿化痰、除痰安寐；枳实助柴胡理气解郁；竹茹清热和胃；龙胆草、栀子清肝泻火；合欢皮、夜交藤养血宁心；葛根解肌祛邪。诸药配伍为用，有镇静潜阳、祛痰镇静、解郁舒肝、安神除烦之功。

【临床应用】

1. 用方要点 本方系多方精心组成，祛无形之痰，辨证以失眠烦躁，乱梦，头痛昏晕，多愁善感，疑虑妄想为证治要点。本方除治失眠外，可用于治疗癫痫、神经官能症、郁证等。

2. 随症加减 头痛甚，中医称为痰厥头痛者，加钩藤30g，菊花10g，白蒺藜15g，赤芍30g，以舒挛镇痛；大便干结者，加瓜蒌仁12g，生大黄6g以润肠通便；抽搐动风者，加羚角面1g（分冲），以清肝熄风；狂言乱语，躁动不宁，幻视幻听者，则其病已由量变到质变，属于癫狂之症，所谓"精神分裂症"之类，本方须加菖蒲10g，远志6g以豁痰开窍。外加"礞石滚痰丸"6～9g，上午一次服下，下午可得泻下二、三次不等。慎不可睡前服用此丸，因为此药起作用时，可见腹痛泻下，影响睡眠，反滋病变。

3. 使用注意 本方孕妇忌用。

安神煎

【来源】徐景藩验方（施仁潮等编著《益智健脑效验方精选》）

【组成】炒陈皮6g，法半夏10g，胆星6g，石菖蒲6g，郁金10g，朱茯神15g，莲子心6g，龙齿20g，酸枣仁15g，炙甘草5g，麦芽30g，大枣10枚，黄金首饰6~10g。

【用法】黄金首饰穿线，缚紧，置砂锅内，加水1000ml，煮沸后文火续煎1小时。其余诸药放入水中搅拌、浸泡，文火煎煮，沸后再煎20分钟，水不够时可略加，煎成200ml。每日1剂，日服1次。临睡前温服。服药后，以温热水洗脚后就寝。

【功用】燥湿化痰，清心安神。

【主治】痰湿内停之不寐。症见不寐、胸闷、头重、厌食嗳气、痰多，舌淡、苔浊腻，脉滑等。

【方解】方用陈皮、半夏、朱茯神、甘草，取二陈汤之义，燥湿化痰，同时朱茯神还有宁心安神之功；加胆星增强化痰的作用，并能清热；菖蒲、郁金、莲子心清心化痰解郁，现代药理研究证实，石菖蒲具有镇静作用；龙齿镇心安神；酸枣仁宁心安神；麦芽健脾和胃消食；另以金器置药中煎煮，其义在于取其"微量元素"，须用真金。诸药合用，有燥湿化痰，清心安神之功。

【临床应用】

本方证的审证要点为：要有痰湿内停之象，症见不寐、胸闷、头重、厌食嗳气、痰多，苔漫浊腻，脉滑等。本方所治失眠者多因精神紧张，心情不愉快而致，气郁不舒，影响脾气之运化，聚湿则成痰；或因气郁化火，煎熬津液，亦可生痰。行气燥湿化痰为治疗本病的第一要义。临证之时，如见舌质红，口干者，可去陈皮，加天冬12g、麦冬12g、何首乌12g。

三、阴虚火旺

黄连阿胶汤

【来源】《伤寒论》

【组成】 黄连四两、黄芩二两、芍药二两、阿胶三两、鸡子黄二枚。

【用法】 上五味以水六升，先煮三物，取二升，去滓，纳胶烊尽，小冷，纳鸡子黄，搅令相得，温服七合，日三服。

【功用】 滋阴降火，交通心肾。

【主治】 阴虚火旺之不寐。症见心烦不寐，入夜尤甚，口干咽燥，舌红少苔，脉细数。

【方解】 方中黄连味苦入心，性凉解热，直折心火，故重用以解心中发烦，辅以黄芩，恐心中之热扰及肺，且肺为水之上源，清肺所以清肾。芍药味兼苦酸，其苦也善降，其酸也善收，能收降浮越之阳，使之下归其宅，而且性凉又能滋阴，善滋肾阴。阿胶性善滋阴，又善潜伏，能直入肾中生肾水。鸡子黄更可直入肾中以益肾水，肾水充足，自可胜热逐邪上镇心火之妄动，而心中发烦可自愈。

【临床应用】

1. 用方要点 本方为泻南补北之方。所治之证多为素体阴虚，感受外邪，邪入少阴，从阳化热，致阴虚火旺者。症见心烦不寐，入夜尤甚，口干咽燥，舌红少苔，脉细数。

2. 随症加减 古今医家对本方应用较为广泛，并多有发挥。例如李中梓用以治疗温毒下利脓血，少阴烦躁不得卧者；吴鞠通则将本方用于少阴温病，见"真阴欲竭，壮火复炽，心中烦不得卧者"；亦有用以治淋证小便热，茎中痛而血少者。临床应用仍以阴虚内热，心肾不交为宗旨。若心烦心悸较甚，男子梦遗失精，可加肉桂引火归元，与黄连共用以交通心肾，肾水上济于心，心火下交于肾。并可加石菖蒲、远志交通心肾；伴心悸者，加生脉散；彻夜不寐，可加龙齿、珍珠母、酸枣仁等。

3. 使用注意 用药过程中忌服辛辣、刺激、油腻食品。脾胃虚弱、呕吐腹泻患者慎用。

4. 现代应用　本方现代可用于治疗失眠，焦虑症，糖尿病，舌炎，阳痿早泄，肾病、非细菌性前列腺炎等病症。

百合知母汤

【**来源**】《金匮要略》

【**组成**】百合7枚（擘）　知母三两（切）。

【**用法**】先以水洗百合，渍一宿，当白沫出，去其水，再以泉水400毫升，煎取200毫升，去滓；另以泉水400毫升，煎知母，取200毫升，去滓。将两次药汁混和煎，取300毫升，分温二服。

【**功用**】清热养阴，除烦安神。

【**主治**】用于阴虚火旺之不寐。症见失眠，心烦不寐，入夜尤甚，心烦口渴、口干咽燥，舌红少苔，脉细数。

【**方解**】方中百合滋阴润肺，养阴清心，除烦安神。知母清热泻火，滋阴润燥。

【**临床应用**】

1. 用方要点　临床以失眠，心烦不寐，入夜尤甚，心烦口渴、口干咽燥，舌红少苔，脉细数为辨证要点。

2. 随症加减　若心烦甚者，加栀子、竹叶、麦冬，以清心养阴除烦；若阴虚明显者，加沙参、麦冬、生地，以滋补阴津等。

3. 使用注意　瘀血证，痰热证，慎用本方。

4. 现代应用　现代临床主要用于心动过速、心神经官能症及呼吸系统疾病辨证属于心肺阴虚内热等。

六味地黄丸

【**来源**】《小儿药证直诀》

【**组成**】熟地黄八钱，山萸肉、干山药各四钱，泽泻、牡丹皮、白茯苓（去皮）各三钱。

【**用法**】上为末，炼蜜为丸，如梧桐子大。每服三丸，空心温水化下。

【功用】滋阴补肾。

【主治】肾阴亏损、阴虚火旺之失眠。症见失眠，头晕耳鸣，腰膝酸软，骨蒸潮热，盗汗遗精，五心烦热，咽干颧红。

【方解】方中重用熟地为君，滋阴补肾，填精益髓；配伍山茱萸养肝涩精，山药补脾固精，两药都可协助熟地以充复肾中阴精，共为臣药。又配泽泻泻肾利湿，并防熟地之滋腻；丹皮清泻肝火，并制山茱萸之温涩；茯苓健脾渗湿，以助山药之补脾，共为佐药。六药合用，补中有泻，寓泻于补，以补为主，肾肝脾三阴并补，以补肾阴为主，构成通补开合之剂，共奏滋肾益精之功。

【临床应用】

1. 用方要点 临床运用以腰膝酸软，头晕目眩，口燥咽干，舌红少苔，脉沉细数等为辨证之要点。

2. 随症加减 阴虚火旺者，加知母、玄参、黄柏等加强清热降火之功；兼有脾虚气滞者，加焦白术、砂仁、陈皮等以防碍气滞脾。

3. 使用注意 本方主治肾阴虚，故肾阳虚者不宜服用，脾胃功能弱，消化不良者不宜服用，老年人不宜长期服用。

4. 现代应用 本方适用于治疗慢性肾炎、神经衰弱、高血压病、冠心病、糖尿病、结核病、不孕、不育、遗精、甲状腺功能亢进、中心性视网膜炎及无排卵性功能性子宫出血、更年期综合征属于肾阴虚为主者。

天王补心丹

【来源】《摄生秘剖》

【组成】生地黄四两（酒洗）、人参（去芦）、丹参（微炒）、玄参（微炒）、白茯苓（去皮）、五味子（烘）、远志（去心炒）、桔梗各五钱，当归身（酒洗）、天门冬（去心）、麦门冬（去心）、柏子仁（炒）、酸枣仁各二两。

【用法】上药为末，炼蜜丸如梧子大，朱砂三五钱为衣，空心白滚汤下三钱，或圆眼汤俱佳。

【功用】滋阴养血，补心安神。

【主治】阴亏血少，心肾之阴不足所致虚烦少寐，心悸神疲，梦遗健忘，盗汗，口干，大便干结，口舌生疮，舌红少苔，脉细数。

【方解】心者神明之官也。忧愁思虑则伤心，神明受伤则主不明而十二官危，故失眠、健忘、心悸；心主血，血燥则津枯，故大便不利；舌为之外候，心火上炎，故口舌生疮。方中重用生地为君，取其下入足少阴以滋水，主水盛可以伏火，此非补心之阳，补心之神耳！况地黄为血分要药，亦能入手少阴也。玄参、天冬、麦冬滋养心阴，补其不足之阴，以制亢盛之阳，清气分之火，助其津液；丹参、当归滋养心血；人参、茯苓补养心气；柏子仁、远志、朱砂、五味子、酸枣仁养心安神。以桔梗为使者，欲载诸药入心，不使之速下也。全方养心阴，养心血，养心气，养心神。综合起来共呈滋阴养血，补心安神之功效。主要用于治疗心阴血不足，失眠，心悸之病证。现代研究表明本方具有强心，调整水液代谢，营养神经等作用。

【临床应用】

1. 用方要点　本方为滋养安神的常用方剂。中医临床应用以心悸失眠，虚烦口干，口舌生疮，大便干结，舌红少苔或剥，脉细数为其证治要点。本方用于治疗心阴不足，心失所养之心悸不寐。方中重用生地，为君药，滋肾水以补阴，养血，血不燥则津自润；玄参、天冬、麦冬，甘寒滋水养阴而泻虚火；人参、炙甘草、茯苓益心气，取从阳引阴之意；柏子仁、酸枣仁、远志、五味子，养心安神；丹参、归身养心活血而通脉；桔梗、朱砂为引使之品。本方为滋养安神之剂，遇心阴不足之心悸兼有虚烦不寐者，用之疗效较佳。

2. 随症加减　失眠较甚者加龙眼肉、夜交藤，心悸较甚者加磁石、龙齿，血虚严重者，加制首乌、白芍。若心痛甚者，加丹皮、赤芍等凉性活血药；心悸明显者，可加珍珠母、磁石等镇潜之品；兼肾阴虚者，加熟地、枸杞子以滋肾阴；气阴两虚者，加黄芪、黄精以益气滋阴；兼火热实邪者，加黄连、莲子心以泻心火；夹杂气滞者，理气药忌温燥，可选瓜蒌、合欢花、玫瑰花粉以理气导滞。

3. 使用注意　方中人参临床多以西洋参代之，取其甘寒之性，且能补气生津，养阴清火，更适合本证。脾胃虚弱、胃纳欠佳、腹满便溏、苔腻者，或湿痰留滞者，均不宜服用本方。忌胡荽、大蒜、萝卜、鱼腥、烧酒。朱砂用量宜小，不可久服，肝肾功能不正常者慎用。

4. 现代应用 本方除常用治失眠外，还常用于治疗心动过速、心肌劳损、心功能不全、神经衰弱、慢性口腔黏膜溃疡、老年习惯性便秘、精神分裂症、癔症、抑郁症、更年期综合征、性机能障碍、甲状腺功能亢进、低热、荨麻疹、慢性结膜炎等病证。但必须症见心悸、气短、神疲、虚烦、健忘、失眠、梦遗、手足心热、或口舌生疮、或大便干结、舌质嫩红、苔少、脉细数。当代名医曹鸣高治疗心动过速，症见心烦盗汗，寐少梦多，舌边尖红有裂纹，苔薄黄，脉数而细软无力，治宜滋养心阴，可仿天王补心丹加减。

磁朱丸

【来源】《备急千金要方》

【组成】磁石二两，朱砂一两、神曲四两。

【用法】三味末之，炼蜜为丸，如梧子大，饮服三丸，日三服。

【功用】滋阴潜阳明目，重镇安神。

【主治】用于心肾阴虚，心阳偏亢之失眠。症见心悸失眠，视物昏花，耳鸣耳聋，视物昏花，亦治癫痫。

【方解】方中磁石辛寒入肾，益阴潜阳，重镇安神为君药。朱砂甘寒入心，清心降火，重镇安神为臣药。两药相伍，益阴潜阳，水火既济，使精气得以上荣，心火不致上扰，心肾交泰。佐以神曲健脾和胃，以助金石之运化，并可防其伤胃。蜜炼为丸，取其补中益胃，且可缓和药力。

【临床应用】

1. 用方要点 中医临床运用以心悸失眠，耳鸣耳聋，视物昏花为其证治要点。

2. 随症加减 神志不安兼头晕目眩，目涩羞明等肝肾阴虚表现明显者，宜配合六味地黄丸同用；癫痫痰多者，可加用胆南星、制半夏、天竹黄等祛痰之品。

3. 使用注意 本方中磁石、朱砂均为重坠之品，用量不宜过多。

4. 现代应用 本方适用于神经衰弱，高血压病，视网膜、视神经、玻璃体、晶状体的病变，以及房水循环障碍等属心肾不交者，可用本方。

左归饮

【来源】《景岳全书》

【组成】熟地2~3钱或加至1~2两、山药2钱、枸杞子2钱、山茱萸1~2钱（畏酸者少用之）、炙甘草1钱、茯苓1钱半。

【用法】用水400毫升，煎至250毫升，空腹时服。

【功用】滋阴补肾。

【主治】肾阴不足，阴衰阳盛之失眠。症见失眠，腰酸遗泄，盗汗，口燥咽干，口渴欲饮，舌光红，脉细数。

【方解】方中熟地滋肾益精，以填真阴，为君药。山茱萸养肝滋肾，涩精敛汗；山药补脾益阴，滋肾固精；枸杞子补肾益精，养肝明目，炙甘草益脾，茯苓淡渗利湿。

【临床应用】

1. 用方要点 本方是治真阴不足证的常用方。治肾阴虚型失眠，临床以失眠，头目眩晕，腰膝酸软，舌光少苔，脉细为辨证要点。

2. 随症加减 若真阴不足，虚火上炎者，去枸杞子，加女贞子、麦门冬以养阴清热；火烁肺金，干咳少痰者，加百合以润肺止咳；夜热骨蒸者，加地骨皮以清虚热，退骨蒸；气虚者，加人参以补气。

3. 使用注意 方中组成药物以阴柔滋润为主，久服常服，每易滞脾碍胃，若脾虚泄泻者慎用；胃酸多者少用山茱萸。

4. 现代应用 朱师墨用本方治高血压和神经官能症，见眩晕、失眠、烦躁，取得良好疗效。

朱砂安神丸

【来源】《医学发明》

【组成】朱砂半两、黄连六钱、炙甘草五钱半、生地黄二钱半、当归二钱半。

【用法】上四味为细末，另研朱砂，水飞如尘，阴干，为衣，汤浸蒸饼为丸，如黍米大，每服15丸，津唾咽之，食后。

【功用】重镇安神，清心泻火。

【主治】失眠，证属心火亢盛，阴血不足证。症见失眠多梦，惊悸怔忡，心烦神乱，舌红，脉细数。

【方解】方中朱砂质重性寒，专入心经，重可镇怯，寒能清热，为重镇安神之品，为君药。黄连苦寒，清心泻火，助君药清心安神，为臣药。两药相伍，重镇以安神志，清心以除烦热，共奏清心安神之功。生地黄甘苦大寒，滋阴清热；当归甘辛苦温，补养心血，配伍生地以补其不足之阴血，共为佐药。使以炙甘草和中调药，防朱砂质重碍胃。诸药合用，重镇安神，清心泻火，滋阴养血，有标本兼治之用，使神志安宁，则失眠、惊悸、怔忡诸症得解。

【临床应用】

1. 用方要点　临床应用以失眠多梦，惊悸怔忡，心烦神乱，舌红少苔，脉细数为辨证要点。

2. 随症加减　本方为丸剂。

3. 使用注意　方中朱砂含硫化汞，不宜多服或久服，以防引起汞中毒。阴虚、脾弱者忌用。

4. 现代应用　神经衰弱所致的心悸、健忘、失眠，或精神抑郁症引起的神志恍惚等，属心火上炎，阴血不足者，均可用之。

珍珠母丸

【来源】《普济本事方》

【组成】珍珠母3分、酸枣仁1两、柏子仁1两、龙齿半两、当归1两、熟地1两半、人参1两、茯神半两、沉香半两，犀角半两。

【用法】上药制蜜丸如梧桐子大，辰砂为衣，每服40～50丸，金银花、薄荷汤下。

【功用】滋阴养血，镇心安神。

【主治】阴血不足，肝阳偏亢。症见神志不宁，入夜少寐，时而惊悸，头目眩晕，脉细弦。

【方解】珍珠母平肝镇心为主；配以酸枣仁、柏子仁、茯神、龙齿加强其安神定志之功；又配熟地、当归、人参滋阴养血益气；犀角清心火，沉香下气，又助平肝降逆之功。综观全方，标本兼顾，共奏平肝滋阴，镇心安神之功。

【临床应用】

1. 用方要点 以阴血不足，肝阳偏亢而见神志不宁，入夜少寐，时而惊悸，头目眩晕，脉细弦为辨证要点。

2. 随症加减 若见肝阳上亢偏盛者，加石决明、生牡蛎、灵磁石；阴虚潮热、五心烦热者，加麦冬、玄参、地骨皮。

3. 使用注意 现代使用水牛角代替犀角。对纯属痰热、痰火为患的惊悸、少寐之症不适用。

4. 现代应用 现常用于治疗神经衰弱、失眠、植物神经功能紊乱等病症。

枕中丹

【来源】《备急千金要方》

【组成】 远志、菖蒲、龟板、龙骨各等份。

【用法】 上药各等份为末。每服酒调一钱，日三服。亦可蜜丸，每服二钱黄酒送服。

【功用】 补肾宁心，益智安神。

【主治】 心肾不足而致健忘失眠，心神不安。

【方解】 龟者介虫之长，阴物之至灵者也；龙者鳞虫之长，阳物之至灵者也；借二物之阴阳，以补我身之阴阳，借二物之灵气，以助我心之灵气也；远志苦泄热而辛散郁，能通肾气，上达于心，强志益智；菖蒲辛散肝而香舒脾，能开心孔而利九窍，去湿除痰；又龟能补肾，龙能镇肝，使痰火散而心肝宁，则聪明开而记忆强矣。

【临床应用】

1. 用方要点 临床应用以心肾不足之健忘、失眠为其汤证之要点。

2. 随症加减 心神不定，惊悸不安加茯神、钩藤。

3. 使用注意 若诸痛属于寒性者，则非单纯本方所宜。因本方具有活血作用，孕妇慎用。

4. 现代应用 可用于健忘、神经衰弱、失眠、植物神经功能紊乱等病证，辨证为心肾不足兼痰湿者。对梅核气、干咳也有一定疗效。

二至丸

【来源】《医方集解》

【组成】女贞子（蒸）500g、墨旱莲500g。

【用法】研成细末，每次用6～9g，用黄酒或醋冲服，或者布包煎服，用量酌定。

【功用】补益肝肾，滋阴止血。

【主治】用于肝肾阴虚，失眠，眩晕耳鸣，咽干鼻燥，腰膝酸痛，月经量多。

【方解】方中女贞甘平，少阴之精，隆冬不凋，其色青黑，益肝补肾。旱莲甘寒，汁黑入肾补精，故能益下而荣上，强阴而黑发也。

【临床应用】

1. 用方要点 临床应用以肝肾阴虚所导致的失眠，眩晕耳鸣，舌红少苔，脉弦细为其汤证之要点。

2. 随症加减 本方药味简单，临床多根据病证加减运用。如阴虚挟湿者，多与沙参、丹参、白背叶根等滋阴活血、清热除湿之品配伍。

3. 使用注意 用药期间忌食辛辣油腻之品。

4. 现代应用 本方加味治疗失眠、神经官能症，脱发者均有较好疗效。

补脑汤

【来源】魏长春验方

【组成】黄精30g、玉竹30g、决明子15g、川芎8g。

【用法】水煎服，每日一剂，早晚分二次温服。

【功用】补肾填精、益气养阴、兼清虚热。

【主治】用于肾精亏损、虚火上扰之失眠。症见夜不能寐，记忆力减退，精神不振，头目昏眩，肢体疲软，舌红少苔，脉细数。

【方解】本方黄精补气益阴，补脾以充其化源，益肾精则补其不足；玉竹养阴润燥，除烦止渴，助黄精益阴填精；决明子益肾阴而清虚热；川芎行气活血，祛风通络。

【临床应用】

1. 用方要点 中医临床应用以不寐，舌红少苔，脉细数为证治要点。临床主要用于高血压、不寐等。

2. 随症加减 阴虚精亏明显者，可加入枸杞、首乌等补益肝肾之品；烦躁失眠较重者，加酸枣仁、龙骨、百合、琥珀粉等养心安神药品。

3. 使用注意 舌苔黄腻、纳差、尿赤等湿热内蕴见证者，不宜使用本方。

百麦安神饮

【来源】 路志正验方（隋殿军，王迪著《国家级名医秘验方》）

【组成】 百合30g，淮小麦30g，莲肉15g，夜交藤15g，大枣10g，甘草6g。

【用法】 上药以冷水浸泡半小时，加水至500毫升，煮沸20分钟，滤汁，存入暖瓶内，不分次数，欲饮水时取此药液饮之。

【功用】 益气养阴，清热安神。

【主治】 用于气阴两虚，虚热内扰，心神失养所致之失眠。症见神志不宁、心烦易躁、悲伤欲哭、失眠多梦、善惊易恐、心悸气短、多汗、时欲叹息、舌淡红或嫩红、脉细弱或细数无力。

【方解】 本方取甘麦大枣汤与百合汤之义，再加莲肉、夜交藤。以淮小麦、甘草、大枣益心脾之气；以莲肉、百合、大枣养血和营；以百合微寒之性，清内蕴之虚热；且淮小麦、百合、莲肉、夜交藤、大枣诸药均有安神定志的作用。方用百合味甘，性寒，清补兼用，入心经善"敛气养心，安神定魂"，重用百合有明显镇静安眠作用。淮小麦、莲肉入心经，有养心安神之功效。夜交藤配酸枣仁，滋心阴，宁心神。诸药合用，共奏养心阴、益心气、清虚热、缓诸急、安神定志之功。

【临床应用】

1. 用方要点 临床应用以气阴两虚，虚热内扰心神所致失眠，舌红少苔，脉细数为辨证要点。用于治疗失眠，神经官能症、更年期综合征。

2. 随症加减 自汗或盗汗者加炙黄芪10g、煅牡蛎10g，以补气固表敛

汗。兼气郁者，加合欢花 30g。兼痰浊者，加竹茹 9g，生姜 6g。兼湿邪阻滞者，加藿、荷梗各 10g

3. 使用注意　该方主治气阴两虚，虚火内扰，凡有失眠辨证属实火者均不宜使用。

养心安神化阴汤

【**来源**】胡建华验方（隋殿军，王迪著《国家级名医秘验方》）

【**组成**】炙甘草 9g，淮小麦 30g，大枣 9g，当归身 12g，大白芍 30g，川芎 9g，酸枣仁 9g，宣木瓜 9g，辰麦冬 12g，石菖蒲 9g，大生地 15g，野百合 15g。

【**用法**】水煎服，每日 1 剂，早晚各服 1 次。

【**功用**】养心安神，酸甘化阴。

【**主治**】不寐，证属阴血不足，心神不宁者。症见心悸失眠，面容焦虑，手心灼热，语言急促，舌质红少苔，脉弦细数。

【**方解**】本方中淮小麦、甘草、大枣养心气，安心神，佐以酸枣仁宁心安神，且共奏酸甘化阴之功；百合、生地、麦冬滋阴润燥；川芎、白芍、当归、生地养血柔肝；木瓜、菖蒲祛湿和胃。上药同用，肝阴得养，心神得安，诸证自愈。本方用酸甘化阴之法。盖酸能收敛浮阳，甘能化生津气，酸甘同用，能使阴虚得以滋养，阳亢得以潜降。所用处方中，未曾遣用大量苦寒泻火之剂，而能使阴复火降，睡眠渐趋安宁，实赖酸甘化阴之功也。

【**临床应用**】

1. 用方要点　本方以心悸失眠，面容焦虑，手心灼热，语言急促，舌质红少苔，脉弦细数为辨证要点。临床主要用于治疗失眠、多梦、心烦、心悸、神经官能症等证属阴血不足，心神不宁者。

2. 随症加减　若见惊悸甚者，可加茯神，预知子；若见阴虚甚者，可加芍药；若见血虚甚者，可加当归、芍药、川芎。

甘缓潜宁汤

【来源】 张琼林验方（张琼林《临证碎金录》）

【组成】 生铁落50g、珍珠母30g、灵磁石30g（上3味先煎半小时）、炙甘草8g、小麦30g、大枣4枚、百合20g、知母20g、生地20g；柏子仁15g、石菖蒲10g、远志8g。

【用法】 水煎服，每日1剂，早晚各服1次。

【功用】 潜宁缓急，养心安神。

【主治】 失眠、脏躁（更年期综合征、神经症、忧郁症、自主神经功能紊乱、癔病、失眠等）。

【方解】 本方以生铁落、珍珠母、灵磁石3味联合应用，意在加强辛凉潜降、镇肝宁心的功效，比较之其作用胜于单味潜镇药。肝急既缓，神能入舍，甘缓和中、养心安神的甘麦大枣汤，更能发挥其应有的作用。再以百合知母汤、百合地黄汤三方并为一方，协同组合，相得益彰，并借助石菖蒲、远志开心气、通心窍，利导引经，诸多"百合病"症状（精神神经症状）均能得到控制。

【临床应用】

张老认为"肝苦急，急食甘以缓之"，《沈氏尊生》应用甘麦大枣汤重加紫石英先解决"肝苦急"，取其镇肝以助甘缓作用，却提高了本方的疗效。实话实说，几十年来凡是有关甘麦大枣汤治疗"脏躁"证的报道，均非单纯"甘麦大枣"，皆是加味组方。本方取其意，重用重镇安神药，再以百合知母汤、百合地黄汤，协同组合，相得益彰，治脏躁甚切病机。

本方除舌大苔腻，痰浊内壅，非常典型的温胆汤证外，一般均能应用。

六甲鹿角汤

【来源】 施今墨验方

【组成】 生龙牡各12g，生鳖甲、生龟板、草决明、沙蒺藜、寸冬、白蒺藜、朱茯神、炒远志、地骨皮、酒生地各10g，旋覆花（包）、白薇、鹿角胶

（烊化）各6g，石决明20g。

【用法】水煎服，日1剂。

【功用】滋阴养血安神。

【主治】阴虚血少，神不守舍之不寐。症见午后头面及周身均感发热，时或夜晚亦觉烧热，不出汗，头晕而疼，心跳气短，夜不安寐，舌质红，有薄苔，脉细数。

【方解】本方证属阴虚血少，神不守舍。故以生龙牡、生龟板、生鳖甲、石决明滋阴潜阳以安神；白薇、地骨皮、生地、麦冬、蒺藜滋阴清热以降火；更加鹿角胶合上药滋补阴血以养心；远志、茯神以增定志安神之功。

【临床应用】

本方临床以午后头面及周身均感发热，时或夜晚亦觉烧热，不出汗，头晕而疼，心跳气短，夜不安寐，舌质红，有薄苔，脉细数为辨证特点。临床主要用于阴虚血少之不寐、郁证等治疗。

潜阳宁神汤

【来源】张琪验方（石红卫、杨丽丽．潜阳宁神汤治疗不寐56例疗效观察．北京中医，2007）

【组成】夜交藤30g，熟枣仁20g，远志15g，柏子仁20g，茯苓15g，生地黄20g，玄参20g，生牡蛎25g，生赭石（研）30g，川连10g，生龙骨20g。

【用法】水煎服，每日1剂，早晚各服1次。

【功用】滋阴潜阳，清热宁心，益智安神。

【主治】心烦不寐，惊悸怔忡，口舌干燥，头晕耳鸣，手足烦热，舌红苔薄，脉象滑或弦数。

【方解】《灵枢·大惑论》云："卫气不得入于阴常留于阳，常留于阳则阳气满，阳气满则阳跷盛，不得入于阴则阴气虚，故目不瞑。"临证观察不寐多由五志过极，心阴暗耗，心阳亢奋所致。本方用黄连以清心火，生地黄、玄参滋阴潜阳，更用龙牡、赭石以潜镇阳气，使阳入于阴。然此病日久，思虑过度，暗耗心阴，故再用远志、柏子仁、酸枣仁、夜交藤养心安神。不寐常见初睡之时忽然跳跃，似惊而醒，有似心虚胆怯而实非，乃阳亢阴亏，初入之时交合浅而脱离快，自然阴阳不能相济而复醒。因此，除滋阴潜阳外，必须用黄连以直折心火，从而达到泻南补北、心肾相交、阴平阳秘之目的。

【临床应用】

本方临床以心烦不寐，惊悸怔忡，口舌干燥，头晕耳鸣，手足烦热，舌红苔薄，脉象滑或弦数为辨证特点。随症加减：若阴亏甚，舌红少苔或无苔者，可加麦冬15g，百合20g，五味子10g；情怀抑郁，烦躁易怒者，可加合欢花15g，柴胡15g以解郁安神；兼大便秘者多为胃家郁热，所谓"胃不和则卧不安"，可加小量大黄以泻热和胃。不寐一病临床颇为多见，病机亦错综复杂，有心脾两虚者，有胆郁痰扰者，亦有胃气不和者等等。临床上尤以阴虚阳亢、心肾不交者居多，往往缠绵难愈，难以骤效。久不得寐，势必耗伤心阴，使心阳更亢，复不得入于阴，而不成寐。潜阳宁神汤正是基于此而立方。临床施用，要有防有守，循序渐进，待阴气得充，亢阳得平，心神安定，卧寐必宁矣。

宁心安神汤

【来源】张之文验方（吴大真，刘学春等主编《现代名中医内科绝技》）

【组成】生地20g，丹参20g，炒枣仁50g，夜交藤30g，炙甘草3g，远志10g。

【用法】水煎服，每日1剂，早晚各服1次。

【功用】滋阴养血，宁心安神。

【主治】用于阴虚血少，虚热内扰之失眠。

【方解】方中生地滋阴生津，养其暗耗之阴；丹参、酸枣仁、夜交藤、远志等养血、宁心、安神。方中酸枣仁重用则效捷，现代药理研究表明其有镇静催眠作用，宜炒熟用，勿久炒而致油枯。全方共达滋阴养血、宁心安神之功效。

【临床应用】

本方主要用于阴虚血少之失眠，治疗以滋阴养血安神为法。随症加减：兼见倦怠乏力加南沙参30g，黄芪30g；兼见情绪不安、烦躁易怒，口舌生疮，手掌发胀等，加山栀仁10g，丹皮15g，益母草30g，竹叶15g；兼见手足心潮热，多汗，加丹皮15g，白薇15g，牡蛎30g；老年患者若伴腰膝酸软，关节疼痛，难以负重，筋肉时有挛急，五心烦热，多汗等，加枸杞 30g，龟板 20g，鳖甲 20g，牡蛎 30g，山萸肉 12g。

紫灵汤

【来源】赵棻验方（蒋远征．赵棻教授的"紫灵汤"．上海中医药杂志，1985）

【组成】紫石英 30g，灵磁石 30g，菟丝子 15g，枸杞子 15g，党参 12g，茯苓 10g，麦谷芽各 30g，生甘草 3g，怀山药 15g。

【用法】紫石英、磁石先煎半小时，余药先在水中浸泡半小时同煎，沸后 10 分钟即可，取汁，药渣再兑水，煎 20～30 分钟，取液，去渣，每剂煎 2 次，将 2 次煎出的药汁混合。每日 1 剂，饭后 2 小时许温服，日服 2～3 次。

【功用】健脾益气，潜阳安神。

【主治】脾气不足，阴虚阳亢之不寐。症见头晕目眩，耳鸣，甚则耳聋，肢倦神疲，纳呆，舌淡，脉弱。

【方解】方用磁石、紫石英一寒一温，以潜元阳；党参、茯苓、山药、甘草补中健脾益气；加谷麦芽以助消化，同时还有防金石之药伤胃之功。

【临床应用】

本方适用于脾气不足，阴虚阳亢之失眠，临床以头晕目眩，耳鸣，甚则耳聋，肢倦神疲，纳呆，舌淡，脉弱为证治要点。

临床运用之时，尚须根据不同兼症化裁加减：伴眩晕者，加制首乌 15g，菊花炭 6g；晕厥、血压偏低者，党参改生晒参 9g 或西洋参 6g，加山萸肉 9g；失眠严重者，加酸枣仁 24g，金蝉花 3 对，朱砂 1g（分冲），夜交藤 15g；心悸严重者，加丹参 15g，赤芍 9g；耳鸣严重者，加石菖蒲 3g，五味子 9g。

服药期间禁食碱性及刺激性食物，如馒头、切面、辣椒、大蒜、烟、酒等。

高枕无忧丹

【来源】任达然验方（施仁潮等编著《益智健脑效验方精选》）

【组成】生地60g，酸枣仁60g，煅磁石45g，茯苓60g，茯神60g，黄连10g，阿胶60g，鸡子黄4枚，琥珀末10g，知母60g，川芎4.5g，远志45g，甘草10g。

【用法】上药共研极细末，以猪心血和之，炼蜜为丸，朱砂为衣，每粒重1.5g。或以上方剂重的1/5～1/4水煎服。每晚临睡前2小时3～4粒，灯芯汤送下。如作汤剂，则每日1剂，日服2次，下午3～4时服头煎，晚间临睡前服2煎。

【功用】滋阴清热，镇心安神

【主治】虚阳上扰、心火上炎之失眠。症见心烦不寐，头晕，耳鸣，健忘，五心烦热，舌红，脉细数。

【方解】本方为酸枣仁汤与黄连阿胶汤加减而成。治虚劳虚烦不得眠，虚阳困扰中宫，心火上炎而心神不宁。方中酸枣仁养肝血、宁心神，配以川芎疏肝理气，一收一散，相反相成；更以知母、黄连清热除烦，制川芎之辛燥；生地、阿胶、鸡子黄滋阴，使亢阳有所附；茯苓、茯神、远志宁心安神；磁石、琥珀镇心安神。猪心血和药，取"心者入心"之义，为诸药之引。诸药合用，具有滋阴清热，镇心安神之效。

【临床应用】

临床应用以心烦不寐，头晕，耳鸣，健忘，五心烦热，舌红，脉细数为证治要点。本方除用于治疗失眠外，还用于治疗郁证、癫痫等。

四、心脾两虚

归脾汤

【来源】《济生方》

【组成】白术、茯苓（去木）、黄芪（去芦）、龙眼肉、酸枣仁（炒、去壳）各一两，人参、木香（不见火）各半两，甘草（炙）二钱半，当归、远志各一钱。

【用法】水煎，加生姜、红枣。每日1剂，分2次服用。

【功用】 益气补血，健脾养心安神。

【主治】 心脾两虚之失眠。症见心悸怔忡，健忘不眠，盗汗虚热，食少体倦，面色萎黄，舌质淡，苔薄白，脉细缓。

【方解】 方中人参、白术、茯苓、甘草益气健脾，为主药，使脾胃强健，则气血自生，气能统血；当归、黄芪补气生血，为辅药，使气固血充；龙眼肉、酸枣仁养心安神，远志交通心肾，木香调气醒脾，以防补气血之药滋腻滞气，有碍脾胃运化，共为佐药；生姜、红枣调和营卫为使药。诸药合用以收益气补血、健脾养心之功。本方的配伍特点：一是心脾同治，重点在脾，使脾旺则气血生化有源，方名归脾，意在于此；二是气血并补，但重在补气，意即气为血之帅，气旺血自生，血足则心有所养；三是补气养血药中佐以木香理气醒脾，补而不滞。故张璐说："此方滋养心脾，鼓动少火，妙以木香调畅诸气。世以木香性燥不用，服之多致痞闷，或泄泻，减食者，以其纯阴无阳，不能输化药力故耳。"

【临床应用】

1. 用方要点 本方是治疗心脾气血两虚证的常用方。临床应用以心悸失眠，体倦食少，面色萎黄，便血或崩漏，舌质淡，苔薄白，脉细弱为其辨证要点。

2. 随症加减 归脾汤方中人参、黄芪、白术、茯苓、龙眼肉、酸枣仁具有健脾理气化湿功效。湿邪可化，因此头晕如蒙可以治愈，如果湿邪已除仍有入睡不眠去半夏、厚朴，茯苓改为茯神，方中可加五味子，柏子仁，养心安神，严重失眠，也可以根据病情加入龙齿、龙骨、牡蛎、珍珠母以镇静安神。也可以在大队的补气养血中配伍少量肉桂，以温宣阳气，鼓舞气血之生长。伴崩漏下血偏寒者，可加艾叶炭、炮姜炭，以温经止血；偏热者，加生地炭、阿胶珠、棕榈炭，以清热止血。

3. 使用注意 阴虚潮热者，非本方所宜。

4. 现代应用 归脾汤临床应用广泛，在内科疾病中可用于治疗冠心病、扩张性心肌病、消化性溃疡、贫血、血小板减少性紫癜、阵发性血红蛋白尿、肾功能不全、神经衰弱、癫痫、梅尼埃病等；在妇科疾病中用于治疗子宫出血、乳衄、更年期综合征、闭经、先兆流产等病。除此之外本方还可用于治疗视疲劳、过敏性鼻炎、口疮、脱发、肿瘤等疾病。

八珍汤

【来源】《正体类要》

【组成】人参一钱、白术一钱、茯苓一钱、当归一钱（酒拌）川芎一钱、白芍一钱、熟地一钱、炙甘草三两。

【用法】清水二盅，加生姜三片，大枣二枚，煎至八分，食前服。

【功用】益气补血。

【主治】气血两虚之失眠。面色苍白或萎黄，头晕耳眩，四肢倦怠，气短懒言，心悸怔忡，饮食减少，舌淡苔薄白，脉细弱或虚大无力。

【方解】本方治证多由久病失治或病后失调，或失血过多所致。治宜益气与补血并施。方中人参与熟地相配，益气补血，共为君药。白术协人参益气补脾，当归助熟地补益阴血，同为臣药。白芍养血敛阴，川芎活血行气，使补而不滞，合地、归而彰补血之效；茯苓健脾渗湿，炙甘草益气补中，伍参、术而补益脾之功，俱为佐药。甘草调和药性，兼作药使。煎加生姜，大枣，亦可调脾胃而和诸药。数药合用，共收气血双补之功。

【临床应用】

1. 用方要点　本方是温运脾阳，治疗中焦虚寒的主方。或汤或丸随机应变。凡因中焦阳虚所致的吐、泻、腹痛等虚寒症皆可用之。

2. 随症加减　本方又是治疗中焦虚寒的基础方，后世在理中一法基础上发展了不少方剂。例如：若兼见肾阳虚者，可用本方加附子，名附子理中丸（《太平惠民和剂局方》）。本方加附子、肉桂，名桂附理中丸（《三因方》），又名附桂理中丸，其回阳祛寒之力更著。本方加枳实、茯苓，名枳实理中丸（《太平惠民和剂局方》），是个胃肠动力药，治脘腹痞满，腹胀腹痛；也可用于慢性胃肠炎的心窝部胀满，食欲缺乏，腹满多痰等。本方加半夏、茯苓，名理中化痰丸（《名医杂著》），治疗胃阳虚，聚湿生痰，痰饮内停，咳嗽痰多而清稀或呕吐清水者。

3. 使用注意　湿热内蕴中焦或脾胃阴虚者禁用。

4. 现代应用　可用于慢性胃肠炎、溃疡病、消化不良引起的肠鸣腹泻，遇寒则腹痛，不欲饮食；以及胃无力症，胃液滞留，心窝部胀满不适和小儿消化不良等。还可用于治疗角膜软化症、肺不张、类风湿性关节炎及功能性子宫出血、紫癜等出血性疾病。

著名医家施今墨常用本方加味，组成"加味八珍汤"治疗失眠症；处方：党参10g，黄芪12g，磁朱丸（包）6g，当归10g，柴胡3g，白芍10g，茯苓10g，苍术10g，生地10g，茯神10g，白术10g，熟地10g，川芎4.5g，半夏10g，苡仁18g，陈皮6g，炙甘草3g。取本方益气养血安神之功，主治脾胃虚弱，运化无权，精微产生减少，气血两虚之失眠。症见失眠日久，头晕而痛，昏沉不清，极易烦急发怒，食欲不佳，腹胀嗳气，四肢酸麻，大便溏泄，面色苍白，语言力微，舌质淡胖苔白，脉象沉弱。且方中药物多应用炭类药，如生地、熟地、陈皮、苍术，意在运脾止泻；四物汤中的药物，也是多酒制或炭剂，是对脾虚血少之患治病求本之具体体现。

清镇汤

【来源】魏善初验方（李燕同等. 清镇汤配合认知—行为疗法治疗慢性失眠临床研究，新中医，2011）

【组成】胡黄连、盐黄柏、旱莲草、竹叶、贝母、龙眼肉、朱茯神、石菖蒲、远志、龙齿、煅牡蛎、黄芪、当归、白芍、熟地、沙参、甘草。

【用法】水煎服，每日一剂。

【功用】益气养血，清心泻火，镇静安神。

【主治】用于不寐。气血两虚兼有心火者。

【方解】方中黄连、黄柏、旱莲草、淡竹叶以清为主，清热泻火，清热凉血，清热化痰；龙眼肉、茯神、石菖蒲、远志，镇惊安神；龙骨、牡蛎，潜阳降逆；黄芪、当归、白芍、熟地、沙参，滋阴益气补血。方中诸药可概括为清、镇、潜、补四法。

【临床应用】

1. 用方要点 失眠病情错综复杂、缠绵难愈，临床有时很难有单一的方剂与之对应，于是有了大方、复方的出现，此类方若为经方家所见，必会被斥为"无稽"，但确有效验当为不虚，故必须引起足够重视。魏善初先生治失眠"清镇汤"就是中医大方的典型代表方剂。其方并非单纯的或补或镇，而是根据治失眠之常用方法"清"、"镇"、"潜"、"补"，各法均处药、四类药物组成，是魏善初教授的经验方，验之临床，确有疗效。

2. 随症加减 心悸甚者加磁石、丹参。痰多加胆南星、化橘红；头痛加白蒺藜、苍耳子；汗多加浮小麦、生牡蛎等。心烦者加山栀子；胁痛加郁金；月经不调加益母草。

甘麦芪仙磁石汤

【来源】朱良春验方（朱建平《朱良春精方治验实录》）

【组成】甘草6g，淮小麦30g，炙黄芪20g，仙茅12g，五味子6g，磁石15g，枸杞子12g，丹参12g，远志6g，茯苓15g。

【用法】水煎服，每日1剂，早晚各服1次。

【功用】调和阴阳，缓补心脾，强壮肾阳。

【主治】神经衰弱之心脾两虚或脾肾两虚证。

【方解】方中"甘麦大枣汤"本治脏躁不寐证，炙黄芪温补脾胃气血，亦补心气，淫羊藿补肾壮阳温而不燥，是调理阴阳的妙品，朱老以仙灵脾伍黄芪，以师法先师祖章次公先生所谓的单纯养阴、安神、镇静治失眠效果不佳时，适当加入桂附一类，温阳兴奋药，每每奏效之意，颇有巧思。盖仙灵脾伍黄芪足以顾及温阳兴奋调和阴阳，缓补，温补心脾，强壮肾阳。丹参、远志、茯苓、枸杞，乃取其安神定志，交通心肾，宁心安神、健脾滋肾。旨在意取平缓，既无桂附之燥，又无知柏之滞，以调整阴阳为主，达到养心安神之目的。磁石辛咸平，镇惊安神。辛能散能润，咸为水化，能润下软坚，治足少阳，少阴虚火上攻不眠。咸以入肾，其性镇坠而下降，则浮火归原，心神自安，配合诸药，相得益彰，失眠自愈。

【临床应用】

1. 用方要点 顽固失眠虚多实少，脾肾两虚，或心脾两虚之失眠，似现代医学所谓之神经衰弱，夜难入寐，或多梦易惊，或彻夜不眠之症。

2. 随症加减 顽固不寐，每据证加蝉衣3~5g，或加蜈蚣2枚，朱老善用虫类药治顽固失眠，常用蜈蚣和蝉衣，蝉衣早在《本经》中就记载用治小儿惊痫夜啼，朱老认为：凡因风因痰而生热，因热因恐而致痉，因惊因痰而为痫，癫和不寐的证候，用之都有疗效。治疗顽固不寐，在原方基础上适当加入蝉衣或蜈蚣，均有增加疗效，缩短疗程的显著效果。

3. 使用注意 本方孕妇慎加蝉衣或蜈蚣。

养心安神汤

【来源】董平验方（崔应珉《中华名医名方薪传》）

【组成】北五味子6g，珠麦冬12g，太子参、茯苓、茯神各9g，桂圆肉、当归各9g，生龙骨12g，生牡蛎18g，炙远志6g，柏子仁、炒枣仁各15g，夜交藤30g，炙甘草2.5g。

【用法】水煎服，每日1剂，早晚各服1次。

【功用】益气养心，补血安神。

【主治】气血不足、心失所养之不寐。

【方解】方中五味子、麦冬能滋养五脏，清心敛肝，滋肾益气强阴；太子参、茯苓、茯神能益心气；桂圆肉、当归能补心血；生龙骨能入肝安魂；生牡蛎能入肺定魄；远志能引肾气上达于心，得茯苓、茯神通心气下交于肾，合奏交通心肾之效，能佐麦冬散心郁以安神；炒枣仁补肝胆、敛心气；柏子仁镇肝，安惊悸，养心血；夜交藤除梦安神；炙甘草能和中，调和诸药。全方共奏益心血，补心气，镇心惊，安心神。

【临床应用】

随症加减：阴虚火旺者，去参、归、元肉，加滋阴阿胶，清火加竹叶、灯芯草、栀子、连翘心、黄连、黄芩；阴虚阳亢者，去参、归、圆肉，加阿胶、鸡子黄，阳亢甚者加生石决明、珍珠母；肾阴虚者加生地、玄参；肝肾阴虚者加枸杞子、山萸肉、沙苑蒺藜、二至、桑椹、黑芝麻之属；心肾不交者加黄连、桂心；心脾两虚者加土炒白术，若胃气不和，苔白食少，再加砂仁、佛手或二陈；惊恐伤神，心胆气虚者改太子参为人参，加菖蒲、龙齿、朱砂；惊悸不安者炙甘草用至9～15g，再加琥珀；惊魇有声者加二陈；健忘者远志用至9g，再加菖蒲、酥炙龟板。

百合安神汤

【来源】乔保均验方（乔振纲，乔艳华．百合安神汤为主治疗失眠证经验浅谈——附126例疗效观察．中国中医药基础医学杂志，1997）

【组成】生百合30～50g，炒枣仁30g，当归10g，夜交藤30g。

【用法】水煎服，每日1剂，早晚各服1次。

【功用】养心安神。

【主治】气血不足、心失所养之不寐。

【方解】失眠症的主要病机是心神不安，正如《景岳全书》所云："盖寐本乎阴，神其主也，神安则寐，神不安则不寐"。百合安神汤即据此立意。其中百合味甘，性寒，清补兼用，入心经善"敛气养心，安神定魂"，据老中医多年经验，重用百合有明显镇静安眠作用，故用以为君；炒枣仁甘收酸补，向为安神之要药，用以为臣；当归善补阴血，佐百合以养心阴，夜交藤味甘性平，佐枣仁以养心血，药虽四味，但君臣相合，互佐协力，功专安神。不寐病因虽多，证型亦杂，但均以心神不守为共同病机，其治均当以安神为要务，故不论何型，皆可用百合安神汤为主加减进行治疗。实际应用时，百合用量宜重，方能获效卓然。因其药性平和，即使用50g，亦无任何副作用，尽管放胆用之。

【临床应用】

随症加减：肝郁化火者，合用丹栀逍遥丸或龙胆泻肝汤；思虑过度者，合用茯神、桂圆肉、白术、木香、石斛、陈皮、柏子仁等；卒受惊恐者，加用远志、山萸肉、琥珀、生龙牡等；饮食停滞者，加砂仁、麦芽、山楂、鸡内金、槟榔等，若腹胀满、大便干结者合调胃承气汤或枳实导滞丸；痰热内蒙者，上方加温胆汤。心肾失调者，上方合用六味地黄丸、交泰丸为基本方；偏阴虚火旺者，合黄连阿胶汤或天王补心丹；偏肾阳虚者，合右归丸或金匮肾气丸；遗精明显者酌加桑螵蛸、金樱子、芡实、莲须；盗汗明显者酌加知母、黄柏、五倍子、煅龙牡等。心脾失调者，主方合归脾汤；纳呆明显者酌加陈皮、焦三仙；腹胀明显者酌加砂仁、川朴；大便稀溏者，去当归，酌加山药、薏仁、白扁豆。肝血虚者合用四物汤；肝阴虚者合一贯煎；肝阳上亢者，合羚羊钩藤汤；月经不调者，酌加香附、益母草。

补心安神膏

【来源】 赵绍琴验方（吴军著《名老中医屡试屡效方2》）

【组成】 黄芪60g，党参30g，生地60g，当归60g，赤芍60g，白芍60g，川芎60g，阿胶30g，黄芩20g，川黄连10g，女贞子30g，旱莲草60g，金樱子60g，五味子60g，远志肉30g，生牡蛎80g，珍珠母80g，焦麦芽60g，鸡内金60g，桑椹子60g，鲜葡萄2500g，鲜苹果4000g（切片），蜂蜜150g，冰糖60g。

【用法】 将上药除阿胶外共入锅中，煎煮4小时，去净药渣，置文火上浓缩，加鲜葡萄和鲜苹果，再煎，再去净渣，加蜂蜜150g，冰糖60g，徐徐收膏，同时将阿胶溶化于膏内，以滴水成珠为度，贮于瓶中。每日早晚各服一匙，白开水化服。

【功用】 健脾安神，养血宁心。

【主治】 劳倦太过而心脾两虚的失眠证。症见心悸健忘，肢倦神疲，纳食欠佳，面色少华，大便秘结，舌淡，脉细弱。

【方解】 方中黄芪、党参健脾益气；女贞子、旱莲草、金樱子、桑椹子、五味子滋补肝肾，以达补心阴之效，此即"虚则补其母"；当归、赤白芍、川芎、阿胶养血；生牡蛎、珍珠母重镇安神；沙参、生地、鲜葡萄、鲜苹果、蜂蜜生津增液，以润大肠，老年血虚便秘之人，尤为适宜；"胃不和则卧不安"，本方在大量滋补药中加入焦麦芽、鸡内金、远志、黄连、黄芩，一则可防补药滋腻碍胃，二则可消胃中积滞，疏理肠腑。

【临床应用】

本方适用于劳倦太过而心脾两虚的失眠证，或伴见脾虚食滞者。临床以心悸健忘，肢倦神疲，纳食欠佳，面色少华，大便秘结，舌淡，脉细弱为辨证要点。

临证时可根据不同兼症，灵活加减化裁，如素有肺虚，燥热咳嗽，或血虚便结者，加川贝母30g，麦冬30g，玉竹30g；痔疮便血者，加丹参30g，炒地榆60g，炒槐花60g，干荷叶30g；燥热干咳，舌瘦干红者，加款冬花60g，桑白皮 60g，地骨皮 60g，紫菀 30g。

如遇感冒及其他疾病发生，应立即停服此药，以免留邪。

五、心胆气虚

安神定志丸

【来源】《医学心悟》

【组成】茯苓、茯神、人参、远志各一两，石菖蒲、龙齿各五钱。

【用法】上药为末，炼蜜为丸，如梧桐子大，辰砂为衣。每服 6g，开水送下。

【功用】益气宁心，安神定志。

【主治】主要适用于治疗心悸、怔忡、失眠、烦躁、惊狂等病证。因惊恐而失眠，夜寐不宁，梦中惊跳怵惕。症见易惊，心悸失眠，多梦，气怯神疲，舌质淡，脉细弱。

【方解】方中朱砂、龙齿重镇安神，远志、石菖蒲入心开窍，除痰定惊，同为主药；茯苓、党参健脾益气，协助主药宁心除痰。

【临床应用】

1. 用方要点　本方是治疗心虚胆怯，痰扰心神证的基础方，临床应用以失眠多梦，心悸怔忡，善惊易恐，坐卧不安，健忘头沉，神疲乏力，舌质淡，苔薄腻或厚，脉细略数或细弦为证治要点。

2. 随症加减　失眠重者，方中加入酸枣仁、柏子仁，则养心安神作用更好；若用于治癫痫，痰多者宜加入胆南星、竹茹等涤痰之品。伴有神疲乏力，自汗懒言，面色无华，头晕目眩，加党参、黄芪；兼见心阳不振，加附子、桂枝；自汗加麻黄根、浮小麦、山萸肉、乌梅；气虚挟湿，加泽泻，重用白术、茯苓；气虚挟瘀，加丹参、桃仁、红花；兼心血不足，加熟地、阿胶；若心气郁结，心悸烦闷，精神抑郁，胸胁时痛，加柴胡、郁金、合欢皮、绿萼梅。

3. 使用注意　阴虚者慎用本方。此方中重镇药（朱砂）用量较大，常服容易损伤脾胃功能，所以不可久服。朱砂含汞也不可久服。孕妇慎用。

4. 现代应用 本方现代主要用于神经衰弱、心律不齐、心动过速、焦虑症、抑郁症、围绝经期综合征、癫痫、惊狂等病，临床辨证属心气虚弱、痰扰心神证者。

定志丸

【来源】《备急千金要方》

【组成】石菖蒲、远志各二两，白茯神、人参各三两。

【用法】炼蜜为丸，朱砂为衣，米饮汤下。

【功用】益气安神，宁心定志。

【主治】心神不安，惊悸健忘，情志抑郁；或言语错乱，喜笑发狂等症。

【方解】人参补心气，菖蒲开心窍，茯苓能交心气于肾，远志能通肾气于心，朱砂色赤，清肝镇心。

【临床应用】

1. 用方要点 本方以惊悸健忘，情志抑郁，或言语错乱，喜笑发狂为辨证要点。

2. 随症加减 若见肝阳上亢者，加石决明、生牡蛎、灵磁石；阴虚潮热、五心烦热者，加麦冬、玄参、地骨皮。

3. 使用注意 服用本方时忌炸物、羊肉。

4. 现代应用 此方现代用于治疗近视和健忘等。

镇心安神汤

【来源】吴震西验方（吴震西、李祖荫、蒋熙"镇心安神汤"加减治疗严重失眠症 157 例小结，江苏中医药，1984）

【组成】生龙骨 10~30g，生牡蛎 30g，朱茯苓 12g，紫丹参、炒枣仁各 30g，合欢皮 12g，夜交藤 30g。

【用法】水煎服，每天 2 次，3 天为一疗程。

【功用】平肝潜阳，镇心安神。

【主治】失眠。

【方解】镇心安神汤以镇心药龙骨、牡蛎、朱茯苓伍养心安神药丹参、枣仁、合欢皮、夜交藤组成，综合辨证，选增药，服后不仅安然入睡，醒来且无任何不适应。

【临床应用】

1. 用方要点 中医临床应用以失眠多梦，心悸虚烦，腰腿酸软，舌红苔白，脉细数为其汤证之要点。吴震西教授用本方治疗失眠，表现为入睡困难，易醒，累计每夜睡眠不足 3 小时，服安眠药已失效者；或早醒，醒来不能再度入睡，每夜睡眠仅 2~3 小时者；或通宵不寐者，均取得了良好的疗效。

2. 随症加减 阴血虚加当归身、白芍、生地、龙眼肉；气阴虚加太子参、麦冬、五味子；阴虚火旺加生地、麦冬、川连；心火偏亢加川连（或莲子心）、黄芩、麦冬；心肝火旺，加川连、麦冬、山栀、丹皮；惊吓加酒炒郁李仁、生龙齿；肝郁加四逆散。

3. 使用注意 单纯因痰热、瘀血、胃腑不和所致的失眠，不宜使用镇心安神汤。

六、心肾失调

交泰丸

【来源】《韩氏医通》

【组成】 黄连六钱，肉桂一钱。

【用法】 上二味，研细，白蜜为丸。每服 1.5~2.5g，空腹时用淡盐汤下。

【功用】 交通心肾，清火安神。

【主治】 用于胸中痞闷嘈杂，大便稀则胸中颇快，大便坚则痞闷难当，不思饮食。

【方解】 方中黄连清心泻火以制偏亢之心阳，用肉桂温补下元以扶不足之肾阳；心火不炽则心阳自能下降，肾阳得扶则肾水上承自有动力。水火既济，交泰之象遂成，夜寐不宁等症便可自除。

【临床应用】

1. 用方要点 以心火亢盛，心肾不交，怔忡，失眠为该方辨证之要点。

2. 随症加减 本方多做丸剂，少用汤剂，随症加减可加用其他丸剂。

3. 使用注意 本方仅适用于心火亢盛，肾阳不足所致的心肾不交，不能泛治一切心肾不交的病证。

4. 现代应用 本方适用于治疗更年期忧郁症和单纯性失眠，以及由于情绪激动所引起的心动过速，高血压头痛亦有良效。

著名中医学家程门雪喜用本方，在本方的基础上加味组成加味交泰丸治疗失眠，处方：肉桂心 1.2g，姜川连 0.9g，制半夏 6g，北秫米 9g（包煎），云茯苓 9g，炙远志 3g，炒枣仁 9g，淮小麦 12g，陈皮 4.5g，春砂壳 2.4g，川楝子 6g，煅瓦楞 12g，佛手柑 2.4g，炒香谷芽 12g，片姜黄 2.4g。本方疏肝和胃，养心安神。主治不寐，症见纳呆，脘中不舒，胃纳不香，泛泛欲恶；不寐，心悸不安，夜半发烦，脉数。程老指出，夜半发烦之失眠，为阳不入阴，故以肉桂、黄连引阳入阴，引火归源；脘中不舒，为肝胃不和，故以苓、夏、陈、秫米和胃安中；佛手、川楝疏肝理气；远志、枣仁、小麦养心安神；砂壳、谷麦芽消食运脾。共达疏肝和胃、养心安神之功效。

桂枝加龙骨牡蛎汤

【来源】《金匮要略》

【组成】 桂枝，芍药，生姜各 3 两，甘草 2 两，大枣 12 枚，龙骨、牡蛎各 3 两。

【用法】 上七味，以水 700 毫升，煮取 300 毫升，分三次温服。

【功用】 调补阴阳，交通心肾。

【主治】 虚劳阴阳两虚，男子失精，女子梦交，自汗盗汗，遗尿。少腹弦急，阴头寒，目眩（一作目眶痛），发落，脉极虚芤迟，或芤动微紧。心悸多梦，不耐寒热，舌淡苔薄，脉来无力者。

【方解】 本方乃桂枝汤加龙骨、牡蛎。其中桂枝汤调和阴阳（桂枝、甘草辛甘化阳，芍药、甘草酸甘化阴），加龙骨、牡蛎，不仅固敛走失之阴精，而且潜纳浮越之阳气，与桂枝汤相伍，可谓刚柔相济，标本兼治。

【临床应用】

1. 用方要点 本方为治疗虚劳，阴阳两虚之方。临床运用以心烦不寐，心悸多梦，男子失精，女子梦交，自汗盗汗，遗尿，不耐寒热，舌淡苔黄，脉来无力为辨证要点。

2. 随症加减 若气虚明显者，加人参、黄芪，以益气补虚；若血虚明显者，加当归、熟地，以滋补阴血；若肾虚者，加何首乌、补骨脂，以滋补肾精；若遗精明显者，加山萸肉、金樱子，以收敛固涩等。

3. 使用注意 心肾虚热证，慎用本方。服药期间忌服用海藻、菘菜、生葱、猪肉、冷水。

4. 现代应用 本方用于治疗癔病、失眠、遗精或滑精、不孕症、先兆流产、久泻、更年期综合征、盗汗、小儿支气管炎、慢性荨麻疹、颈椎病等属上述证机者。

柏子养心丸

【来源】《国家药典》

【组成】柏子仁 25g、党参 25g、炙黄芪 100g、川芎 100g、当归 100g、茯苓 200g、远志（制）25g、酸枣仁 25g、肉桂 25g、五味子（蒸）25g、半夏曲 100g、炙甘草 10g、朱砂 30g。

【用法】以上十三味，朱砂水飞成极细粉；其余柏子仁等十二味粉碎成细粉，与上述粉末配研，过筛，混匀。每 100g 粉末用炼蜜 25～40g 加适量的水泛丸，干燥，制成水蜜丸；或加炼蜜 100～130g 制成小蜜丸或大蜜丸，即得。口服，水蜜丸一次 6g，小蜜丸一次 9g，大蜜丸一次 1 丸，一日 2 次。

【功用】养心安神，滋阴补肾。

【主治】阴血亏虚，心肾失调所致之精神恍惚，惊悸怔仲，夜寐多梦，健忘盗汗，舌红少苔，脉细而数。

【方解】方中以党参、黄芪补气。当归、川芎养血均为主药，柏子仁，茯苓，远志，酸枣仁，朱砂宁心安神。镇静催眠。均为辅药，佐五味子收敛心阴，固摄心气，半夏曲可除痰化滞。配肉桂鼓舞气血运行，并能引火归元。用甘草调和各药。又能和中。诸药合用，共奏补气养血，安神定志之效。

【临床应用】

1. 用方要点 临床应用以心肾两虚，内热较轻精神恍惚，失眠多梦，舌红少苔，脉细而数为辨证要点。

2. 随症加减 失眠较重者，可酌加龙骨、磁石。

3. 使用注意 孕妇及阴虚火旺之人忌服。

4. 现代应用 现代临床此方多用于治疗：神经衰弱、精神分裂症、心脏病等辨证属于心肾两虚者。

安眠四味饮

【来源】 田维柱验方（隋殿军、王迪著《国家级名医秘验方》）

【组成】 枸杞30g，炒枣仁40g，百合40g，五味子15g。

【用法】 水煎代茶饮。

【功用】 清心除烦，安神定志。

【主治】 不寐，证属心肾不交者。症见失眠，夜寐不安，睡眠不实，虚烦，惊悸多梦，舌质红，脉沉缓或结代。

【方解】 方用枸杞性平，功补而润，清肝滋肾，助阳补虚；枣仁甘酸而润，专补肝脾而宁心，治虚烦不眠；百合，甘微寒，归心经而清心安神，治疗虚烦惊悸多梦不眠；五味子五味俱全，滋补肾水敛气强阴。四药合用，心肾均得补益，水火既济，虚烦得除，心神得安。此方药少而精，可水煎或开水冲之代茶饮，方便有效。

【临床应用】

1. 用方要点 本方以失眠，夜寐不安，睡眠不实，虚烦，惊悸多梦，舌质红，脉沉缓或结代为辨证要点。临床主要用于治疗失眠、多梦、心烦、心悸、神经官能症等证属心肾不交，心神不宁者。

2. 随症加减 若见肝火旺盛可加菊花，阴虚可加麦冬。

3. 使用注意 胃炎、胃酸过多者，五味子酌减。

安眠汤

【来源】 孔伯华验方

【组成】 磁石9g，知母9g，黄柏9g，生龙牡、石决明各12g，胆草、六曲、柏子仁、代赭石、焦栀子、厚朴花各9g，朱莲心6g，鲜石斛15g，茯神45g，首乌藤 60g，旋覆花 12g，藕 30g，鸡内金 12g，荷叶 1 个。

【用法】水煎服，每日 1 剂，早晚各服 1 次。

【功用】镇心安神，交通心肾。

【主治】心肾不交之不寐。症见彻夜失眠，脑力迟顿，头昏少寐，耳鸣重听，腰酸膝软，舌红少苔，脉细疾数。

【方解】本方证属心肾不交，又因刺激，相火上浮，牵动肝魂，以致失眠。故以磁石、代赭石、龙牡、石决明镇心；柏子仁、首乌藤养神；知柏、石斛滋肾水；栀子、莲心降心火，与上药合用，上清下滋，使心肾相交。全方配合共起镇心安神、交通心肾之功。

【临床应用】

本方临床以彻夜失眠，脑力迟顿，头昏少寐，耳鸣重听，腰酸膝软，舌红少苔，脉细疾数为辨证特点。临床主要用于不寐、心悸、郁证、癫痫等治疗。

丹参枣仁汤

【来源】董建华验方（吴军著《名老中医屡试屡效方》）

【组成】丹参、生龙骨、生牡蛎、夜交藤、合欢皮各 15g，炒枣仁、柏子仁各 10g。

【用法】先用水将生龙骨、生牡蛎和其他药物分别浸泡 30 分钟，再用火先煎生龙骨、生牡蛎 30 分钟，然后纳入诸药再煎，取汁 250ml，再加水煎取 150～200ml，2 次煎出药液共 300～450ml 左右，合匀。每日 1 剂，分 2 次温服。

【功用】养血安神，清肝泻火，交通心肾。

【主治】心肝火旺，心肾不交的失眠。症见心烦不眠，难以入睡，睡即多梦，口苦咽干，舌红苔黄，脉细弦数。

【方解】方中丹参入血，既养心肝之血，又凉血分之热，从而起到安神作用，为本方主药；炒枣仁养肝血；柏子仁补心阴，生龙骨、生牡蛎镇静以增安神之功；夜交藤清虚火安心神；合欢皮化痰浊宁心神。

【临床应用】

1. 用方特点 本方系自拟经验方，适应于心肝火旺，心肾不交的失眠。其审证要点为：心烦不眠，难以入睡，睡即多梦，口苦咽干，舌红苔黄，脉细弦数。

2. 随症加减 若目眶发黑，为肾水虚亏，加生熟地或女贞子；若虚烦性急，加山栀、白芍；若难以入睡，口苦舌尖红痛，加黄连或木通少许；若头晕目赤，加珍珠母；痰多可加茯神、菖蒲；胸胁闷胀，叹息，加郁金、香附；大便不通，加枳壳、槟榔、瓜蒌；时有躁热，面红或眩晕耳鸣，加龟板、磁石、石决明；五心烦热，加功劳叶、地骨皮、知母。

3. 使用注意 服药同时，应以清淡而富于营养的饮食为主，禁食辛热油腻之品，以防助火生痰。同时睡前避免饮用浓茶、烟酒，用温水洗脚，以引火下行。保持情绪安定，心情舒畅，解除思想负担。本方以养血安神为主，气虚阳虚者慎用，因邪实内扰者慎用。

七、血虚阳浮

酸枣仁汤

【来源】《金匮要略》

【组成】 酸枣仁二升，甘草一两，知母二两，茯苓二两，川芎二两。

【用法】 以水八升，煮酸枣仁，得六升，纳诸药，煮取三升，分温三服。

【功用】 养血安神，清热除烦。

【主治】 虚烦不眠证。失眠心悸，虚烦不安，头目眩晕，夜间盗汗，咽干口燥，舌红，脉弦细。

【方解】 方中酸枣仁养血补肝，宁心安神；茯神宁心安神；知母滋阴清热；川芎调气疏肝；生甘草清热和中。

【临床应用】

1. 用方要点 临床应用以虚烦不眠、心悸盗汗、头目眩晕为使用依据。

2. 随症加减 如果睡眠时惊醒，心悸梦多，舌淡，脉弦细者，可加入龙齿、人参；心烦躁较甚者，可加入川连、栀子；血虚甚者，应加入当归、龙眼肉；阴虚火旺甚者，应加入生地、麦冬；盗汗者，加入五味子、浮小麦、煅牡蛎。

3. 使用注意 本方酸枣仁常选用炒枣仁，李时珍云：熟用，疗胆虚不得眠。名老中医焦树德教授治失眠也喜用炒枣仁，而且最好是新炒的。使用本方时注意忌食辛辣、生冷。

4. 现代应用 现代临床本方用于治疗神经衰弱、不眠症、嗜眠症、健忘症、惊悸、神经症、巴塞杜病等。

已故名老中医张伯臾常用此方化裁，治疗心肝阴虚，内热上扰，心神失养之失眠，症见艰寐梦忧，心悸，心烦胸闷，头昏，动辄汗出，神疲口干，舌边尖红，稍有裂纹，苔薄，脉细虚弦结代。处方：炒枣仁 12g，炒知母 6g，炒川芎 6g，云茯苓 12g，炙甘草 9g，麦冬 12g，生地、熟地各 15g，熟附片（先煎）6g，五味子 6g，磁朱丸 10g（包煎），刺白蒺藜 12g，生蒲黄 12g，龙骨 24g（先煎）。

琥珀多寐丸

【来源】《景岳全书》

【组成】琥珀、羚羊角（细镑）、人参、远志、甘草、茯苓各等份。猪心血（鲜猪血）。

【用法】上为细末，猪心血和炼蜜为丸，如芡实子大，金箔为衣。成人每次 1~3 丸，日 2 次口服。儿童酌减。

【功用】清心养营，安神定魄，平肝安神。

【主治】用于血虚肝热，恍惚健忘，心悸不寐等心神不安之证。

【方解】本方中琥珀可安五脏，定魂魄。羚羊角咸寒，入肝、心、肺经，主泻肝火，清心肺。肝主风，开窍于目而藏血，为平肝熄风之要药。人参大补元气，安神益智。远志苦辛性温，性善宣泄通达，既能开心气而宁心安神、又能通肾气而强志不忘，为交通心肾、安定神志、益智强识之佳品。茯苓味甘、淡，性平，本方主要取其安神之功效，甘草性平、味平，归心、肺、脾、胃经，可补脾益气，且调和诸药。

【临床应用】

1. 用方要点 临床应用以不寐、神志恍惚，头晕健忘，心悸，坐卧不宁为其证治之要点。

2. 随症加减 本方为丸剂。

3. 使用注意 本方中羚羊角为保护动物，现用水牛角代替。儿童酌减，平素体弱虚寒者慎用。

4. 现代应用 主要治疗神经官能症和植物神经紊乱等神志不安之证。

甘缓潜宁汤

【来源】张琼林验方

【组成】生铁落50g、珍珠母30g、灵磁石30g（上3味先煎半小时）、炙甘草8g、小麦30g、大枣4枚、百合20g、知母20g、生地20g、柏子仁15g、石菖蒲10g、远志8g。

【用法】水煎服，每日1剂，早晚各服1次。

【功用】潜宁缓急，养心安神。

【主治】脏躁（更年期综合征、神经症、忧郁症、自主神经功能紊乱、癔病、失眠等）。

【方解】本方以生铁落、珍珠母、灵磁石3味联合应用，意在加强辛凉潜降、镇肝宁心的功效，比较之其作用胜于单味潜镇药。肝急既缓，神能入舍，甘缓和中、养心安神的甘麦大枣汤，更能发挥其应有的作用。再以百合知母汤、百合地黄汤三方并为一方，协同组合，相得益彰，并借助石菖蒲、远志开心气、通心窍，利导引经，诸多"百合病"症状（精神神经症状）均能得到控制。

【临床应用】

张琼林老中医认为"肝苦急，急食甘以缓之"，《沈氏尊生》应用甘麦大枣汤重加紫石英先解决"肝苦急"，取其镇肝以助甘缓作用，却提高了本方的疗效。实话实说，几十年来凡是有关甘麦大枣汤治疗"脏躁"证的报道，均非单纯"甘麦大枣"，皆是加味组方。本方取其意，重用重镇安神药，再以百合知母汤、百合地黄汤，协同组合，相得益彰，治脏燥甚切病机。

本方除舌大苔腻，痰浊内壅，非常典型的温胆汤证外，一般均能应用。

心安方

【来源】陈镜合验方（隋殿军，王迪著《国家级名医秘验方》）

【组成】百合30g、生地30g、浮小麦30g、大枣25g、甘草6g、莲子30g、鸡蛋1个、白糖适量。

【用法】水煎服，每日1剂，早晚各服1次。

【功用】养心宁神，解郁除烦。

【主治】不寐。证属心血不足者。症见失眠心悸，恐惧多疑，多愁善感，面色淡白或萎黄，唇、舌色淡，脉细无力。

【方解】该方实为百合地黄汤和甘麦大枣汤两方加莲子组成，加上莲子、鸡蛋与糖，实起加强其养心宁神、解郁除烦之功效。百合、生地、浮小麦、莲子养心安神，除虚烦；大枣、甘草和中；鸡蛋协诸药安中定志。诸药合用，共奏养心宁神，解郁除烦之功。

【临床应用】

1. 用方要点　本方以失眠心悸，恐惧多疑，多愁善感，面色淡白或萎黄，唇、舌色淡，脉细无力为辨证要点。临床主要用于治疗失眠、多梦、心烦、心悸、神经官能症等证属心血不足，心神不宁者。

2. 随症加减　若见失眠重症，可加夜交藤30g；伴慢性胃炎或肠炎，上腹胀痛者，可加白术10g、砂仁10g（后下）；腰酸耳鸣，舌质红无苔，脉细数者，可加山萸肉15g，菟丝子15g。

3. 使用注意　有胃肠症状，如不欲食、容易腹泻者不宜用此方。

清热安眠汤

【来源】邹云翔验方

【组成】全当归9g，生地15g，川芎2.4g，桃仁9g，红花、黄芩、白蒺藜、蒲黄、龟板、麦冬、竹茹、龙齿、牛膝、夏枯草均为9g，柴胡、枳壳、陈胆星、甘草各3g，山栀6g，黄连0.9g，酸枣仁12g，火麻仁15g。

【用法】水煎服，每日1剂，早晚各服1次。

【功用】养血行瘀，疏肝泄热。

【主治】心血不足、心肝火旺、痰浊血瘀不寐。症见失眠通宵不能入睡，烦躁，头昏，后脑及两太阳穴疼痛，口干苦，大便干结，小溲黄赤，舌苔黄厚，脉弦细。

【方解】方中以桃红四物汤，养血活血；柴胡、枳壳疏肝；白蒺藜、黄芩、夏枯草清泄肝热；山栀、黄连清心火；胆星、竹茹化痰降火；龟板、麦冬滋心肾之阴；龙齿重镇安神；酸枣仁养心安神；火麻仁润肠通便；本方配合，共奏养血行瘀，疏肝泄热之功。

【临床应用】

本方临床以失眠，烦躁，头昏，后脑及两太阳穴疼痛，口干苦，大便干结，小溲黄赤，舌苔黄厚，脉弦细为辨证特点。现临床主要用于不寐、心悸、郁证、癫痫等治疗。

琥珀合欢白芍汤

【来源】凌一揆验方（凌一揆《家庭医药》）

【组成】琥珀0.6g（研末冲服），合欢花9g，白芍9g。

【用法】水煎服，一日一剂。

【功用】安神解郁，养血柔肝。

【主治】血虚阴虚之失眠。多因思虑过度则伤脾，脾血亏损，血虚无以养心，心虚则神不守舍；肝失条达，郁而化火，上扰心神，阴液亏耗，无以上承于心，五志之火无制，而君火更亢，阳不入阴，致使心神不安而产生失眠、多梦、神疲、舌红或淡红、脉细弱或细数诸症。

【方解】本方琥珀安五脏，定魂魄，镇惊安神，为君药；辅以合欢花安神解郁，入脾补阴，入心缓气而令五脏安和，神气舒畅；再佐以养血柔肝益脾之白芍，用其苦入心，微寒泻心火，酸入肝，收敛肝阴。全方药仅三味，但组方严谨，疗效确切，尤其以血虚阴虚型病人为佳。

【临床应用】

随症加减：肝虚有热之虚烦不眠与酸枣仁汤合用；热病后期，热邪未尽，阴液已伤者与黄连阿胶汤合用；心肾不足，阴虚阳亢失眠、心悸、健忘、口燥咽干、舌红无苔者，加生地、柏子仁等养心滋肾之品。

八、肝肾亏虚

滋肾宁心煎

【来源】董漱六验方（隋殿军，王迪著《国家级名医秘验方》）

【组成】首乌、黑豆、生地、丹参各90g，天冬60g，枸杞60g，女贞子、桑椹各120g，怀牛膝90g。

【用法】上方用水浸泡一宿，浓煎3次，去渣，滤取清液，加糖适量，文火煎浓缩至500ml，装瓶备用。日服2次，每次30ml，以开水送下，连服4瓶为一疗程。

【功用】滋肾填精，养血熄风。

【主治】用于不寐属于肝肾精亏者。

【方解】方中何首乌、黑豆、桑椹共同发挥补肝肾，益精血，乌须发，强筋骨之功效。生地味甘、苦，性微寒，归心、肝、肾经，滋养肝肾之阴。枸杞子味甘，性平，滋肾润肺，补肝明目。女贞甘平，少阴之精，隆冬不凋，其色青黑，益肝补肾。丹参苦，微寒。归心、肝经，清心除烦，养血安神。麦冬养阴生津。诸药合用，共奏滋肾填精，养血熄风之功效。

【临床应用】

1. 用方要点　中医临床应用以肝肾精亏为其汤证之要点。临床主要用于梅核气、梅尼埃病、中枢疾病、高脂血症、及动脉粥样硬化、中风、眩晕病等。

2. 随症加减　伴血瘀者加桃仁、红花、三七等，肝阳上亢可加龙骨、牡蛎。

3. 使用注意　本方为补益剂，多用宜碍脾胃，故脾胃虚弱者慎用。

枸杞枣仁汤

【来源】 彭静山验方（吴军著《名老中医屡试屡效方》）

【组成】 枸杞30g、炒枣仁40g、五味子10g。

【用法】 上药3味和匀，分成5份，每日用药1份，置于茶杯中，开水浸泡，当茶频频饮之。或日饮3次，每次至少50ml。本方以药代茶频饮，既可免去煎药之劳，亦可达到治疗之效，且服用方便。

【功用】 补益肝肾，养血安神。

【主治】 用于心血不足，肾阴亏损之失眠。可见虚烦心悸，夜寐不安，梦遗健忘，舌红少苔，脉细数。

【方解】 方用枣仁、枸杞子补肝肾，养心血；五味子敛心气，滋肾水。全方药少力专，滋补肝肾，养血安神。

【临床应用】

1. 用方要点 中医临床应用以虚烦心悸，夜寐不安，梦遗健忘，舌红少苔，脉细数为证治要点。

2. 随症加减 运用本方，可根据不同情况，适当调整用量或加减药味。如心律不齐，而失眠较轻者，枣仁、枸杞子量宜相同；单纯失眠者枣仁量宜大；胃酸过多者，可去五味子，加白豆蔻。服药时，可适当加入白糖或麦乳精以调味。

3. 使用注意 因本方中有五味子，故有胃酸分泌过多的患者使用本方应慎重。

挹神汤

【来源】 焦树德验方（阎小萍主编《焦树德临证百案按》）

【组成】 生石决明（先煎）20～45g，生龙、牡（均先煎）各15～30g，生地黄12～18g，生白芍10～15g，炒黄芩10g，茯神（苓）15g，香附10g，远志9～12g，炒枣仁12～20g，白蒺藜9～12g，合欢花6g，夜交藤15g。

【用法】 水煎服，每日1剂，早晚各服1次。

【功用】养阴柔肝，潜阳安神。

【主治】肝肾阴虚，肝阳亢旺所致的失眠。症见失眠健忘，头痛，头晕，急躁易怒，心悸不宁，阵阵烘热，心烦汗出，情绪不稳，精神不振，悒悒不乐，遗精滑精，腰酸腿软，不耐作劳，舌苔薄白，脉象细弦等症。

【方解】本方以生石决明、生牡蛎咸凉清热，益肝阴，潜肝阳，收浮越之正气，为主药；生地黄、白芍补益真阴，滋水涵木，凉血生血，柔肝安脾，为辅药；夜交藤滋肝肾，交合阴阳，合欢花解郁安神，酸枣仁养肝助阴，宁心敛汗而安神，远志肉交通心肾，白蒺藜散郁，祛肝风，共为佐药；香附为阴中快气药，引血药至气分，增强诸药活力，兼能理气解郁，黄芩泻肝胆火，益阴退阳，共为使药，诸药合用，共达养阴柔肝，潜阳安神，交通心肾之功。

【临床应用】

焦老除用本方治疗神经衰弱外，还常用于治疗癔病，更年期综合征，抑郁症等出现上述证候者。并随症加减运用，肝血虚者，加当归、阿胶；烦燥易怒者，加赭石、磁石；头晕明显者，加泽泻、钩藤；闷闷不乐，精神不振者加玫瑰花，并重用合欢花；肝火旺者，加龙胆草。心肾不交，加石菖蒲、郁金等，或加交泰丸。心火旺者，可加川连、淡竹叶等。

滋肝安神汤

【来源】程门雪验方（上海中医学院《程门雪医案》）

【组成】阿胶珠9g，酒白芍6g，珍珠母15g，茯神9g，酸枣仁9g，黄连0.9g，炒杜仲6g，炒白蒺藜9g，炒川断9g，桑寄生9g，金锁固精丸12g（包煎）。

【用法】水煎服，每日1剂，早晚各服1次。

【功用】滋肾柔肝，清心安神。

【主治】肝肾阴虚，虚火妄动之不寐。症见失眠日久，口苦，舌麻辣，后脑热，头痛耳鸣，腰酸痛，遗精，苔薄，脉弦细。

【方解】证属阳不入阴，心肾不交，阴虚火旺，肝阳扰动。故以阿胶、白芍滋肾柔肝；珍珠母镇肝潜阳；川断、杜仲、寄生、蒺藜滋肝补肾；茯神、枣仁养心安神；用黄连者，程老认为对心阴不足或肾水不足，心火有余而烦躁者，黄连用量宜小并用水炒、盐水炒或蜜水炒，以防苦从燥化；黄连治烦躁，一要轻用，二要配伍，如配阿胶或枣仁。

【临床应用】

本方现临床常用于治疗肝肾阴虚，虚火妄动，心神不宁之失眠、焦虑、神经官能症等。

七子丸

【来源】 施今墨验方

【组成】 补骨脂60g，贝齿30g，生龙牡各30g，蛇床子、熟地、枸杞、菟丝子、覆盆子、车前子、五倍子、巴戟天、仙灵脾、鹿衔草、制首乌、紫河车、朱茯神、炒远志、炙甘草、鹿角胶各30g，五味子、菖蒲、蝉衣各15g。

【用法】 共研细末，金樱子膏420g，炼蜜为丸，如梧桐子大，每日早晚各服10g，白开水送下。

【功用】 补肾镇惊安神。

【主治】 肾虚脑髓失养之不寐。症见体弱，头晕，耳鸣，多梦，腰酸，梦遗早泄，阳痿，记忆力减退，思维难以集中，常彻夜不能入睡，精神萎靡，面色无华，舌质淡、苔薄，六脉均弱，两尺尤甚。

【方解】 施老认为治失眠宜用镇静药，阳入于阴始得入睡，此为常法。今如补骨脂、巴戟、灵脾助阳药为主；加首乌、生地、龙牡滋阴潜阳之品，和调阴阳；更加"七子"以调补肾精。如此配伍，补肾镇精安神，可获良效。

【临床应用】

本方临床以体弱，头晕，耳鸣，多梦，腰酸，梦遗早泄，阳痿，记忆力减退，思维难以集中，常彻夜不能入睡，精神萎靡，面色无华，舌质淡、苔薄，六脉均弱，两尺尤甚为辨证特点。现临床主要用于肾虚脑髓失养之不寐、虚劳、亚健康等治疗。

九、肝胃不和

半夏枯草煎

【来源】 朱良春验方（邱志济，朱建平．朱良春治疗顽固失眠的用药经验和特色．辽宁中医杂志，2001）

【组成】 姜旱半夏12g、夏枯草12g、苡米60g（代秫米）、珍珠母30g。

【用法】 水煎服，每日1剂，早晚各服1次。

【功用】 和胃降逆，养阴舒肝，潜阳安神。

【主治】 肝血肝阴两虚，或肝胃不和，或土壅木郁，胃失和降等因，导致心失所养，气机逆乱，肝阳偏亢，上扰神明，发为顽固失眠者。

【方解】 朱老拟半夏、枯草为对，既取降其气，即所以敛其阳之理，又取二药和阳养阴，均治不寐之功。加苡米助半夏和胃除痰，胃和则心神安。珍珠母平肝，潜阳定惊；且有滋肝阴，清肝火之功。全方配伍，共凑和胃降逆，养阴舒肝，潜阳安神之功。

【临床应用】

1. 用方要点 本方临床运用以肝胃不和，胃失和降，气机逆乱，阴阳失调为证治要点。对慢肝久治不愈或误治或久服西药致长期失眠者疗效颇著。

本方主药为半夏，半夏应用临床，除化痰、消痞、止呕之外，和胃降逆和安眠之用更为古今医家所重，且半夏剂量对临床疗效举足轻重。吴鞠通有半夏一两降逆，二两安眠之说，《灵枢》半夏汤，半夏每剂二两得寐而瘳，乃属胃不和则卧不安症。《伤寒论》载半夏、生姜、甘草三泻心汤，每剂半夏均用半升，《金匮》为呕痞眩悸而制的小半夏汤每剂用半夏一升，《金匮》大半夏汤治反胃每剂竟用半夏二升。古今医家大剂量用半夏得心应手者虽众，但朱老用半夏煞有分寸，宜重用者重之，宜轻用者轻之。若土壅木郁，阳微饮聚，呕恶常作者，用半夏枯草煎加味，姜旱半夏均用60g以上。如治疗慢肝不寐，证属素体虚弱，肝血不足，或心失所养，气机逆乱，肝阳偏亢者，或脾胃严重损伤者，半夏枯草煎中，姜半夏慎用12g左右。本方来治疗慢性肝病患者顽固失眠多收著效。

2. 随症加减 肝血不足者加当归、白芍、丹参，心阴不足者加柏子仁、麦冬、琥珀末（吞），心气虚者加大剂量党参，有痰热之象者加黄连。脾肾阳衰，健忘头晕，肢倦纳差，或兼夹阳痿者加大蜈蚣2枚、鸡血藤45g，颇能提高疗效。

3. 使用注意 本方孕妇慎加蝉衣或蜈蚣。

和胃安神汤

【来源】程门雪验方

【组成】半夏6g，秫米9g，炙远志3g，佛手4.5g，茯苓9g，白蔻2.4g，煅瓦楞12g，生苡仁12g，陈皮4.5g，苏梗4.5g，炒谷麦芽各9g。

【用法】水煎服，每日1剂，早晚各服1次。

【功用】和胃化痰，疏肝和胃，化湿消痰。

【主治】肝胃不和，痰湿阻滞之不寐。症见不寐胸闷，心悸不安，时噫，纳食不香，苔薄脉濡。

【方解】证属肝胃不和，痰湿阻滞。故以半夏、秫米、陈皮、茯苓和胃化痰湿；白蔻、苡仁宣畅化湿滞；佛手、远志、煅瓦楞平肝降逆气；苏梗、谷麦芽化滞助消化。诸药合用，共奏疏肝和胃、化湿祛痰之功效。

【临床应用】

本方临床以不寐胸闷，心悸不安，时噫，纳食不香，苔薄脉濡为证治特点。临床主要用于治疗肝胃不和，痰湿阻滞之失眠、郁证、焦虑、神经官能症等。

第四章 多　寐

多寐指不分昼夜，时时欲睡，呼之欲醒，醒后复睡的病证，亦称"嗜睡"，"多卧"，"嗜眠"，"多眠"等。本病的病位在心，与脾肾关系密切，多属本虚标实。本虚主要为心、脾、肾阳气虚弱，心窍失荣；标实则为湿邪。痰浊、瘀血等阻滞脉络，蒙塞心窍。《灵枢》中明确指出阳气受阻，久留于阴，是造成多寐的主要病机。后世医家也指出脾胃亏虚和脾胃受湿均可导致多寐。

多寐的病机关键是湿、浊、痰、瘀困滞阳气，心阳不振，或阳虚气弱，心神失荣。病变过程中各种病理机制互相影响，如脾气虚弱，运化失司，水津停聚而成痰浊。痰浊，瘀血内阻，又可进一步耗伤气血，损伤阳气，以致心阳不足，脾气虚弱，虚实夹杂。

现代临床发作性嗜睡病，神经官能症，某些精神病等可参照此病论治。

一、湿邪困脾

平胃散

【来源】《太平惠民和济局方》

【组成】苍术（去粗皮，米泔浸二日）9g、厚朴（去粗皮，姜汁制，炒香）6g、陈皮（去白）9g、甘草（炒）3g。

【用法】上为细末。每服二钱，以水一盏，入生姜二片，干枣二枚，同煎至七分，去姜、枣，带热服，空心、食前入盐一捻，沸汤点服亦得。

【功用】燥湿运脾，行气和胃。

【主治】脾土不运，湿浊困中之多寐。症见倦怠身重，头重如裹，嗜睡多卧，纳呆呕恶，胸闷脘痞，头晕目眩，口中黏腻，舌淡胖有齿痕，苔白厚腻，脉濡。

【方解】方中苍术燥湿健脾为君药，厚朴除湿散满为臣药，陈皮理气化痰为佐药，甘草、姜、枣调和脾胃为使药。诸药配伍，共凑燥湿运脾，行气和胃之功。

【临床应用】

1. 用方要点 临床应用以嗜睡多卧，倦怠身重，纳呆呕恶，胸闷脘痞，头晕目眩，口中黏腻，舌淡胖有齿痕，苔白厚腻，脉濡为其证治要点。

2. 随症加减 本方是治疗湿浊阻滞，脾胃不和的基本方剂。许多调理脾胃的方剂，都是在此基础上扩充而来。见嗳腐吞酸，不思饮食，可加麦芽、炒神曲；若大便秘结，可再加大黄、芒硝以通下导滞。患者兼见浮肿泄泻，可用本方合五苓散。

3. 使用注意 本方辛燥，孕妇忌服。

4. 现代应用 本方除可用于精神疲倦嗜睡外，还可用于治疗消化不良、急慢性胃肠炎、胃十二指肠溃疡、痢疾等疾病。

太乙神术散

【来源】《太平惠民和济局方》

【组成】藿香5g、石菖蒲5g、苍术、厚朴、陈皮、炙甘草各5g。

【用法】水煎服。

【功用】燥湿健脾。

【主治】湿邪困脾之多寐。症见头重如裹，昏昏嗜睡，肢体沉重，胸闷泛恶，纳谷减少，大便稀溏，舌苔白腻，脉濡。

【方解】太乙神术散是平胃散加菖蒲，藿香所组成。平胃散燥湿宽中，健脾胃，苍术燥湿健脾；陈皮理气和中；厚朴，生姜宽中理脾祛湿；加藿香芳香化浊，增强化湿健脾胃的作用，加菖蒲是取其辛香开窍，醒脾化湿，提神开窍。

【临床应用】

1. 用方要点 本方以头重如裹，昏昏嗜睡，肢体沉重，胸闷泛恶，纳谷减少，大便稀溏，舌苔白腻，脉濡为辨证要点。

2. 随症加减 若体型肥胖，痰湿素盛，宜加燥湿豁痰之品，如胆南星、橘红；若湿邪化热，治当清热化湿，香燥之品宜减量，宜加连翘、芦根、山栀、通草、苡仁、滑石等清热利湿；若痰热壅盛，宜酌入清热化痰之味，如黛蛤散、天竺黄、川贝母、胆南星等；寒湿较盛者，尤宜配伍温运脾阳的干姜、草果之品。

3. 使用注意 阴虚者慎用。

4. 现代应用 现临床主要用于治疗嗜睡、抑郁症、睡眠呼吸暂停综合征等证属痰湿困脾者。

二、阳气虚衰

右归丸

【来源】《景岳全书》

【组成】 大怀熟地八两，山药（炒）四两，山茱萸（微炒）三两，枸杞（微炒）四两，鹿角胶（炒珠）四两，菟丝子（制）四两，杜仲（姜汤炒）四两，当归三两（便溏勿用），肉桂二两（渐可加至四两），制附子二两（渐可加至五六两）。

【用法】 上为细末，先将熟地蒸烂杵膏，加炼蜜为丸，如弹子大。每服2~3丸，以白开水送下。

【功用】 温补肾阳，填精益髓。

【主治】 肾阳不足，命门火衰之多寐。症见神疲气怯，畏寒肢冷，阳痿遗精，不能生育，腰膝酸软，小便自遗，肢节痹痛，周身浮肿；或火不能生土，脾胃虚寒，饮食少进，或呕恶膨胀，或翻胃噎膈，或脐腹多痛，或大便不实，泻痢频作。

【方解】 方中以附子、肉桂、鹿角胶为君药，温补肾阳，填精补髓。臣以熟地黄、枸杞子、山茱萸、山药滋阴益肾，养肝补脾。佐以菟丝子补阳益阴，固精缩尿；杜仲补益肝肾，强筋壮骨；当归养血和血，助鹿角胶以补养精血。诸药配合，共奏温补肾阳，填精止遗之功。

【临床应用】

1. 用方要点 临床应用以神疲乏力，畏寒肢冷，腰膝酸软，脉沉迟为其证治要点。

2. 随症加减　阳衰气虚，可酌加人参；如阳虚精滑或便溏，加酒炒补骨脂；如久泻不止，加五味子、肉豆蔻；如脾胃虚寒，饮食减少，食不易化，或呕恶吞酸，加干姜；如腹痛不止，加吴茱萸；如腰膝酸痛，加核桃仁；如阳痿，加巴戟肉、肉苁蓉，或加黄狗补肾。

3. 使用注意　服用本方期间忌食生冷，肾虚而有湿浊者不宜应用。

4. 现代应用　现代用本方治疗肾病综合征，老年骨质疏松症，精少不育以及贫血、白细胞减少等辨证属肾阳不足者。

附子理中丸

【来源】《太平惠民和济局方》

【组成】附子（炮，去皮、脐）、人参（去芦）、干姜（炮）、甘草（炙）、白术各三两。

【用法】上为细末，炼蜜为丸，每两作十丸。每服一丸，以水一盏，化开，煎至七分，稍热服之，空心食前（现代用法：上药共研细末，炼蜜为丸，每丸重6g，每次1丸，温开水送服，每日2～3次。或作汤剂，水煎服，用量按原方比例酌减）。

【功用】温阳祛寒，益气健脾。

【主治】脾肾阳虚之多寐。症见精神萎靡，嗜睡多卧，饭后尤甚。四肢不温，形寒怯冷，腹中冷痛，喜温喜按，便溏。舌淡胖有齿痕，苔白滑，脉沉缓或沉迟。

【方解】本方是在里中丸的基础上再加一味大辛大热的附子组成。方中附子、干姜温中祛寒，恢复脾阳为主药；辅以人参补气健脾，振奋脾胃功能；佐以白术健脾燥湿；使以甘草调和诸药，兼以补脾和胃，诸药合用，具有温阳散寒，补气健脾之功。

【临床应用】

1. 用方要点　本方以四肢不温，形寒怯冷，腹中冷痛，喜温喜按，便溏，舌淡胖有齿痕，苔白滑，脉沉缓或沉迟为证治要点。

2. 随症加减　阳虚兼气血也亏者，加生黄芪、当归以补气血；兼纳呆腹胀，便溏者，加云苓、白蔻、陈皮；兼小便清长者，加金樱子、覆盆子、五味子；四肢不温者，加桂枝。

3. 使用注意 忌不易消化食物。感冒发热病人不宜服用。有高血压、心脏病、肝病、糖尿病、肾病等慢性病严重者应在医师指导下服用。孕妇慎用，哺乳期妇女、儿童应在医师指导下服用。

4. 现代应用 此方多用于治疗嗜睡，精神萎靡辨证属于脾肾阳虚者。

三、脾气不足

人参益气汤

【来源】《兰室秘藏》

【组成】 黄芪8钱、生甘草5钱、人参5钱、白芍药3钱、柴胡2钱5分、炙甘草2钱、升麻2钱、五味子140个。

【用法】 上咬咀，分作4服。每服水2盏，煎至1盏，去滓，稍热食远服。

【功用】 健脾益气敛阴。

【主治】 中气不足之多寐。症见怠惰嗜卧，头晕目眩，两手指麻木，四肢困倦，舌淡苔白，脉细。

【方解】 黄芪，味甘微温，入脾、肺经，补中益气，升阳固表，为君药。配伍人参、炙甘草补气健脾为臣，与黄芪合用，以增强其补益中气之功。并以少量升麻、柴胡升阳举陷，协助君药以升提下陷之中气共为佐使。白芍、五味子敛阴生津，生甘草调和诸药，亦为使药。

【临床应用】

1. 用方要点 临床应用以怠惰嗜卧，头晕目眩，两手指麻木，四肢困倦，舌淡苔白，脉细为其辨证要点。

2. 随症加减 阴虚明显者可加沙参、麦冬、枸杞子。

3. 使用注意 胃酸较多患者慎重使用，或减五味子。

4. 现代应用 现临床常用于治疗失眠、神经官能症、低血压等。

香砂六君子汤

【来源】《古今名医方论》

【组成】人参 3g、白术 6g、茯苓 6g、甘草 2g、陈皮 2.5g、半夏 3g、砂仁 2.5g、木香 2g。

【用法】上药加生姜 6g，水煎服，分早、晚两次温服，每日一剂。

【功用】益气健脾，行气化痰。

【主治】脾胃气虚，痰阻气滞之多寐。症见精神萎靡，嗜睡多卧，嗜睡难醒，健忘易惊，心悸气短，饭后尤甚。肢体困重，四肢无力，自汗或动则汗出，少气懒言，脘痞腹胀，纳少便溏，面色萎黄，舌淡苔白，脉虚细而沉。

【方解】本方是以四君子为基础组成。人参健脾养胃；白术健脾燥湿，加强益气助运之功；茯苓健脾渗湿，与白术同用，健脾祛湿之功尤著；炙甘草益气和中。半夏降逆止呕。少量木香与陈皮、砂仁同用行气健胃。

【临床应用】

1. 用方要点　本方以嗜睡多卧，呕吐痞闷，不思饮食，脘腹胀痛，消瘦倦怠，舌淡苔厚腻，脉滑数为证治要点。

2. 随症加减　气虚明显加黄芪；兼见阴虚症状可加麦冬、沙参；兼见气滞者可加用槟榔、苏梗。

3. 使用注意　服药期间忌食辛辣刺激及生冷食物。

4. 临床应用　此方多用于治疗多寐辨证属于脾虚生痰，痰浊阻滞的虚实夹杂者。亦可用于乳糜尿、慢性胃炎、消化道溃疡、口腔溃疡、肠易激综合征等疾病。

四、瘀血阻窍

通窍活血汤

【来源】《医林改错》

【组成】赤芍一钱、川芎一钱、桃仁二钱（研泥）、红花二钱、老葱三根（切碎）、鲜姜少许（切碎）、红枣七个（去核）、麝香五厘（绢包）。

【用法】用黄酒半斤，煎前7味煎一盅，去渣，将麝香入酒内，再煎二沸，临卧服。

【功用】活血祛瘀，通络开窍。

【主治】瘀血阻窍之多寐。症见头部沉重或有刺痛，神倦嗜睡，嗜睡多卧，面色灰黯，肌肤甲错、肌肤不泽，但欲漱水不欲咽，病情较久，此为外伤，或手术后气滞血瘀引起，舌质紫暗或有瘀斑，脉涩。

【方解】方中麝香为君，芳香走窜，通行十二经，开通诸窍，和血通络；桃仁、红花、赤芍、川芎为臣，活血消瘀，推陈致新；姜、枣为佐，调和营卫，通利血脉；老葱为使，通阳入络。诸药合用，共奏活血通窍之功。

【临床应用】

1. 用方要点　临床应用以头部沉重或有刺痛，神倦嗜睡，嗜睡多卧，皮肤瘀黯或紫色，舌质暗红，脉弦涩为辨证之要点。

2. 随症加减　兼有气滞者，选加青皮、陈皮、枳壳、香附；兼有阴虚者，可选加生地黄、牡丹皮、麦冬；兼有气虚者，可选加黄芪、党参；阳虚盛者，选加肉桂，熟附子；兼有痰浊者，选加法半夏、广陈皮、白芥子；兼有热象者，可加黄芩、山栀。

3. 使用注意　孕妇及体虚人忌服。

4. 现代应用　现代临床此方多用于治疗：脑外伤及其后遗症、急性脑血管病、脱发、血管性头痛、血管性痴呆、白癜风，以及眼颞下支动脉栓塞、急性虹膜睫状体炎等眼科急症。

第五章　癫　狂

癫狂为精神失常疾病。癫病以精神抑郁，表情淡漠，沉默痴呆，语无伦次，静而多喜为特征。狂病以精神亢奋，狂躁不安，喧扰不宁，骂詈毁物，动而多怒为特征。均以青壮年罹患者多。因二者在临床症状上不能截然分开，又能相互转化，故以癫狂并称。

癫狂的发生与七情内伤、饮食失节、禀赋不足相关，损及心、脾、肝、胆、肾，导致脏腑功能失调和阴阳失于平秘，进而产生气滞、痰结、火郁、瘀血等，蒙蔽心窍或心神被扰，神明逆乱，而引起神志异常。本病初起多属实证，久则虚实夹杂。癫为气郁、痰阻、血瘀，久延则脾气心血亏耗。狂为火郁、痰壅、热瘀，久延心肾阴伤，水不济火，而致阴虚火旺。

本病特点为标实本虚，虚实夹杂。初期多以邪实为主，治当理气解郁，畅达神机，降（泄）火豁痰，化瘀通窍；后期以正虚为主，治当补益心脾，滋阴养血，调整阴阳。同时，移情易性，加强护理，不但是防病治病的需要；也是防止病情反复与发生意外不可忽视的措施。

西医学精神分裂症、躁狂抑郁症，其临床表现、特征、舌脉等与本病证类似者，可参考本节辨证论治。

一、痰气郁结

温胆汤

【来源】《三因极一病证方论》

【组成】半夏（汤洗七次）、竹茹、枳实（麸炒，去瓤）各二两、橘皮三两（去白）、甘草（炙）一两、白茯苓一两半。

【用法】上药剉散。每服四大钱，水一盏半，姜五片，枣一个，煎七分，去滓。食前服。

【功用】理气化痰，清胆和胃。

【主治】主治胆胃不和、痰浊扰心之癫狂。症见心胆虚怯，触事易惊，或梦寐不祥，或异象感，遂致心惊胆慑，气郁生涎，涎与气搏，变生诸症，或短气悸乏，或复自汗，四肢浮肿，饮食无味，心虚烦闷，坐卧不安，苔白腻，脉弦滑。

【方解】方中以半夏为君，降逆和胃，燥湿化痰。以竹茹为臣，清热化痰，止呕除烦；枳实行气消痰，使痰随气下。佐以橘皮理气燥湿，茯苓健脾渗湿，俾湿去痰消。使以炙甘草益脾和胃而协调诸药。综合全方，共奏理气化痰、清胆和胃之效。

【临床应用】

1. 用方要点 本方为治疗胆郁痰扰所致不眠、惊悸、呕吐以及眩晕、癫痫证的常用方。以心烦不寐，眩悸呕恶，苔白腻，脉弦滑为证治要点。

2. 使用注意 心悸不寐、呕吐呃逆、癫痫等病，属寒痰者，不宜使用。

3. 随症加减 若心热烦甚者，加黄连、山栀、豆豉以清热除烦；失眠者，加琥珀粉、远志以宁心安神；惊悸者，加珍珠母、生牡蛎、生龙齿以重镇定惊；呕吐呃逆者，酌加苏叶或梗、枇杷叶、旋覆花以降逆止呕；眩晕，可加天麻、钩藤以平肝熄风；癫痫抽搐，可加胆星、钩藤、全蝎以熄风止痉。口舌干燥者，去半夏，加麦冬、天花粉以润燥生津。

4. 现代应用 本方现代临床常用于神经官能症、急慢性胃炎、消化性溃疡、慢性支气管炎、慢性肾功能衰竭、脑卒中，梅尼埃病、更年期综合征、癫痫、小儿哮喘、阳痿、妊娠反应、白血病化疗胃肠反应等属胆郁痰扰者。也用于心脑血管疾病症见心悸、胸闷、呕恶者。

当代名医班秀文治疗癫狂病在癫的阶段，症见患者表情淡漠，神志痴呆，喃喃自语，时或哭笑，不食不寐，脉象弦滑或细涩，舌苔白腻者，常用温胆汤加味治疗。当代名医郭维一运用温胆汤加味治疗某些神经精神病，疗效颇验。当代名医田嘉禾治疗痰火内扰之心悸，其轻者，仅现心悸，善惊，易恐，少眠，多痰，舌苔黄腻，脉滑数，治宜清热化痰，和胃降逆，兼养心安神，方投温胆汤加味。

颜德馨教授常用黄连温胆汤加夏枯草治疗胸闷脘痞、心烦、痰多、口中黏腻、嗳气、纳呆、恶心甚则呕吐、舌质偏红、舌苔黄腻的失眠患者；并随症加减：若彻夜不寐，重用半夏、茯苓，加茯神；心烦急躁者，合黄连解毒汤清心解毒；胸闷心悸者，合小陷胸汤（黄连、半夏、瓜蒌）清热宽胸；食欲不振者，加鸡内金、神曲、苍术、砂仁健脾消食；痰热盛兼大便不通者，合礞石滚痰丸（青礞石、沉香、大黄、黄芩、朴硝）通腑豁痰。

越鞠丸

【来源】《丹溪心法》

【组成】苍术、香附、抚芎、神曲、栀子各等份。

【用法】上为末，水丸如绿豆大。

【功用】行气解郁，宽中除满。

【主治】气、血、痰、火、湿、食等郁，胸膈痞闷，脘腹胀痛，吞酸呕吐，饮食不化。

【方解】本方为治疗气郁乃致血、痰、火、湿、食诸郁轻症的常用方。气郁则升降不行，运化失常，故见胸膈痞闷，脘腹胀痛，嗳腐吞酸，恶心呕吐，饮食不消等症。气郁或因血、痰、火、湿、食诸郁所致，而气郁又可导致血、痰、火、湿、食诸郁。因此本方着重于行气解郁，使气机通畅，则诸郁自解。方中用香附行气解郁，以治气郁，为主要药物。川芎活血祛瘀，以治血郁；栀子清热泻火，以治火郁；苍术燥湿运脾，以治湿郁；神曲消食导滞，以治食郁，均为辅助药物。气郁则湿聚痰生，若气机流畅，五郁得除，痰郁随之而解，故方中不另加药。

【临床应用】

1. 用方要点 本方为治疗气郁乃致血、痰、火、湿、食诸郁轻症的常用方。

2. 随症加减 若湿郁加茯苓、白芷祛湿；火郁加青黛泻火；痰郁加南星、半夏、瓜蒌、海浮石祛痰；血郁加桃仁、红花活血化瘀；气郁加木香、槟榔行气导滞；食郁加麦芽、山楂、砂仁消食；挟寒加吴茱萸温阳。又或春加防风；夏加苦参；冬加吴茱萸。经所谓"升降浮沉则顺之，寒热温凉则逆之"也。

四七汤

【来源】《太平惠民和剂局方》

【组成】半夏五两，茯苓四两，紫苏叶二两，厚朴三两。

【用法】㕮咀，每服四钱，水一盏半，生姜七片，枣一个，煎至六分，去滓，热服，不拘时候。

【功用】行气降逆，化痰散结。

【主治】气滞痰阻之癫证。因喜、怒、悲、思、忧、恐、惊之气，结成痰涎，状如破絮，或如梅核，在咽喉之间，咯不出，咽不下，此七气所为也。或中痞满，气不舒快，或痰涎壅盛，上气喘急，或因痰饮中结，呕逆恶心，舌苔白腻，脉弦滑。

【方解】方中半夏、厚朴均为苦辛温燥之品，前者属祛痰药，功擅化痰散结，降逆和胃；后者属理气药，长于行气开郁，下气除满，两者相配，痰气并治，共为君药。臣以茯苓渗湿健脾，脾运湿去，则痰无由生，从而增强半夏化痰之力。苏叶芳香行气，协厚朴开郁散结，其质轻引药上行，为臣药又兼佐使药。佐以生姜之辛温，散郁结，降逆气，消痰涎，助半夏化痰散结，和胃止呕，并解半夏之毒。

【临床应用】

1. 用方特点 本方适用于气滞痰阻之癫痫。以癫痫发作，平素伴心中痞满，气不舒快，或痰涎壅盛，上气喘急，或因痰饮中结，呕逆恶心，舌苔白腻，脉弦滑为证治要点。

2. 现代应用 临床运用此方可用来治疗咽异物感症、郁证、咳喘、功能性消化不良、桥本病、胃食管反流病等。

逍遥散

【来源】《太平惠民和剂局方》

【组成】甘草（微炙赤）半两，当归（去苗，剉，微炒）、茯苓（去皮，白者）、芍药（白）、白术、柴胡（去苗）各一两。

【用法】上为粗末，每服两钱，水一大盏，烧生姜一块（切破），薄荷少许，同煎至七分，去滓。热服，不拘时候。

【功用】疏肝解郁，健脾和营。

【主治】肝郁血虚脾弱之癫证。症见精神抑郁，表情淡漠，两胁作痛，头痛目眩，口燥咽干，神疲食少，或月经不调，乳房胀痛，脉弦而虚者。

【方解】逍遥散为肝郁血虚，脾失健运之证而设。肝为藏血之脏，性喜条达而主疏泄，体阴用阳。若七情郁结，肝失条达，或阴血暗耗，或生化之源不足，肝体失养，皆可使肝气横逆，胁痛，寒热，头痛，目眩等症随之而起。"神者，水谷之精气也"（《灵枢·平人绝谷篇》）。神疲食少，是脾虚运化无力之故。脾虚气弱则统血无权，肝郁血虚则疏泄不利，所以月经不调，乳房胀痛。此时疏肝解郁，固然是当务之急，而养血柔肝，亦是不可偏废之法。君药柴胡疏肝解郁，使肝气条达；当归甘苦温养血和血、白芍养血柔肝，共为臣药，尤其当归之芳香可以行气，味甘可以缓急，更是肝郁血虚之要药；木郁不达致脾虚不运，白术、茯苓健脾去湿，使运化有权，气血有源。炙甘草益气补中，缓肝之急，虽为佐使之品，却有襄赞之功，白术、甘草、茯苓健脾益气，既能实土以御木侮，又能使营血生化有源；薄荷疏散郁遏之气，透达肝经郁热；煨生姜温胃和中，且能辛香达郁，共为佐药。诸药合用，可收肝脾并治，气血兼顾的效果。凡属肝郁血虚，脾胃不和者，皆可化裁应用。

【临床应用】

1. 用方特点 本方之特点乃既补肝体，又助肝用，气血兼顾，肝脾同治，使肝体得畅，血虚得养，脾虚得补，诸症自愈。方以精神抑郁，表情淡漠，两胁作痛，神疲食少，脉弦而虚为辨证要点。

2. 随症加减 肝郁气滞者，加香附、郁金、川芎以疏肝解郁；肝郁化火者，加丹皮、栀子以清热泄火。临证中若肝郁头痛较甚者，加川芎、白芷；肝郁失眠者加远志、酸枣仁；肝郁胁下有瘕者加鳖甲、生牡蛎。

3. 现代运用 本方现代常用于治疗心脑血管病，属肝郁血虚脾弱者，症见心悸、胸闷等。现代研究表明逍遥散有明显的降低谷丙转氨酶、显著消退肝细胞肿胀、保护肝损伤等作用，常用于慢性肝炎、肝硬化、胆石症、胃及十二指肠溃疡、慢性胃炎、胃肠神经官能症、乳腺小叶增生、经期紧张症、更年期综合征、盆腔炎、子宫肌瘤等。

4. 名家经验 当代名医蒋日兴治疗狂证对于痰火壅滞尚不甚，而以肝郁为主者，可直以疏肝解郁法治之，方投逍遥散化裁。

著名医家施今墨常用本方加减治疗失眠。组方"柴胶汤"：柴胡 4.5g，白芍 10g，当归 10g，生熟地各 10g，砂仁 4.5g，白术 4.5g，茯神 10g，杜仲 10g，川芎 4.5g，寸冬 10g，续断 10g，艾叶 4.5g，阿胶 10g，远志 10g，磁朱丸（包）6g，炙甘草 3g。本方着重调经理血疏肝，少用安神镇静之药。方中以逍遥散治肝；胶艾四物汤调经血，使血气得荣，肝体得养，则睡眠自安，诚为"治病求本"之良法。全方配合调经理血疏肝。主治冲任不调，气滞血瘀，肝失所养之失眠；症见郁闷不舒，烦躁易怒，入夜易醒或彻夜不眠，多梦，腰酸腹胀，经期提前血块甚多，疲倦无力，饮食无味，二便正常，六脉弦、左关独盛。

颜德馨教授也常用本方治疗抑郁、多思多虑，伴有胁肋疼痛、舌质淡红、舌苔薄白的失眠患者，取本方疏肝解郁之功用，并随症加减：肝郁化火、烦躁动怒者，加丹皮、山栀，清肝凉血；肝阳上亢、眩晕耳鸣者，加天麻、灵磁石、珍珠母，平肝熄风；胃纳不馨、食少便溏者，加淮山药、扁豆衣、建莲肉，健脾养胃；胸闷心痛、舌质有瘀点瘀斑者，加丹参、赤芍、红花，活血化瘀；忧思难眠、乱梦纷扰者，加知母、茯神、酸枣仁，益肝安神。

5. 使用注意 阴虚阳亢者慎用。

顺气导痰汤

【来源】《医学入门》

【组成】 导痰汤（半夏四两，茯苓、陈皮、南星、枳实各一两，甘草五钱），加香附、乌药、沉香、木香。

【用法】 每服四钱，姜煎服。

【功用】 燥湿理气化痰。

【主治】 痰气郁结之癫狂。症见精神抑郁，表情淡漠，头目眩晕；或胸膈留饮，痞塞不通，舌苔腻，脉弦滑。

【方解】 方中半夏、南星以燥湿化痰；茯苓健脾燥湿，安神定志；枳实、陈皮、木香、香附以理气化痰；乌药，行气宣通，疏散凝滞，香附，外解表而理肌，内宽中而顺气，开郁气，除胸膈胀满；沉香降气，气降痰也降。甘草调和诸药。

【临床应用】

1. 用方特点 临床以精神抑郁，表情淡漠，头目眩晕；或胸膈留饮，痞塞不通，舌苔腻，脉弦滑为辨证要点。

2. 现代应用 现临床常用此方治疗诸如精神分裂症、抑郁症、老年痴呆、青少年神经性厌食症、神经官能症、癫痫、更年期综合征等病证，辨证属痰浊蒙蔽心窍者。

瓜蒌泻心汤

【来源】 姚子扬验方（程爵棠，程功文《秘方求真》）

【组成】 瓜蒌30~60g，制南星、姜半夏各10g，川黄连6~10g，栀子、枳实各15g，竹沥10毫升（兑入），橘红、柴胡、大黄、石菖蒲各10g，郁金12g，白芍15g，甘草3g。

【用法】 每日1剂，水煎服，分2次温服。

【功用】 疏肝解郁，清心化痰。

【主治】 精神分裂症，烦躁不安，多语善疑，或哭笑无常、夜不安寐，或尿黄便秘，舌红苔黄，脉弦数或滑数。

【方解】 肝主疏泄而喜条达，心主神明而恶热。若所愿不遂，忧郁恚怒，肝气郁滞，郁久化火，灼津生痰。痰、气、火三结合，母病及子。扰乱心神，则精神失常，遂成是症。治当疏肝理气，清心泻火，涤痰开窍，安神定志。故方中以柴胡、枳实疏肝解郁，二药升降相合，更加郁金、白芍，共理气机；瓜蒌、南星、半夏、橘红宽胸利气，化痰散结；竹沥豁痰利窍；更以栀子、黄连直清心肝之火；大黄苦寒降泻导痰火下行；石菖蒲开窍豁痰，醒神益智；甘草调和诸药。诸药合用，疏肝解郁，清心化痰，痰火一清则心神自安。

【临床应用】

1. 用方特点 本方临床应用于精神分裂症。以烦躁不安，多语善疑，或哭笑无常、夜不安寐，或尿黄便秘，舌红苔黄，脉弦数或滑数为辨证要点。

常用于治疗因恚怒郁结，或因高考落榜，或恋爱失意等情志不遂所致的青年精神病患者。若能辅以心理启示，劝说开导，效果更好。

2. 随症加减 若躁狂不安、便秘者，加礞石 10～15g 以重镇安神；失眠重者，加朱砂 1g（研细冲服）以安神定志；口渴喜饮者，加知母 15g 以清热滋阴。

二、心脾两虚

甘麦大枣汤

【**来源**】《金匮要略》

【**组成**】甘草三两，小麦一升，大枣十枚。

【**用法**】上三味，以水六升，煮取三升，温分三服。

【**功用**】养心安神，和中缓急。

【**主治**】脏躁。症见精神恍惚，常悲伤欲哭，不能自主，心中烦乱，睡眠不安，甚则言行失常，呵欠频作，舌淡红苔少，脉细微数。

【**方解**】《金匮要略》："妇人脏躁，喜悲伤欲哭，象如神灵所作，数欠伸，甘麦大枣汤主之。"方中小麦甘凉，养肝补心，除烦安神为君药。甘草甘平，补养心气，和中缓急为臣药。大枣甘温质滋，益气和中，润燥缓急为佐药。三药合用，甘润平补，养心调肝，共奏养心安神，和中缓急之功。

【**临床应用**】

1. 用方要点 本方为治脏躁的常用方剂。以精神恍惚，悲伤欲哭，睡眠不安，呵欠频作，舌淡红苔少，脉细微数为证治要点。

2. 随症加减 若心烦不眠，舌红少苔，阴虚较明显者，加生地、百合以滋养心阴；头目眩晕，脉弦细，肝血不足者，加酸枣仁、当归以养肝补血安神。

3. 现代应用 本方现代用于癔病、更年期综合征、自主神经功能紊乱、精神分裂症等精神心理疾病，属心阴不足，肝气失和者，均宜用之。

当代名医周凤梧治疗经断前后诸症之脏躁病，拟甘麦大枣汤加味与之。上海名中医胡建华运用甘麦大枣汤加味治疗精神心理疾病，比如自主神经功能紊乱、精神分裂症、更年期综合征等，每获良效。

近现代名医黄文东常用本方加减治疗失眠，处方：炙甘草9g，淮小麦30g，大枣5枚，郁金9g，菖蒲9g，炙远志4.5g，党参9g，珍珠母30g，旱莲草12g，木香6g。本方有益气养心安神之功；主治脾胃失运，气血亏虚，血不养心，心神不安，肝阳上扰之失眠。用之临床，疗效显著。

三、肝胆火盛

当归龙荟丸

【来源】《宣明论方》

【组成】 当归（焙）、龙胆草、大栀子、黄连、黄柏、黄芩各一两，大黄、芦荟、青黛各半两，木香一分，麝香半钱（别研）。

【用法】 上为末，炼蜜和丸如小豆大，小儿如麻子大。生姜汤下，每服二十丸。忌发热诸物。

【功用】 清泻肝胆实火。

【主治】 肝胆实火之癫狂。症见头晕目眩，神志不宁，谵语发狂，或大便秘结，小便赤涩。舌红苔黄，脉滑洪数。

【方解】 方中龙胆草、青黛直入本经而折之，而以大黄、芩、连、栀、柏，通平上下三焦之火也。芦荟大苦大寒，气躁入肝，能引诸药同入厥阴，先平其甚者，而诸经之火无不渐平矣。诸药苦寒已甚，当归辛温，能入厥阴，和血而补阴，故以为君。少木香、麝香者，取其行气通窍也。诸药合用，共奏清肝利胆，泻火通便之功。

【临床应用】

1. 用方要点 本方为治肝胆火盛所致的热结便秘、头痛耳鸣、胁痛、癫狂的有效方剂。以头晕目眩，神志不宁，谵语发狂，口干，大便秘结，小便赤涩，舌红苔黄，脉滑洪数为辨证要点。

2. 使用注意 小儿、年老体弱及脾胃虚寒者慎用；孕妇禁用；服药期间忌烟、酒及辛辣、油腻食物。

3. 现代应用 本方现代主要用于治疗一切肝胆实火等症。当代名医蒋日兴治疗狂证强调应当以清泄肝火为先，首推当归龙荟汤。

增损旋覆代赭汤

【来源】武久思验方

【组成】旋覆花 10g（包），代赭石 15g，半夏 10g，陈皮 10g，茯苓 10g，香附 10g，沉香末 3g，黄连 9g。

【用法】水煎服，日 1 剂。

【功用】镇心涤痰，泻肝清火。

【主治】治狂证。

【方解】方中旋覆花降气，消痰；代赭石平肝降逆；半夏燥湿化痰，降逆；陈皮燥湿化痰，理气；茯苓健脾安神；香附、沉香理气；黄连清心热。

【临床应用】

名老中医武久思临床长期应用增损旋复代赭汤治疗狂证，屡试屡效。

四、痰浊（火）上扰

至宝丹

【来源】《太平惠民和剂局方》

【组成】生乌犀屑（研）、朱砂（研飞）、雄黄（研飞）、生玳瑁屑（研）、琥珀（研）各一两，麝香（研）、龙脑（研）各一分，金箔（半入药，半为衣）、银箔（研）各五十片，牛黄（研）半两，安息香一两半（为末，以无灰酒搅澄飞过，滤去沙土，约得净数一两，慢火熬成膏）。

【用法】将生犀、玳瑁为细末，入余药研匀，将安息香膏重汤煮凝成后，入诸药中和搜成剂，盛不津器中，并旋丸如桐子大，用人参汤化下三丸至五丸。每两岁儿服二丸，人参汤化下。

【功用】清热开窍，化浊解毒。

【主治】痰热内闭心包之癫狂。症见神昏谵语，身热烦躁，痰盛气粗，舌红苔黄垢腻，脉滑数，以及中风、中暑、小儿惊厥属于痰热内闭者。

【方解】本方中麝香、冰片（即龙脑）、安息香开窍醒神，辟秽化浊；牛黄、雄黄豁痰解毒；犀角、玳瑁清心解毒；朱砂、琥珀、金箔、银箔镇心安神。全方不但长于开窍以治标，亦可清热化痰以治本。

【临床应用】

1. 用方要点 至宝丹亦是凉开方剂的常用代表方。以神昏谵语，身热烦躁，痰盛气粗为证治要点。

2. 现代应用 常加减运用于治疗乙脑、流脑、脑血管意外、中暑、肝昏迷等属于痰热内闭，神昏较重者。

3. 使用注意 "流脑"、"乙脑"、中毒性痢疾、尿毒症、脑血管意外、肝昏迷等属痰热内闭心包证，均可用之。本方中芳香辛燥之品较多，有耗阴竭液之弊，故神昏谵语由于阳盛阴虚所致者不宜使用。孕妇慎服。

三圣散

【来源】《儒门事亲》卷十二。

【组成】 防风（去芦）三两，瓜蒂（剥净，碾破，以纸卷定，连纸剉细，去纸，用粗罗子罗过，另放末；将滓炒微黄，次入末一处，同炒黄用）三两，藜芦（去苗及心）加减用之，或一两，或半两，或一分。

【用法】 各为粗末，每服约半两，以韭汁三茶盏，先用二盏煎三、五沸，去韭汁，次入一盏煎至三沸，却将原二盏同一处熬二沸，去滓，澄清，放温，徐徐服之，不必尽剂，以吐为度。

【功用】 涌吐风痰。

【主治】 风痰闭阻之癫狂。症见精神亢奋，狂躁不安，喧扰不宁，骂詈毁物，动而多怒，脉浮滑实。

【方解】 方中防风祛风解表，胜湿止痛，止痉；瓜蒂吐风痰宿食，泻水湿停饮；藜芦涌吐风痰、清热解毒。

【临床应用】

1. 用方特点 临床以精神亢奋，狂躁不安，喧扰不宁，骂詈毁物，动而多怒，脉浮滑实为辨证要点。

2. 现代应用 临床现常运用此方来治疗中风、精神分裂症、癫痫病、老年痴呆等。

礞石滚痰丸

【来源】 王隐君《泰定养生主论》。

【组成】 大黄（酒蒸）、片黄芩（酒洗净）各八两，礞石一两（捶碎，同焰硝一两，投入小砂罐，及稍盖之，铁线缚定，盐泥固济，晒干，火煅红，候冷取出），沉香半两。

【用法】 上为细末，水丸如梧桐子大。白汤食后空心服。

【功用】 泻火逐痰。

【主治】 癫狂，证属实热老痰者。症见癫狂昏迷，或惊悸怔忡，或不寐怪梦，或咳喘痰稠，或胸脘痞闷，或眩晕耳鸣，大便秘结，苔黄厚腻，脉滑数有力。

【方解】 方中大黄、黄芩皆苦寒之品，既以清热，又具荡涤之功。沉香行气，是取"人之气道贵乎顺，故善治痰者，不治痰而治气"的意思。青礞石质坚而重，经火硝煅后，尤能攻逐顽痰。

【临床应用】

1. 用方特点 临床以癫狂昏迷，或惊悸怔忡，或不寐怪梦，或咳喘痰稠，或胸脘痞闷，或眩晕耳鸣，大便秘结，苔黄厚腻，脉滑数有力为辨证要点。

2. 现代应用 此方适应病症多样，有精神、神经、消化、呼吸等系统疾病。临床运用此方常用来治疗癫痫、躁狂症、脑瘫、中风、儿童抽动障碍、脑梗死、支气管哮喘等。

桃仁承气汤

【来源】 明·方贤著《奇效良方》

【组成】 桃仁、甘草各一钱，芒硝二钱，大黄四钱。

【用法】 上作一服，水二盅，煎至一盅，食前服。

【功用】 活血化瘀，通腑泄热。

【主治】 瘀热内结之癫狂。症见精神亢奋，狂躁不安，喧扰不宁，骂詈毁物，动而多怒，性情急躁，面色晦暗，大便秘结，舌质紫暗，舌下有脉络瘀阻，脉象沉涩或脉实大。

【方解】方中桃仁活血化瘀；芒硝、大黄通腑泄热；甘草调和诸药。全方共奏活血化瘀，通腑泄热之功效。

【临床应用】

1. 用方特点　临床以精神亢奋，狂躁不安，喧扰不宁，骂詈毁物，动而多怒，性情急躁，面色晦暗，大便秘结，舌质紫暗，舌下有脉络瘀阻，脉象沉涩或脉实大为辨证要点。

2. 现代应用　除用于治疗癫狂外，现临床常用此方治疗中风、抑郁等心脑血管疾病。

3. 使用注意　本方攻邪力强，年老体弱及孕妇慎用。

安宫牛黄丸

【来源】《温病条辨》

【组成】牛黄一两，郁金一两，犀角一两，黄连一两，朱砂一两，梅片二钱五分，麝香二钱五分，珍珠五钱，山栀一两，雄黄一两，金箔衣，黄芩一两。

【用法】上为极细末，炼老蜜为丸，每丸一钱，金箔为衣，蜡护。脉虚者人参汤下，脉实者银花、薄荷汤下。每服一丸，大人病重体实者，日再服，甚至日三服，小儿服半丸，不好再服半丸。

【功用】清热开窍，豁痰解毒。

【主治】痰热上蒙清窍之癫狂。精神亢奋，狂躁不安，神昏谵语，或舌蹇肢厥，喉间痰鸣，神昏谵妄，惊厥抽搐者。

【方解】方中以牛黄清热解毒，豁痰开窍，熄风止痉；犀角咸寒，清营凉血，安神定惊；麝香芳香，通达经络，开窍醒神，共为主药。辅以黄芩、黄连、栀子苦寒泄降，泻火解毒以助牛黄、犀角清泄心包之热；雄黄解毒豁痰；冰片、郁金通窍醒神，化痰开郁；朱砂、珍珠、金箔清心镇静安神，熄风止痉定惊，共为佐使药。诸药合用共收清热解毒、豁痰开窍之效，为治疗高热神昏、中风痰迷的要药。

【临床应用】

1. 用方要点　本方为治疗高热神昏、中风痰迷的要方，常用于治疗痰热上蒙清窍之癫狂。临床以精神亢奋，狂躁不安、或神昏，喉间痰鸣为证治要点。

2. 现代应用 本方现代常用于治疗流行性脑脊髓膜炎、乙型脑炎、中毒性肺炎、中毒性痢疾、脑血管意外、肝昏迷、败血症等。

3. 名家经验 邓铁涛用安宫牛黄丸加灌肠抢救一例脑出血较危重之患者转危为安。

生铁落饮

【来源】《医学心悟》

【组成】 天冬（去心）、麦冬（去心）、贝母各三钱，胆星、橘红、远志肉、石菖蒲、连翘、茯苓、茯神各一钱，元参、钩藤、丹参各一钱五分，辰砂三分。

【用法】 用生铁落煎熬三炷线香，取此水煎药，服后安神静睡，不可惊骇叫醒，犯之则病复作，难乎为力。凡狂症，服此药二十余剂而愈者多矣，若大便闭结，或先用滚痰丸下之。

【功用】 镇惊安神定志，清热熄风化痰。

【主治】 治痰火上扰之癫狂。

【方解】 本方天冬、麦冬滋心阴；贝母、胆星、橘红清热化痰；远志、菖蒲、茯苓、茯神安神定志；元参、连翘清热；熄风止痉；丹参清心除烦，养血安神；钩藤清热平肝，辰砂镇痉。钩藤、辰砂，一以平肝熄风，一以重镇宁神；石菖蒲开心孔而通九窍。全方共凑镇惊安神定志、清热熄风化痰之功效。

【临床应用】

1. 用方特点 以病起急骤，性情急躁，头痛失眠，两目怒视，面红目赤，舌质红绛，苔多黄腻，脉象弦大滑数为辨证要点。

2. 随症加减 痰火壅盛而舌苔黄腻者，同时服礞石滚痰丸；脉弦实，肝胆火盛见口干口苦者，加龙胆草、栀子清泻肝火；如用药过程中，出现阳明热盛，大便秘结，舌苔黄糙，脉实大者，适加大黄、枳实、芒硝；烦渴引饮者，加生石膏、知母；如面色晦滞，舌质紫黯，舌下脉络瘀阻，脉搏沉涩者，选加当归、赤芍、桃仁、红花、川芎等。

3. 现代应用 现代医家用本方治疗精神分裂症，症见彻夜不眠，继而言无伦次，哭笑无常，捶胸号叫，坐立不安。脉弦细数，舌质红，边尖起刺，证属因惊恐而长期不眠，引动肝胆之火上扰心神，日久损及心阴。本方还用于痰火上扰之失眠、痫证等的治疗。

4. 使用注意 本方服后可安神静睡，不可惊骇叫醒，犯之则病复作，难乎为力。凡狂症，服此方需20剂以上。方中朱砂含硫化汞，不宜多服，以防引起汞中毒。阴虚、脾弱者忌用。

风引汤

【来源】 王瑞道验方（孙继芬《黄河医话》）

【组成】 紫石英 30g，寒水石、生石膏、滑石、赤石脂、白石脂、龙骨、牡蛎各 15g，生大黄（后入）、干姜、桂枝、甘草各 10g。

【用法】 日一剂，两次分服。

【功用】 重镇熄风，清热安神

【主治】 痰火夹瘀之癫狂。突然仆卧倒地，筋脉拘急，两目上视，喉中痰鸣，神志不清，舌红苔黄腻，脉滑者。

【方解】 本方源于《金匮要略》风引汤。方中重用紫石英，与赤石脂、白石脂、龙骨、牡蛎均质重沉降；寒水石、生石膏、滑石之三石，性皆寒凉，以清热泻火，共奏重镇熄风之效。大黄苦寒下泄，泻火通便，协同三石，以直折风火之势。紫石英和龙骨、牡蛎兼能镇心安神；赤石脂、白石脂兼可固涩，以防石药重镇和大黄走泄过甚之弊。桂枝既可祛风解肌，复能平冲降逆，则不论风之属内属外，均可治之；且辛甘而温，再与干姜配伍，可防三石、大黄等药寒凝碍胃。甘草和胃气而调诸药。合而成方，共奏重镇熄风，清热安神之效。

【临床应用】

1. 用方特点 临床以突然仆卧倒地，筋脉拘急，两目上视，喉中痰鸣，神志不清，舌红苔黄腻，脉滑为辨证要点。

2. 对于癫痫、脑卒中、小儿高热惊厥、精神分裂症、癔症以及强迫症等精神神经疾病属于热盛动风者，可用本方加减治疗。

醒脑定

【来源】何任验方（何任《何任临床经验辑要》）

【组成】百合 30g、生地 15g、菖蒲 15g、郁金 15g、生大黄 10g、生明矾 3g、白芍 30g、白术 14g、茯苓 15g、丹参 15g、白芥子 10g、生铁落 30g、青礞石 30g、法半夏 15g、陈皮 10g、小麦 30g、珍珠母 30g、生甘草 10g、红枣 5 枚。

【用法】水煎服，日 1 剂，20～40 天一疗程。

【功用】养心安神；除痰定惊。

【主治】癫狂证。

【方解】方中百合清心安神定惊；生地、白芍滋阴；石菖蒲入心开窍，除痰定惊；郁金通心滞；大黄泻火；明矾、生铁落、青礞石、珍珠母重镇安神；白术健脾益气；茯苓健脾渗湿，安心神；丹参入心肝两经以除烦安神，调心血；白芥子豁痰利气，散结通络；半夏燥湿化痰，降逆和胃；陈皮燥湿化痰，行气。本方还加用《金匮要略》的甘麦大枣汤，其中小麦甘凉，养肝，滋养心脾之气，除烦安神；甘草甘平，补养心气，和中缓急，能调和诸药；大枣甘温质滋，益气和中，润燥缓急为佐药；此三药合用，甘润平补，养心调肝，安神，和中缓急。全方共奏养心安神；除痰定惊之功效。

【临床应用】

名老中医何任临床长期应用醒脑定汤治疗癫狂证，屡试屡效。

大黄韭龙汤

【出处】张琼林验方（张琼林《临证碎金录》）

【组成】生大黄 20～60g（切碎）、活地龙 70 条（大小均可，洗净切段）、韭菜汁 1 酒杯（冲服）。

【用法】先将地龙放入瓦罐中，文火炖 1 小时，得汁 300～400ml，冲入大黄中稍搅拌，浸 1 小时后，再煮至将沸而未沸时，旋即离火，待温，倒入韭菜汁顿服，必致畅泻。否则递增大黄剂量。连服 1～3 剂，渐见精神疲软后，再服他药。

【功用】泻火逐痰，活血通窍。

【主治】用于实热痰火、上扰心窍之狂证（精神分裂症及亢奋型失眠）。

【方解】"大黄韭龙汤"方，乃董氏家传之方，张老取之用以治疗精神分裂症，多能取得较好疗效，尤其是病程在一年以内者为佳，且其方无明显副作用。方中之大黄清心逐痰降火，地龙清热降泄镇静活络，韭菜汁辛通涤痰开窍，三药相辅为用，攻逐宣通，使气滞之郁可解，五志之火可泄，上乘之痰可降，故而心神可得安宁，其病势得以转机。

【临床应用】

本方主要用于治疗精神分裂症及亢奋型失眠，以及本病服用大量抗精神病药物及镇静剂而依然狂躁难制者。张老认为中医的应急措施常拟用吐法、下法及放血疗法，以速降痰火，控制躁狂。攻下派大师张子和善用吐下法来治疗此病，可以效法。然而探吐及放血疗法均非"王道"，风险较大，只有攻下是为安全效速。本方配伍精巧，契合病机，必须放量投服，务使充分致泻，方可转躁为静。吐下法为什么能治精神分裂症？中医学认为：吐出痰涎或通腑攻下，能釜底抽薪，降逐痰火，而狂躁自平。随症加减：脉弦实，肝胆火盛见口干口苦者，加龙胆草、栀子清泻肝火；若躁狂不安、便秘者，加礞石以重镇安神；失眠重者，加朱砂1g（研细冲服）、龙齿以安神定志；口渴喜饮者，加知母以清热滋阴。

五、阴虚火旺

二阴煎

【来源】《景岳全书》卷五十一。

【组成】生地二三钱，麦冬二三钱，枣仁二钱，生甘草一钱，玄参一钱半，黄连一二钱，茯苓一钱半，木通一钱半。

【用法】水二盅，加灯草二十根，或竹叶亦可，煎七分，食远服。

【功用】清心泻火，养阴安神。

【主治】心经有热，水不制火，火盛伤阴之癫狂。症见惊狂失志，日久其势渐减，且有疲惫之象，多言善惊，时而烦躁，形瘦面红，舌质红，脉细数。

【方解】方中生地黄、麦冬、玄参以养阴清热；黄连、木通、灯心草或淡竹叶以泻热清心安神；枣仁、茯苓养心安神定志；甘草调和诸药。

【临床应用】

1. 用方特点 临床以惊狂失志，日久其势渐减，且有疲惫之象，多言善惊，时而烦躁，形瘦面红，舌质红，脉细数为辨证要点。

2. 现代应用 现常用此方治疗精神分裂症、脑血管性痴呆、抑郁症、失眠、慢性喉炎、慢性咽炎、心律失常、心血管疾病合并焦虑症等。

六、瘀血阻窍

通窍活血汤

【来源】《医林改错》卷上。

【组成】赤芍一钱，川芎一钱，桃仁三钱（研泥），红花三钱，老葱三根（切碎），鲜姜三钱（切碎），红枣七个（去核），麝香五厘（绢包）。

【用法】用黄酒半斤，将前七味煎一盅，去滓，将麝香入酒内，再煎二沸，临卧服。方内黄酒，各处分两不同，宁可多二两，不可少，煎至一盅。酒亦无味，虽不能饮酒之人，亦可服。方内麝香，市井易于作假，一钱真，可合一两假，人又不能辨，此方麝香最要紧，多费数文，必买好的方妥，若买当门子更佳。大人一连三晚，吃三付，隔一日再吃三付。若七、八岁小儿，两晚吃一付，三、两岁小儿，三晚吃一付。麝香可煎三次，再换新的。

【功用】活血祛瘀，通络止痛，芳香开窍。

【主治】癫狂证属血瘀者。症见精神亢奋，狂躁不安，头痛剧烈，痛如锥刺，痛有定处，固定不移，舌暗，苔薄白，脉弦涩。

【方解】方中赤芍、川芎、桃仁、红花活血化瘀，乃脱胎于《医宗金鉴》桃仁四物汤，不用熟地嫌其滋腻也；生姜、葱白、黄酒辛散，温通上下阳气，正前贤所谓"气行则血行"，"气温则血滑"之义。麝香是本方要药，《神农本草经疏》云："其香芳烈，为通关利窍之上药，凡邪气著于人淹伏不起则关窍闭塞，辛香走窜自内达外，则毫毛骨节俱开。"惟该药价格昂贵，药源稀少，一般可用白芷、冰片代替。

【临床应用】

1. 用方要点 本方通窍活血汤辛散上行、芳香开窍、活血止痛，为治疗头面五官气滞血瘀诸病症的专方。临床以精神亢奋，狂躁不安，头痛剧烈，痛如锥刺，痛有定处，固定不移，舌暗，苔薄白，脉弦涩为辨证要点。

2. 随症加减 头痛甚者，可重用川芎，加全蝎、蜈蚣以加强活血祛风；并适当使用引经药物：太阳头痛可选用羌活、蔓荆子；阳明头痛可加葛根、白芷、知母；少阳头痛可加柴胡、黄芩；厥阴头痛可加吴萸、藁本；瘀血甚者，加通天草、水蛭。头目昏晕甚者，可加石菖蒲、天麻、葛根以止眩。耳聋年久者，可加灵磁石、石菖蒲、郁金以开窍。健忘较显者，可加远志、菖蒲以开窍醒脑。

3. 使用注意 孕妇及体虚人忌服。

4. 现代应用 本方现代临床亦用于治疗精神障碍的相关疾病，效果颇佳。血瘀所致的脱发，暴发火眼，酒糟鼻，耳聋，白癜风，紫癜风，牙疳，男女劳病，小儿疳证，头痛，骨膊胸膈顽硬刺痛，中风。

癫狂梦醒汤

【来源】 王清任《医林改错》卷下

【组成】 桃仁八钱，柴胡三钱，香附二钱，木通三钱，赤芍三钱，半夏二钱，腹皮三钱，青皮二钱，陈皮三钱，桑皮三钱，苏子四钱（研），甘草五钱。

【用法】 水煎服。

【功用】 活血理气，解郁化痰。

【主治】 气滞痰凝血瘀之癫狂。症见哭笑不休，詈骂歌唱，不避亲疏，许多恶态，乃气血凝滞，脑气与脏腑气不接，如同作梦一样。

【方解】 方中重用桃仁合赤芍活血化瘀，柴胡、香附疏肝理气解郁，青皮、陈皮开胸行气，半夏、苏子、桑白皮燥湿化痰，降逆下气，木通、大腹皮利水渗湿，甘草缓急建中。诸药配合，可使湿去痰化，清阳上升，腑气通畅，气行则血行，瘀血去而气滞行，神志自清，有如大梦之初醒。

【临床应用】

1. 用方要点 本方为治癫狂的专方。以面色晦滞、舌质紫暗、舌下脉络瘀阻、脉沉涩；或痰气郁结、表情淡漠、神志呆痴、不思饮食、脉弦滑为证治要点。

2. 现代应用 本方现代常用于治疗狂症（精神分裂症）、癫症（癔病）、痫症（癫痫发作）、厥症（气厥、血厥）、中风、脑血栓、脑血管痉挛、脑栓塞、老年性痴呆等。

第六章 痫 证

痫证是一种反复发作性神志异常的病证，亦名"癫痫，俗称"羊痫风"。临床以突然意识丧失，甚则仆倒，不省人事，强直抽搐，口吐涎沫，两目上视或口中怪叫，移时苏醒一如常人为特征。发作前可伴眩晕、胸闷等先兆，发作后常有疲倦乏力等症状。

痫病的发生，大多由于七情内伤，先天因素，脑部外伤，饮食不节，劳累过度，或患它病之后，造成脏腑失调，痰浊阻滞，气机逆乱，风阳内动所致，而尤以痰邪作祟最为重要。痫之为病，病理因素总以痰为主，每由风、火触动，痰瘀内阻，蒙蔽清窍而发病。以心脑神机失用为本，风、火、痰、瘀致病为标。

痫病与五脏均有关联，但主要责之于心肝，顽痰闭阻心窍，肝经风火内动是痫病的主要病机特点。久发耗伤精气，可致心肾亏虚，气血不足，可见心脾两虚。

治疗宜分标本虚实。频繁发作，以治标为主，着重清泻肝火，豁痰熄风，开窍定痫；平时则补虚以治其本，宜益气养血，健脾化痰，滋补肝肾，宁心安神。

西医的癫痫，无论原发性，或继发性，均可参照本病辨证施治。

一、风痰闭阻

定痫丸

【来源】《医学心悟》

【组成】明天麻、川贝母、姜半夏、茯神、茯苓各1两，制胆南星、全蝎、僵蚕、石菖蒲、真琥珀（腐煮，灯草研）各5钱，远志、陈皮各7钱，丹参、麦冬各2两，辰砂（水飞）3钱。

【用法】 用竹沥 1 小碗，姜汁 1 杯，再用甘草 4 两熬膏，和药为丸，如弹子大，辰砂为衣。

【功用】 涤痰熄风、开窍安神。

【主治】 风温蕴热之痫病。症见忽然发作，眩仆倒地，目睛上视，口吐白沫，痰涎直流，目斜口歪，不省高下，叫喊作声，甚至手足抽搐，舌苔腻而微黄，脉弦滑。

【方解】 方中用竹沥水煎煮，因其善于清热化痰，定惊利窍；配伍能"治一切中风、风痫、惊风"（《药品化义》）的胆南星，则豁痰利窍之功倍增。天麻功善平肝熄风；半夏燥湿化痰，与天麻相配，则增化痰熄风之效，以治风痰；石菖蒲芬芳化浊，除痰开窍；远志开心窍，安心神，两药助君药增强祛痰通窍醒神之力。佐以陈皮燥湿化痰，使气顺则痰消；茯苓健脾化痰，以杜生痰之源；川贝母化痰散结而清热；全蝎、僵蚕熄风止痉，化痰散结，以定肝风之内动；丹参、麦冬清心除烦；辰砂、琥珀、茯神安神定惊；本方配伍姜汁以化痰涎，且助竹沥化痰而行经络；又加甘草调和诸药，兼以缓急。纵观全方，本方清热化痰与平肝熄风安神并施，醒神开窍与镇惊安神相济。

【临床应用】

1. 用方要点 临床应用以忽然发作，眩仆倒地，目睛上视，口吐白沫，痰涎直流，舌苔白腻微黄，弦滑略数为辨证要点。

2. 随症加减 若大便秘结者，可加大黄、芒硝以泻热通便；抽搐不止者，可加钩藤、羚羊角以清热熄风。本方常用于癫痫病发作期，证属风痰夹热者。对于头痛明显者，加蔓荆子、川芎以祛风止痛；若肝阳偏亢者，加钩藤、代赭石以潜阳熄风。

3. 使用注意 本方为治标之剂，故应根据脉证情况，而不能一味投用重镇熄风之品。眩晕属肝阳上亢或肝肾阴虚所致者忌用。本方比较适宜邪实、体健者，对久病频发而正气虚弱者，不适宜单独使用，应另服人参、黄芪、白术、当归，作为扶正用。

4. 临床应用 现代临床常用于治疗癫痫、耳源性眩晕、高血压眩晕、颈椎病、神经衰弱、多发性梗塞性痴呆、重度植物神经功能紊乱、精神分裂症、脑囊虫病等证属风痰内扰者。名老中医李聪甫善用此方加减治疗风痰抽搐之证。

涤痰汤

【来源】《济生方》

【组成】陈皮 6g，半夏 6g，茯苓 6g，甘草 3g，胆南星 6g，枳实 12g，人参 5g，竹茹 3g，石菖蒲 6g。

【用法】加姜、枣水煎服。

【功用】涤痰开窍，补气扶正。

【主治】主要用于中风痰迷心窍证。症见突然仆倒，半身不遂，口眼歪斜，舌强不语，舌苔白腻，脉沉滑或者沉缓，重按无力。

【方解】本方在除湿祛痰的二陈汤基础上，加枳实、竹茹、胆南星以祛风、清热、涤痰，再配上人参扶助正气，借石菖蒲辛烈之气以开窍闭、温燥之性以化痰浊，共呈开窍涤痰之功效。枳实苦、微寒，破气散结，苦燥化痰，使胆气下降，火不上攻。竹茹甘寒，寒以清热化痰，甘生津益阴以熄风火，合枳实使胆能通降下行，则风火无力夹痰上攻。胆南星苦凉，能清热涤痰，熄风解痉，使肝胆之风火息而痰化则厥阴心包无邪复攻。菖蒲辛温，其气清爽芬芳，能行气化湿，涤痰开窍，使痰湿不蒙蔽心窍，气血正常上升，外布则神清。党参甘、微温，中以健脾，上益心气。此方痰、热、气并治，痰去则气顺，气顺则痰消，痰热分解则病根自拔，脉道通利则语言渐复。

【临床应用】

1. 用方要点 临床应用以中风痰阻清窍，舌强不能言、苔厚腻为辨证要点。

2. 随症加减 若见风动征象明显者，可加羚羊角、僵蚕、地龙、钩藤；窍闭深重者，加入麝香、冰片等，或送服至宝丹，则醒脑开窍之效更为可靠。

3. 使用注意 本方及其加减均为救急治标之剂，只可暂用，不可久服。神识稍微清应当逐渐加入治本之药。

4. 现代应用 现临床多用于治疗癫痫、急性出血性或缺血性脑血管病及其后遗症、各型脑炎后遗症、梅尼埃病、有机磷农药中毒后遗症、老年性痴呆、发作性睡病等。

涤痰定痫丸

【来源】 杜雨茂验方（隋殿军，王迪著《国家级名医秘验方》）

【组成】 天麻 30g，川贝母 15g，胆南星 15g，姜半夏 30g，橘红 15g，茯苓 30g，菖蒲 15g，全蝎 18g，僵蚕 18g，蜈蚣 5 条，白矾 18g，皂荚 18g，天竺黄 30g，朱砂 12g（另研）。

【用法】 上药共为极细末，以姜汁 30g，竹沥 30g，加水稀释后，泛丸为绿豆大，装瓶备用。成人每日服 3 次，每次 6g，小儿酌减。

【功用】 豁痰开窍，镇痉熄风。

【主治】 痫证大发作，证属脾虚痰盛，肝火夹痰，蒙蔽清窍者。症见突发昏仆，不省人事，口吐白沫，四肢抽搐，渐渐苏醒，醒后自觉头晕，乏力。

【方解】 方中全蝎、僵蚕、蜈蚣、天麻祛风镇痉化痰；皂荚、石菖蒲豁痰开窍；胆星、天竺黄清热豁痰；白矾祛风痰；姜半夏、橘红、川贝、竹沥、茯苓健脾化痰，以杜生痰之源；朱砂镇心安神。诸药合用，共奏豁痰开窍，镇痉熄风之功。

【临床应用】

1. 用方要点 本方以突发昏仆，不省人事，口吐白沫，四肢抽搐，渐渐苏醒，醒后自觉头晕，乏力，舌淡苔白腻为辨证要点。临床主要用于治疗癫痫、神志不清、中风等证属脾虚痰盛，肝火夹痰，蒙蔽清窍者。

2. 随症加减 素体虚弱或久病不愈，正气亏损者，加人参 16g；病情顽固者，加雄黄 12g，另研细入药，以助药力。

3. 使用注意 服药期间，忌食生冷、油腻，以免助湿生痰，同时应注意劳逸结合，切忌过劳及情志过激。本方为癫痫发作期用药，休止期应加减使用。

定痫镇痛合剂

【来源】 胡建华验方（隋殿军，王迪著《国家级名医秘验方》）

【组成】 生铁落（先煎）12g，生南星12g，菖蒲9g，炙远志4.5g，炙地龙9g，丹参15g，白芍15g，炙甘草6g。

【用法】 水煎服，每日1剂，早晚各服1次；亦可将上方7剂煎浓汁，加糖制成糖浆500ml，装瓶备用，每服30ml，日服2次。同时服用星蜈片（生南星、蜈蚣按1∶3比例研细粉制成片，每片0.3g），每服5片，日服2次，或蜈蚣粉1g，日服2次。

【功用】 豁痰开窍，活血通络，平肝镇惊。

【主治】 痫证，证属肝风痰浊，夹瘀阻脉络者。症见平素头刺痛，痛处固定，或有外伤、产伤，或舌黯有瘀斑、瘀点等。

【方解】 方中生铁落重镇潜阳；白芍平肝柔肝熄风；生南星燥湿化痰，祛风解痉；石菖蒲、远志豁痰开窍；丹参、地龙活血通络；甘草调和诸药。诸药合用，共奏豁痰开窍，活血通络，平肝镇惊之效。

【临床应用】

1. 用方要点 本方以头刺痛，痛处固定，或有外伤、产伤，或舌黯有瘀斑、瘀点为辨证要点。临床主要用于治疗癫痫、偏头痛、神志不清、中风等证属肝风痰浊，夹瘀阻脉络者。

2. 随症加减 若见因脑外伤或难产致痫者，加红花、川芎；经期发作频繁者，加仙灵脾、肉苁蓉，以调补冲任；日久体虚者，加党参、黄芪；伴恐惧、幻觉、失眠者，加炙甘草，淮小麦，大枣。

3. 使用注意 禁酒，忌食羊、狗肉及辛辣刺激性食物。如病人已服抗癫痫西药者，应照常服用，不可骤停，当逐步减量以至停服。

定痫汤

【来源】沈宝藩验方（隋殿军，王迪著《国家级名医秘验方》）

【组成】全蝎 4g（分 2 次冲服），僵蚕 10g，地龙 10g，川芎 10g，郁金 10g，菖蒲 10g，法半夏 10g，枳实 10g，牛膝 10g。

【用法】水煎服，每日 1 剂，早晚各服 1 次。

【功用】定痫熄风，涤痰通络。

【主治】痫证，证属痰浊瘀阻，风阳内动者。症见发作时两目上视，突发昏仆，不省人事，口吐白沫，四肢抽搐，渐渐苏醒，醒后自觉头晕，乏力；或休止期体弱乏力等。

【方解】方中全蝎、僵蚕、地龙平肝熄风镇痉；川芎、郁金活血祛瘀通络；菖蒲豁痰开窍，法半夏化痰降逆，枳实理气涤痰，三药共奏祛痰邪之功；牛膝活血祛瘀且引血下行。诸药合用，共奏定痫熄风，涤痰通络之功。

【临床应用】

1. 用方要点 本方以发作时两目上视，突发昏仆，不省人事，口吐白沫，四肢抽搐，渐渐苏醒，醒后自觉头晕，乏力；或休止期体弱乏力为辨证要点。临床主要用于治疗癫痫、脑卒中、神智不清、精神恍惚等证属痰浊瘀阻，风阳内动者。

2. 随症加减 若见发作时痰火偏重，症见口唇青紫，牙关紧闭，两目上视，项背强直，四肢抽搐，口吐涎沫或喉中痰鸣，或发怪叫，甚则二便自遗，移时苏醒，醒后感疲乏，头痛，苔较腻或黄腻，舌质黯红，脉弦或滑者，选加羚羊角、磁石、钩藤、胆南星、龙胆草、栀子、赤芍；发作时痰湿偏重，症见面色晦黯，手足发冷，口吐涎沫，苏醒后困乏无力，舌质黯淡，苔白腻，脉弦或弦滑者，选加天麻、蜈蚣、橘红、制南星、当归；休止期，心脾两虚为主，时感神疲乏力，心悸，失眠，纳呆，大便溏稀，舌质黯淡，脉细弱者，去牛膝、枳实，选加党参、炒白术、茯苓、炒薏苡仁、远志、当归；休止期，肝肾阴虚为主，头晕目眩，眼花干涩，健忘失眠，腰膝酸软，大便干燥，舌红，苔薄，脉弦细者，去法夏、菖蒲、僵蚕，选加天麻、龟板、鳖甲、赤芍、白芍。

3. 使用注意 服药期间，忌食生冷、油腻，以免助湿生痰，同时应注意
劳逸结合，切忌过劳及情志过激。

镇痫汤

【来源】诸云龙验方（隋殿军，王迪著《国家级名医秘验方》）

【组成】菊花 10g，钩藤 15g，地龙 12g，天麻 12g，僵蚕 15g，半夏 12g，橘红
12g，茯神 15g，枳实 6g，竹茹 6g，胆星 10g，远志 10g，郁金 10g，菖蒲 10g，龙骨
24g，牡蛎 24g，甘草 10g。

【用法】水煎服，每日 1 剂，早晚各服 1 次。

【功用】熄风涤痰，镇痫开窍。

【主治】痫证，证属风痰闭阻者。症见发作卒然昏仆，目睛上视，口吐白
沫，手足抽搐，喉中痰鸣；或仅为短暂的神志不清，或精神恍惚，两目呆滞，
茫然所失，说话中断，持物落地而无抽搐。平时多有眩晕、胸闷、痰多、乏
力等症，舌淡红，苔白腻，脉弦滑。

【方解】方中半夏、橘红、茯神、甘草、枳实、竹茹、胆星，乃温胆汤、
导痰汤之意，旨在涤除顽痰；菊花、钩藤、地龙、天麻、僵蚕平肝熄风以镇
痉；远志、龙骨、牡蛎镇心安神以定惊；郁金清心解郁以开窍；菖蒲宁心安
神以开窍。诸药相合，共奏涤痰熄风，安神开窍之功，故对风痰型痫证最为
合拍。

【临床应用】

1. 用方要点 本方以发作卒然昏仆，目睛上视，口吐白沫，手足抽搐，
喉中痰鸣，平时多有眩晕、胸闷、痰多、乏力等症，舌淡红，苔白腻，脉弦
滑为辨证要点。临床主要用于治疗癫痫、中风等证属风痰闭阻者。

诸老认为痫证病因病机多属风、火、痰、惊，其中尤以风痰为主。本方
由于抓住熄风、化痰两个关键，历经 40 余年临床实践，反复修改、化裁而
成，故疗效确切。但有两点必须强调：①务必坚持长期治疗。不论是发作期、
休止期或恢复期，都必须坚持服药；②临床上对病情严重者，诸氏常配合针
灸治疗。主穴为：百会、四神聪、风池、人中、鸠尾、足三里、阳陵泉、丰

隆、太冲、涌泉。施平补平泻法，每日针治 1 次。针药结合，双管齐下，多可收事半功倍之效。

2. 随症加减 若见痰浊偏盛者，加竹沥 30g 冲服；顽痰不化者，加礞石 10g；脾虚者，加党参 15g，白术 10g；气滞胁胀者，加川楝子 10g，青陈皮各 l0g；抽搐频繁者，加琥珀 1.5g 冲服，磁石 24g，珍珠母 24g；病情严重者，加蜈蚣 2 条，全蝎 3g（研末冲服）。

3. 使用注意 服药期间，忌食生冷、油腻，以免助湿生痰，同时应注意劳逸结合，切忌过劳及情志过激。

治癫痫方

【来源】邓铁涛验方（邓铁涛《邓铁涛临床经验辑要》）

【组成】荆芥 8g，全蝎 10g，僵蚕 10g，浙贝 10g，橘络 10g，白芍 15g，甘草 6g，云苓 15g，白术 12g，丹参 15g，黄芪 15g，蜈蚣 2 条。

【用法】共研极细末，每次 3g，每日 2 次，温开水送服。小儿减半量。

【功用】益气祛痰，镇痫安神。

【主治】癫痫。

【方解】方中黄芪、白术、茯苓补气健脾化痰；白芍柔肝熄风止痉；浙贝、橘络祛痰止痉；丹参活血通络；僵蚕、全蝎、蜈蚣镇痫熄风止痉；共奏益气祛痰，镇痫安神。

【临床应用】

1. 用方要点 本方以突发昏仆，不省人事，口吐白沫，四肢抽搐，渐渐苏醒，平素头晕乏力，舌淡苔白腻为辨证要点。

2. 随症加减 肝郁者加柴胡、枳壳、白芍；心悸失眠者加夜交藤、熟枣仁、柏子仁；烦躁惊惕者加麦芽、大枣；汗多加浮小麦、糯稻根；手颤者加钩藤、首乌、白芍、鸡血藤；气虚甚者加太子参、五爪龙；肾虚加旱莲草、女贞子、菟丝子、楮实子；血瘀者加桃仁、红花、丹皮。

3. 使用注意 忌过劳及情志过激，忌食生冷、油腻，以免助湿生痰。

八味定痫丸

【来源】 张琼林验方（张琼林《临证碎金录》）

【组成】 广郁金 80g、净白矾 30g、胆南星 60g、姜半夏 60g、石菖蒲 60g、远志 50g、僵蚕 60g、天麻 60g。

【用法】 共研极细粉，用鲜竹沥 8 份、姜汁 2 份，泛为丸（或加蜜作丸）如绿豆大，辰砂为衣。10 岁以内小儿，每服 20～30 粒，10 岁以外者可每服 30～40 粒。

【功用】 辛开逐痰，熄风定痫。

【主治】 痰浊夹肝风上蒙清窍之小儿（或成人）癫痫。

【方解】 本方僵蚕、天麻镇肝熄风解痉；广郁金、净白矾、胆南星、姜半夏涤痰熄风；石菖蒲、远志涤痰熄风开窍，上药共凑镇肝、涤痰、熄风、宣窍之功。

【临床应用】

张老认为，癫痫之为病，不外痰浊夹肝风上蒙清窍。常规治法，首先必须镇肝、涤痰、熄风、宣窍，病情得到遏制后，选用此丸缓取慢图，以减轻症状，控制复发，较为适合。本方为四川民间验方，药无虚设，配伍有道。本人又加白僵蚕、明天麻一组药对，以佐熄风解痉之功，益臻完善。据临床实践观察，本病除少数病例表现气虚夹瘀之证外，大多数患者只具有发病症状，而无证可辨。因此，本方亦随之成为验之再验的专病专方了。

癫痫丸

【来源】 何任验方（杜怀棠《中国当代名医验方大全》）

【组成】 天竺黄 15g，沉香 9g，天冬 60g，白芍 90g，茯神 120g，远志肉（蒸熟）60g，麦冬（去心）60g，炙甘草 18g，旋覆花 45g，苏子 60g，制香附 90g，姜半夏 30g，皂荚（去黑皮、去子、炙酥）60g，淮山药适量，朱砂适量。

【用法】 将上药（除山药、朱砂外）研极细末，再将山药研细，以适量山药粉调药末，糊为丸，朱砂为衣。本方除不作煎剂外，还可作散剂吞服，或装胶囊或糯米纸包吞服。每服9g，日服1~2次，温开水送服。

【功用】理气化痰，安神定痫。

【主治】痰气郁结的癫痫。症见癫痫发作，平素自觉胸胁胀满，情绪不宁，舌苔白腻或舌体胖大，脉弦滑。

【方解】方中皂荚祛痰开窍；天竺黄除热养心，豁痰利窍；苏子、姜半夏下气豁痰。诸药合用，共奏理气降逆，健脾化痰，安神定痫之功。

【临床应用】

本方适用于痰气郁结的癫痫。其辨证要点是：每因七情内伤而诱发，平素自觉胸胁胀满，情绪不宁，舌苔白腻或舌体胖大，脉弦滑。何任教授用治癫痫，每收良效。

五痫神应丸

【来源】明·张介宾《景岳全书》

【组成】白附子（炮）15g，竹沥夏60g，胆南星60g，生白矾30g，猪牙皂角60g，白僵蚕45g，乌梢蛇（酒浸）30g，全蝎（炒）6g，蜈蚣（炒）3g，朱砂（水飞）7.5g，麝香0.9g。

【用法】先将皂角槌碎，用水半升揉汁去渣，同白矾一起煮干为度，与余药共为细末，以生姜汁煮面糊为丸，如梧桐子大。每服30丸，食前生姜煎汤送下。

【功用】化痰止痉，镇静安神。

【主治】痰气郁结之痫证。癫痫常发作，自觉胸胁胀满，情绪不宁，喉间痰鸣，舌苔白腻，脉弦滑。

【方解】方中白附子祛风痰，散结镇痉；白矾燥湿化痰；半夏降逆化痰；胆星清火化痰；皂角开窍涤痰；白僵蚕、乌梢蛇、全蝎、蜈蚣祛风解痉，化痰散结；麝香通窍，开经络之闭；朱砂安神，定纷乱之志。诸药合用有较强的化痰止痉作用。

【临床应用】

1. 用方特点　本方主治之癫痫，是因痰瘀为患，阻滞经络而成。临床以癫痫常发作，自觉胸胁胀满，情绪不宁，喉间痰鸣，舌苔白腻，脉弦滑为辨证要点。

2. 现代应用　本方用以治疗癫痫，可收到好的效果。

五石散

【来源】来春茂验方（来圣祥，来圣吉《来春茂医镜》）

【组成】珍珠母 94g、代赭石 62g、青礞石 46g、生明矾 94g、琥珀 62g、石菖蒲 125g、僵蚕 110g、蚱蜢 110g。

【用法】代赭石、青礞石二味置砂锅内用烈火煅，烧红后取出来醋淬之（3～7）次，然后再用清水漂 2 天（中间换水 2 次），捞起晒干；生明矾用猪牙皂角 62g 捶碎冷水浸泡后，揉汁去渣，将明矾入皂角汁熬干；珍珠母洗净晒干；琥珀选质透明有光泽者。以上 5 味碾细过筛加水飞至极细，以放在舌上无渣滓为度，晒干用。僵蚕用麸上下拌炒至黄色为度，筛去麸皮。蚱蜢去翅微炒香；石菖蒲切片晒干生用。以上 3 味碾细过筛，和前药共混合成散剂，收储勿泄气即可。1～3 岁小儿每次服 2～3g，4～6 岁小儿每次服 3～5g，6～9 岁每次 3～6g，9～12 岁每次服 5～8g，12 岁以上同成人量每次服 6～10g，每日 2 次，白开水送下。

【功用】开窍豁痰，平肝降逆。

【主治】风痰闭阻之癫痫。

【方解】珍珠母、代赭石、青礞石、生明矾、琥珀合为五石，平肝降逆、豁痰熄风；石菖蒲化痰开窍；僵蚕平肝熄风定惊；蚱蜢熄风解痉；全方共凑开窍豁痰、平肝降逆之功。

【临床应用】

本方适用于风痰闭阻型癫痫，临床随症加减可用于各种类型癫痫。其中单用蚱蜢一味焙干炒香研细，每服 3～6g 治癫痫也颇为有效。

二、痰火内盛

龙胆泻肝汤

【来源】《医方集解》引《太平惠民和剂局方》

【组成】龙胆草（酒炒）6g，黄芩（炒）9g，栀子（酒炒）9g，泽泻 12g，木通

9g，车前子 9g，当归（酒洗）8g，生地黄（酒炒）20g，柴胡 10g，甘草（生用）6g（原方无用量）。

【用法】 水煎服。丸剂每服 9g，日服 2 次。

【功用】 泻肝胆实火，清下焦湿热。

【主治】 肝胆火盛、肝胆湿热之痛证。症见，神昏瞀闷，四肢厥冷，冷汗自出，舌质紫暗，苔白，脉沉迟。胁痛，口苦目赤，耳肿耳聋，下注之阴肿阴痒，小便淋浊，尿血，带下等。

【方解】 本方以龙胆草大苦大寒，泻肝胆实火，除下焦湿热为君药；黄芩、栀子苦寒泻火，助龙胆草清利肝胆实火、湿热共为臣药；泽泻、木通、车前子清热利湿，引火从小便而出，当归、生地滋阴养血，共护肝脏阴血，以防火热伤阴，俱为佐药；柴胡疏肝理气，引药入肝经，甘草调药和中，使苦寒之品不致伤胃，为使药。诸药合用，泻中有补，清中有养，邪正兼顾，共奏清泻肝胆实火湿热之良效。

【临床应用】

1. 用方要点 以胁痛目赤、耳鸣耳聋、口苦咽干、小便短赤、舌红、脉弦数为辨证要点。

2. 随症加减 肝火上乘，头痛眩晕，目赤多眵者，加菊花以清肝明目；木（肝）火刑金（肺）咯血者，加丹皮、侧柏叶以凉血止血；湿热内蕴黄疸者，加茵陈、大黄化湿清热退黄。

3. 使用注意 本方苦寒易伤脾胃，故中病即止，不宜久服。

4. 现代应用 本方常用于顽固性偏头痛、头部湿疹、高血压、急性结膜炎、虹膜睫状体炎、中耳炎、暴聋、外耳道疖肿、鼻炎、急性黄疸性肝炎、急性胆囊炎、胃出血，以及泌尿生殖系统炎症、急性肾盂肾炎、急性膀胱炎、尿道炎、外阴炎、睾丸炎、尖锐湿疣、下疳、腹股沟淋巴腺炎、急性盆腔炎、带状疱疹等属肝经实火、湿热者。

竹沥达痰丸

【来源】 《古今医鉴》

【组成】 制礞石 10g，黄芩 10g，大黄 10g，沉香 3g，橘红 6g，半夏 10g，甘草

3g，姜汁 10g，竹沥 10g。

【用法】本品为绿褐色的水丸，气微香，味苦，每 50 丸重 3g（每袋装 6g）。口服，每次 6~9g。

【功用】降火泄热，逐痰镇惊。

【主治】热痰壅肺之痫证。症见咳嗽痰稠、大便秘结、苔黄厚腻，脉弦数有力，甚或发为癫痫惊悸。

【方解】本方在滚痰丸的基础上加茯苓、竹沥、半夏、橘红、甘草、人参、生姜汁。方中竹沥、黄芩清肺热、豁痰止咳为主药；辅以橘红、制半夏理气燥湿化痰；青礞石、硝石性烈质重，功长镇坠，合沉香、大黄助主药下气清热坠痰，以疗顽痰壅滞、惊痫、且熟大黄除积通便，又助主药清泻肺热；生姜汁温中止呕；甘草清热润肺止咳，调和诸药。诸药伍用，共奏开郁豁痰、利湿通便之功。

【临床应用】

1. 用方要点　临床应用以癫痫伴大便秘结、苔黄厚腻，脉弦数有力为辨证要点。

2. 随症加减　若见痰多者，可加半夏、白芥子；若见肺热者，可加石膏；若见胸闷者，可加柴胡、黄芩；若见大便秘结者，可加大黄、麻子仁。

3. 使用注意　孕妇慎服。

4. 现代应用　现临床主要用于治疗支气管哮喘、高热神昏（气急喘促、痰涎壅盛而无力咳出）、肺炎及癫狂等证属痰热壅肺者。

安神定痫汤

【来源】成孚民验方（张栋主编《名老中医屡试屡效方》）

【组成】白芍 10g、法半夏 9g、广桔皮 7g、赤茯苓 10g、竹茹 10g、胆南星 5g、节菖蒲 9g、川牛膝 10g。

【用法】一日一剂，三煎，每煎 20 分钟，分早、中、晚三次饭后服用，每次服 200 毫升。

【功用】疏肝解郁、清热豁痰，醒神开窍。

【主治】气郁风痰化热、蒙蔽清窍之痫证。症见发作时猝然昏仆不知人，口中作声，口吐白沫，四肢抽搐，平素疲惫无力，抑郁质，面色青灰，形体略显消瘦，察其舌质红，苔白浊，脉弦数。

【方解】方中白芍柔肝解郁；胆南星涤痰熄风；半夏、广桔皮、赤茯苓健脾燥湿化痰；菖蒲宁心安神以开窍；川牛膝活血化瘀，共奏解郁、清热豁痰，醒神开窍之功。

【临床应用】

成孚民教授认为，癫痫是临床较为常见的疾病，易反复发作，治疗较为棘手，而西药治疗副作用大，且远期疗效差。在安神定痫汤的基础上，辨证加减，治疗癫痫收效甚好，如有肝气郁结者加柴胡、白芍、炒枳实疏肝解郁；因惊吓所致，有夜寐不安者加龙骨、牡蛎、代赭石、莲子心镇惊安神。此外成老在临证中亦广泛将此方应用于其他精神性疾病，异病同治，多起沉疴。用药期间，须多做心理疏导，督促家人配合，畅其情志，晓之以理，有助于疾病的康复。

金枣代赭汤

【来源】王以文验方（张栋主编《名老中医屡试屡效方》）

【组成】郁金30g、朱砂（冲服）1.5g、白矾（冲服）1.5g、甘草10g、小麦30g、大枣30g、夜交藤20g、代赭石20g。

【用法】一日一剂，水煎，分早晚二次饭后服用。

【功用】解郁、豁痰熄风，重镇安神。

【主治】癫痫。

【方解】本方以辛苦而寒之郁金为主药，入心肺二经，善行气血，白矾化痰涎，朱砂镇心安神，甘麦大枣为治疗脏燥之良方，今移治癫痫病，意在养心安神而健脾运；更入代赭石重镇降逆，夜交藤交通心肾。俾水火既济，阴阳调和，心情舒畅，脏腑之气平复，则病自愈。

【临床应用】

本方适用于气郁痰阻、心神失养之癫痫。

止痫散

【来源】樊荣辰验方（樊荣辰.止痫散治疗小儿癫痫 40 例疗效观察，河北中医，1988）

【组成】羚羊角粉 1.5g，雄黄 1.5g，琥珀 3g，全蝎 3g，僵蚕 3g，薄荷叶 3g，双钩藤 6g，朱砂 6g，蝉蜕 6g，蜈蚣 1 条，牛黄 0.6g，天竺黄 5g，天麻 5g，甘草 5g，金箔 3 张，珍珠 0.3g，麝香 0.06g。

【用法】上药共研极细末。周岁以内者每服 0.5g，1~2 岁者每服 1g，3~5 岁者每服 1.5g，6~10 岁者每服 2.5g，均为日服 3 次，白水或白糖水送服。

【功用】清热涤痰，熄风定惊，活血逐瘀。

【主治】小儿癫痫。

【方解】方中羚羊角粉、珍珠、雄黄清热平肝、重坠安神；全蝎、僵蚕、钩藤、蝉蜕、蜈蚣熄风定惊；薄荷辛散风热；天竺黄、天麻清热化痰；朱砂、金箔安神宁志；牛黄、麝香清热开窍；琥珀活血逐瘀；甘草解毒，并调和诸药。诸药合用，共奏清热涤痰，熄风定惊，活血逐瘀之功。

【临床应用】

樊荣辰教授认为，本病的发生，小儿先天多与胎惊、遗传等因素有关，而后天则与痰、热、风、惊、食滞、血瘀等因素有关。故治疗小儿癫痫应兼顾全面，以清热、涤痰、熄风、定惊、消食、逐瘀立法。癫痫一般病史较长，小儿长期服食汤药困难，故用散剂才能坚持，临床用于小儿癫痫，效果颇著。

化痫止抽 2 号

【来源】赵心波验方

【组成】青礞石 10g，地龙 6g，全蝎 6g，钩藤 6g，天麻 6g，胆南星 7.2g，二丑 15g，法半夏 5g，桃仁 5g，红花 5g，沉香 3g，生大黄 3g，人工牛黄 0.3g，白矾 8g。

【用法】汤剂每日 1 剂，连服 1~3 个月后用散剂或片剂巩固疗效。周岁以内每次 1g，1～3 岁每次 1.5g，4～7 岁每次 2g，8～14 岁每次 2.5～3g，成年人酌情加量。每日服 3 次。严重者可增加到每日 4 次，白开水送服。

【功用】 清热豁痰，平肝熄风，安神定惊。

【主治】 痰火偏盛挟肝风型癫痫。症见突然昏仆，口吐痰沫，面色青紫，全身肌肉强直性抽搐，两眼上翻或斜视。平素多见胸腹满闷，大便干结，心烦易怒。脉滑或弦数，舌质红，舌苔黄或白厚或腻。

【方解】 方中青礞石、地龙、胆南星、坠痰下气，平肝镇惊；全蝎、钩藤、天麻平肝熄风镇惊；桃仁、红花、沉香行气化瘀；生大黄通腑泄热；法半夏、白矾消痰燥湿；牛黄清心，豁痰，开窍，凉肝，熄风。全方共凑清热豁痰、平肝熄风、安神定惊之功。

【临床应用】

化痫止抽二号是已故老中医赵心波治疗癫痫的经验方。赵心波老中医根据癫痫证候特点分为痰火偏盛、肝风偏盛、正气偏虚三型。化痫止抽二号方主治痰火偏盛兼挟肝风型，临床以癫痫大发作病人为主要治疗对象。本方泻痰、清火，服药初期可引起每日腹泻 2～3 次，约一周内转为正常。脾胃虚弱、正气不足者要慎用，虚实挟杂者药量减半。

三、心脾肾亏虚

六君子汤

【来源】 《医学正传》

【组成】 白术 1 钱 5 分，半夏 1 钱 5 分，人参 1 钱、茯苓 1 钱、陈皮 1 钱、炙甘草 1 钱。

【用法】 上为细末，作一服，加大枣二枚，生姜三片，新汲水煎服。

【功用】 益气健脾，燥湿化痰，和胃消痞，降逆止呕。

【主治】 脾胃气虚，痰湿中阻之痞证。症见纳呆，嗳气，脘腹胀满或疼痛，呕吐泄泻，或气短咳嗽，痰白清稀。

【方解】 本方由四君子汤加陈皮、半夏而成，方中人参扶脾养胃，补中益气，为君药；白术健脾燥湿，陈皮祛痰平喘，半夏止咳镇吐，共为辅药；茯苓甘淡渗湿健脾，苓、术合用，健脾除湿，促其运化为佐药；炙甘草甘温调和，为使药。合而甘温益气、健脾养胃，顺气除痰。

【临床应用】

1. 用方要点 中医临床应用以纳呆便溏，痰多色白，苔腻为其汤证之要点。

2. 随症加减 呕吐甚者加姜竹茹、旋覆花，脾胃虚寒加炮姜、吴茱萸，脾胃阳虚加附子、补骨脂，胃脘痛甚者加玄胡索、川楝子，妊娠恶阻加苏梗、姜竹茹。

3. 使用注意 忌食生冷、辛辣刺激性及油腻食物。

4. 现代应用 此方临床应用广泛，在内科疾病多用于治疗慢性胃炎、十二指肠球部溃疡、早期肝硬化、呃逆、胸胁痛、消炎镇痛药引起的消化系统症状、喘证、咳嗽、充血性心力衰竭、肺心病、水肿、二尖瓣脱垂综合征、慢性肾炎氮质血症等；妇科疾病中多用于治疗妊娠恶阻、人工流产后出血、带下等。此外本方还可用于治疗小儿久咳、厌食症、慢性口腔溃疡等病。

大补元煎

【来源】《景岳全书》

【组成】人参二两，炒山药、杜仲各二钱，熟地三两，当归，枸杞子各三钱，山萸肉一钱，炙甘草二钱。

【用法】水煎服。

【功用】调补阴阳。

【主治】气血两虚、阴阳不交之痫证。症见气血大败，精神失守，头昏乏力、失眠骨痛、形体消瘦，伴面色萎黄，气短乏力，舌淡、苔薄白，脉细。

【方解】方中人参大补元气，熟地、当归滋阴补血，人参与熟地相配，即是张介宾之两仪膏，善治精气大亏之证，枸杞、萸肉补肝肾，杜仲温肾阳，甘草助补益而和诸药。诸药配合，功能大补真元，益气养血，故张景岳称此方为"救本培元第一要方"。

【临床应用】

1. 用方要点 本方以头昏乏力、失眠骨痛、形体消瘦，面色萎黄，气短乏力，舌淡、苔薄白，脉细等为辨证要点。

2. 随症加减 元阳不足多寒者，于本方加附子、肉桂、炮姜之类，随宜用之；如气分偏虚者，加黄芪、白术；如血滞者，加川芎、去山茱萸；如滑泄者，加五味子、破故纸之类。

3. 现代应用 现临床主要用于治疗癫痫、中风、精神恍惚等证属阴阳气血虚者。张景岳在《景岳全书·杂证谟》有"癫狂痴呆"专论，较为详细地记载了其病因病机、病位、证候及治法、预后等。在论述本病病机及证候时，张景岳指出："痴呆证凡平素无痰而或以郁结、或以不遂、或以思虑、或以疑惑、或以惊恐而渐致痴呆，言辞颠倒，举动不经，或多汗，或善愁，其证千奇万怪，无所不致。脉必或弦、或数、或大、或小，变易不常"。对其定位及治法，张氏则谓："此其逆气在心，或肝胆二经，气有不清而然，但察其形体强壮，饮食不减，别无虚脱等症，则悉宜服蛮煎治之，最稳最妙"。在对预后分析时论述："此证有可愈者，有不可愈者，亦在乎胃气之强弱……宜七福饮或大补元煎主之"。这些论述目前仍对临床有着实际指导意义。

名老中医唐吉父曾用大补元煎加减治疗妇女更年期诸症，以眩晕为重者，疗效满意。一般轻度持续性眩晕，伴倦怠乏力，少气懒言，动则气短、眩晕加剧者，加炒白术、茯苓；如头晕轻，目昏花重，而唇色淡或萎黄，心悸失眠或手足发麻等血虚失养者加北芪、女贞子；眩晕由轻至中度呈渐进性，神疲乏力，腰膝酸软无力，或四肢不温，或五心烦热等精亏不充者加女贞子、五味子；眩晕较重，或轻重交替，头胀痛面红目赤，失眠多梦，烦劳或恼怒后加剧等阴虚阳亢者去党参加生石决明、怀牛膝、珍珠母。

健脾化痰熄风汤

【来源】 刘炳凡验方（隋殿军，王迪著《国家级名医秘验方》）

【组成】 党参15g，白术10g，茯苓12g，炙甘草5g，法夏5g，广陈皮5g，炙远志3g，酸枣仁6g，丹参15g，建菖5g，淮山药15g，酒芍12g，澄茄3g，磁石15g（包先煎），龙齿15g（包先煎），麦芽10g，鸡内金3g。

【用法】 水煎服，每日1剂，早晚各服1次。

【功用】 健脾化痰开窍，疏肝潜阳熄风。

【主治】癫痫，属脾虚痰壅者。症见发作时突然昏倒，两眼上翻，四肢抽搐，吐白沫痰，发后四肢乏力，神疲，舌质淡红，苔薄白，脉滑数。

【方解】本方用六君子汤合淮山药健脾益气化痰；炙远志、枣仁宁心安神；石菖蒲开窍醒神；酒白芍、麦芽疏肝熄风；磁石、龙齿重镇潜阳；鸡内金健胃；恐痰湿久凝成瘀，故加丹参活血、澄茄行气止痛。诸药合用，共奏健脾化痰开窍，疏肝潜阳熄风之功。

【临床应用】

1. 用方要点　本方以突然昏倒，两眼上翻，四肢抽搐，吐白沫痰，发后四肢乏力，神疲，舌质淡红，苔薄白，脉滑数为辨证要点。

2. 随症加减　若见痰蒙清窍，则加半夏、石菖蒲；若见四肢不温，则加桂枝，附子；若见水肿，则加茯苓、车前子；若见气虚，则加党参、黄芪；若见胸胀满，则加香附、郁金。

3. 使用注意　服药期间，忌食生冷、油腻，以免助湿生痰，同时应注意劳逸结合，切忌过劳及情志过激。

4. 现代应用　现临床主要用于治疗癫痫、神志不清、中风等证属脾虚痰壅者。

四、痰浊血瘀

止痉抗痫散

【来源】田维柱验方（隋殿军，王迪著《国家级名医秘验方》）

【组成】党参15g，白术15g，茯苓15g，陈皮10g，半夏10g，枳实10g，胆星10g，天麻15g，天竺黄10g，琥珀20g，钩藤25g，僵蚕15g，全蝎15g，蜈蚣15条，地龙15g，桃仁15g，红花15g，龙骨30g，牡蛎30g。

【用法】共为细末，每次服10g，日2次。

【功用】祛瘀化痰，开窍止痛。

【主治】痫证，证属痰浊血瘀，上蒙清窍者。症见阵发性抽搐，反复发作，伴两目上视，口吐涎沫，时有尖叫，或咬破口舌，醒后全身乏力，精神不振，舌质暗红，脉弦滑。

【方解】方中党参、白术补气健脾；茯苓、陈皮理气健脾，燥湿化痰；半夏、枳实、天竺黄、胆星燥湿祛痰，祛风止痉；桃仁，红花，地龙活血通络；僵蚕、全蝎、蜈蚣属虫类灵动之品，搜风止痉；天麻、钩藤熄风止痉，清热平肝，祛风通络；琥珀镇惊安神，活血散瘀；龙骨、牡蛎镇惊安神，平肝潜阳。

【临床应用】

1. 用方要点 本方以阵发性抽搐，反复发作，伴两目上视，口吐涎沫，时有尖叫，或咬破口舌，醒后全身乏力，精神不振，舌质红，脉弦滑为辨证要点。临床主要用于治疗癫痫、脑卒中、偏头痛等证属痰血瘀阻，上蒙清窍者。

2. 随症加减 若见抽搐重时间长，重用天麻、钩藤、蜈蚣、全蝎、僵蚕；有热者加黄连15g，黄芩15g；痰涎涌盛加青礞石20g。

3. 使用注意 服药期间，忌食生冷、油腻，以免助湿生痰，同时应注意劳逸结合，切忌过劳及情志过激。

强脑抗痫灵

【来源】蔡化理验方（蔡化理《中西医结合儿科试用新方》）

【组成】丹参、天麻各240g，何首乌、七叶一枝花、钩藤各150g，蝉蜕、地龙、石菖蒲、石决明各90g，牛黄、麝香、珍珠各1.5g，天竺黄9g。

【用法】将丹参、何首乌、七叶一枝花、天麻、蝉蜕、地龙、石菖蒲加适量水，煮沸100分钟后，再加钩藤煮沸20分钟。用纱布过滤去渣留液，再将药液加热蒸发成流浸膏；然后将牛黄、麝香、珍珠、竺黄、石决明共研成细粉，掺入流浸膏内和匀，置于干燥箱内或自然干燥后，制成散剂，装瓶备用。3岁以下者每次服0.5~1.0g，3~6岁者每次服1.0~1.5g，6~12岁者每次服1.5~2.0g。每日1~2次，白开水送服。

【功用】活血化瘀，祛风止痉，平肝熄风，安神定惊。

【主治】癫痫。

【方解】方中丹参，现代药理研究认为，有活血化瘀，扩张毛细血管，改善脑血循环，增加脑血流量，以营养脑神经细胞之功用；何首乌有扩张脑血管和缓解血管痉挛作用。七叶一枝花功能熄风定惊镇痉；天麻、钩藤、蝉蜕、地龙具有祛风止痉，舒筋活络，抗惊厥作用；石菖蒲有中枢镇静及抗惊厥作用，能开窍益智，豁痰祛湿；麝香有开窍，通络，散瘀之功效；牛黄、竺黄、石决明、珍珠配伍，有平肝熄风，安神定惊作用。全方具有改善脑血循环，营养和恢复脑神经细胞功能，增强记忆，止痉熄风作用。

【临床应用】

蔡化理教授临床用以治疗癫痫，确有较好的疗效。

第七章　健　忘

健忘是指记忆力减退，遇事善忘的一种病证，亦称"喜忘"，"善忘"，"多忘"等。自宋代《圣济总录》中称"健忘"后，延用至今。历代医家认为本病病位在脑，与心脾肾虚损，气血阴精不足有关。亦有因气滞血瘀，痰浊上扰所致者。历代医家对本病的病机作了良好的阐述，认为多由心脾不足，肾精虚衰，脑海失养所致。盖心脾主血，肾主精髓，思虑过度，伤及心脾，则阴血损耗，神舍不清；房事不节，精亏髓衰，脑失所养；年高神减，五脏俱衰，神明失聪，皆能令人健忘。可见本证以心脾肾虚损为主，但肝郁气滞，瘀血阻络，痰浊上扰等实证亦可引起健忘，应予以重视。

健忘以虚证居多，如思虑过度，劳伤心脾，阴血损耗，生化乏源，脑失濡养，或房劳，久病年迈，损耗气血阴精，致肾精亏虚，均可导致健忘。实证则见于七情所伤，久病入络，致瘀血内停，痰浊上蒙。但临床以本虚标实，虚多实少，虚实兼杂者多见。

西医称之为神经衰弱，神经官能症，脑动脉硬化、老年痴呆等疾病出现健忘症状者，可参照本病辨证论治。

一、实证

琥珀丸

【来源】《太平惠民和剂局方》

【组成】天南星（炮）500g，朱砂60g，琥珀30g。

【用法】以上3味，朱砂研细粉水飞或研极细粉，天南星、琥珀分别研细粉，将上述细粉掺研均匀，过筛。用生姜汁煮面糊为丸，干燥即得。丸如梧桐子大。每次30～50丸，每日3次，饭后、临卧煎石菖蒲或人参送下。

【功用】燥湿化痰，定惊安神。

【主治】 主治惊气夹虚，血郁痰阻之健忘。症见因惊而神不守舍，手足抽掣，恍惚健忘，举止失常；或痰迷心窍，狂语如有所见。

【方解】 本方仅由三味药组成，以南星为主药，祛风定惊。南星生用，置土坑热煨，减杀毒性，保存原力，尽物之性而得物之用。琥珀通经镇痉，治昏迷癫痫及手足痉挛，助南星除痰，而效力更大。而朱砂复助琥珀镇心。本方于饭后、临卧煎石菖蒲汤、人参汤送下。石菖蒲辛开苦泄温通，芳香走窜，入心胃经。功擅开窍宁神，兼可祛湿化痰。人参强心，促助循环，合之除痰化瘀，补虚镇脑，相互作用，彼此助益，更显功效。

【临床应用】

1. 用方要点 临床应用以健忘、神不守舍，手足抽掣，恍惚健忘，举止失常，或痰迷心窍，狂语为辨证要点。

2. 随症加减 临证加减若见痰迷清窍明显，则加祛痰药，如半夏，白芥子，皂荚等；若见中风，目上视，可加镇肝熄风药，如牡蛎，珍珠母等；若见心下悸，脉结代，可加炙甘草汤；若心阳虚，心悸怔忡，可加桂枝甘草汤等。

3. 使用注意 阴虚潮热者，非本方所宜。

4. 现代应用 现临床多用于治疗帕金森综合征，成人中风，小儿惊风，癫痫、健忘等。

二、虚证

宁志膏

【来源】《太平惠民和剂局方》

【组成】 酸枣仁、人参各一两，辰砂半两，乳香一分。

【用法】 为细末，炼蜜为丸，弹子大，每服一丸，以薄荷汤送药。

【功用】 安神定志，益气宁心。

【主治】 心气虚之健忘。症见神志不守，恍惚，健忘，睡卧不宁。

【方解】 本方中人参气味甘温，补气养血，宁心安神；酸枣仁味酸性收，既能安神，又有滋养强壮之功；朱砂甘寒质重，专入心经，善镇心清心，为安神之要药；少佐乳香，通络活血，推陈致新，自有补益之妙。以薄荷汤送药，乃手太阴之引经药也；甘温护中土，佐以苦味入心，辛香开窍，使以轻扬为引，表里皆得安妥矣。诸药合用则心窍清明，神志倍益。

【临床应用】

1. 用方要点 本方主要以神志不守，恍惚，健忘，睡卧不宁为辨证要点。

2. 随症加减 临证加减若见气虚甚者，可加黄芪、党参；若见血瘀重者，可加当归、芍药、川芎；若健忘者，可加预知子、茯神；若失眠严重者，可加龙骨、牡蛎；若见血虚，可加当归；若痰多，可加陈皮、半夏、甘草、干姜；若见心神不安等，可加茯神、龙齿。

3. 使用注意 本方中朱砂不宜久服，禁火煅。

4. 现代应用 凡中老年气血不足引起的失眠，健忘，怪梦频作，心悸忧郁等症，服用当能见效。

二丹丸

【出处】《素问病机气宜保命集》

【组成】 丹参、熟地黄、天门冬各1两半，茯神、麦冬、甘草各1两，远志半两，人参、菖蒲各5钱，丹砂2钱。

【用法】 上为细末，炼蜜为丸，如梧桐子大，饭前服50丸至100丸。

【功用】 益气养阴，宁神定志。

【主治】 主治气阴不足之健忘。症见心神失宁，健忘，惊悸不寐，少气，面色无华，干咳，舌红少津，脉细数。

【方解】 二丹即丹参和朱砂（丹砂）。丹参活血调经，祛瘀止痛，凉血消痈，清心除烦，养血安神，朱砂清心镇惊，安神解毒；麦门冬清心除烦；人参补心气，安神定志；天门冬、熟地黄滋阴养血；茯神、甘草益心气、安心神；远志、石菖蒲宁心安神；甘草兼调和诸药。诸药合用，共奏补心气，滋心阴，养心血，安心神之功。

【临床应用】

1. 用方要点 本方以心神失宁，健忘，惊悸不寐，少气，面色无华，干咳，舌红少津，脉细数为辨证要点。

2. 随症加减 临证加减若见大便干结，可加瓜蒌、黄连；若见便溏可加白术、淮山药；若见胁痛明显，可加川楝子、延胡索、鳖甲；若见夜寐不安，可加钩藤、龙齿、酸枣仁；若见腰背酸楚，可加山萸肉、肉苁蓉。

3. 使用注意 孕妇慎用。方中有辰砂（朱砂），不宜久服。

4. 现代应用 现临床主要用于治疗神经衰弱之健忘，老年痴呆症之健忘，失眠属阴血气弱，心神失养者。

石菖蒲益智丸

【出处】《普济方》

【组成】石菖蒲、远志、川牛膝、桔梗、人参、肉桂、茯苓、附子。

【用法】上为末和匀，炼蜜为丸，如梧桐子大。一服7丸，渐加至20丸，日二夜一。

【功用】镇心神，止恍惚。

【主治】心神不宁之健忘。症见善忘恍惚，易受惊吓等。

【方解】方中主药为石菖蒲，功能芳香化浊，开窍和中，益智安神。为"舒心气，畅心神，怡心情，益心志"之妙药。肉桂、附子助阳散寒；桔梗理气，利胸中之气滞，且能化痰散结；牛膝苦酸甘平，活血通经；人参、茯苓、远志等也均有益智安神作用，辅佐石菖蒲。本方以安神药为主，佐以活血通经，化痰散结，补气药，既扶正又祛邪。

【临床应用】

1. 用方要点 本方在安神药的基础上加减，达到养心益气、活血祛风的效果。本方以善忘恍惚为辨证要点。

2. 随症加减 临证加减若见痰迷心窍，可加大石菖蒲用量，或加陈皮、半夏；若见血虚，加可当归、芍药、熟地、川芎；若健忘甚，可加茯神，预知子；若见心神不安等，可加茯神、龙齿。

3. 使用注意 附子宜先煎、久煎，并可配生姜与炙甘草。

4. 现代应用 现临床多用于治疗怔忡、健忘、失眠、帕金森综合征、癫痫、狂证、脑动脉硬化等。

定志丸

【出处】《明医指掌》

【组成】远志、人参各一两，蒲黄二两，茯苓三两。

【用法】研为细末，炼蜜为丸，梧桐子大，辰砂为衣，每服30丸，米汤下。

【功用】益气养心，安神定志。

【主治】主治心气不足、心失所养之健忘。症见善忘惊悸、夜卧不安、神思恍惚。

【方解】方中人参补心气，《本经》谓"补五脏，安精神，止惊悸，除邪气，明目，开心益智"；远志安神益智，交通心肾而补益心肾；茯苓"益气，保神守中"，交心气于肾；远志配伍茯苓，交通心肾；蒲黄活血，助益气之参苓共达安神定志之功。

【临床应用】

1. 用方要点　本方在祛痰开窍的基础上加补气药，以达到益气养心，安神定志的效果，是养心安神的基础方。本方在祛痰开窍的基础上加补气药，以达到益气养心，安神定志的效果，是养心安神的基础方。本方以症见健忘、善忘惊悸、夜卧不安、神思恍惚等为辨证要点。

2. 随症加减　临证加减若见血虚，可加当归；若痰多，可加陈皮、半夏、甘草、干姜；若见心神不安等，可加茯神、龙齿；若见心阳虚，可加肉桂、附子、桂枝、甘草；若健忘可加茯神，预知子。

3. 使用注意　方中有辰砂（朱砂），不宜久服。

4. 现代应用　现临床多用于治疗怔忡、健忘、失眠、帕金森综合征、癫痫，狂证等见心肾不交，先天不足者。

白石英汤

【来源】《圣济总录》

【组成】白石英1分、人参1分、白术1分、川芎1分、紫石英1分、藿香叶

1分，甘草1钱半，细辛1钱，石斛1分、菖蒲1分、续断1分。

【用法】 上药11味，捣为粗末。每服6g，水一盏，煎取7分，去滓，空腹温服。

【功用】 补肾健脾，养心安神。

【主治】 心脾肾虚之健忘。症见健忘，心悸气短，精神萎靡，阳痿不起，懒语多惊，稍思虑，即小便白浊等。

【方解】 方中白石英性味甘温，入肺、肾、心经，功专温肺肾、安心神、利小便。紫石英镇心、安神、降逆气，《名医别录》谓其"补心气不足，定惊悸，安魂魄"，心主血，肝藏血，其性暖而补，故心神不安者宜之，惊悸属心虚，得镇坠之力，而心气得以镇摄，即重以去怯之义。人参、白术、菖蒲，宁心安神、健脾益智，脾喜燥恶湿，脾旺湿祛，则小便白浊可除，又以藿香叶快气和中，辟秽祛湿，善理中州湿浊之气，醒脾快胃，振动清阳，而助脾胃正气，为湿困脾阳、怠倦无力者最捷之药。细辛辛温散寒，祛风开窍，降浊升清，宣泄郁滞；川芎行气开郁，活血止痛，二药配伍，祛风散邪，而心气一虚，运血无力，日久成瘀，又以川芎活血，人参之类益气，血随气行，则脉道畅达。续断善补肝肾，调血脉，久服益气力，可疗阳痿不起，小便白浊之症，此皆肾经症也。在众多温性药中，加一味甘寒之石斛，一则养阴生津，以防温燥太过；二则石斛咸能益肾，可强阴益精、定志除惊。全方诸药合用，共奏补心滋肾，安神益智之功。

【临床应用】

1. 用方要点 本方以健忘、心气不足，精神萎靡，气短，阳痿不起，懒语多惊，稍思虑，即小便白浊为辨证要点。

2. 随症加减 若见血虚，可加当归；若见气虚，可加黄芪，党参；若见心神不安等，可加茯神、龙齿；若见心阳虚，可加肉桂、附子、桂枝、甘草；若腹胀，可加香附、郁金；若见肾虚甚者，可加牛膝，锁阳；若见脾虚便溏者，可加干姜，桂枝。

3. 使用注意 阴虚潮热者，非本方所宜。

4. 现代应用 现临床主要用于治疗冠心病、心绞痛、心肌梗死、健忘等证属心脾肾虚者。

薯蓣丸

【来源】《金匮要略》

【组成】 薯蓣三十分，当归、桂枝、神曲、干地黄、豆黄卷各十分，甘草二十八分，人参七分，川芎、芍药、白术、麦门冬、杏仁各六分，柴胡、桔梗、茯苓各五分，阿胶七分，干姜三分，白蔹二分，防风六分，大枣百枚。

【用法】 研末，炼蜜为丸，每日 2 次，温开水或黄酒送下。

【功用】 补气养血，疏风散邪。

【主治】 虚劳健忘，证属气血俱虚，阴阳失调，外兼风邪。症见头晕目花，消瘦乏力，心悸气短，不思饮食，骨节酸痛，肢痛麻木，微有寒热。

【方解】 方中重用薯蓣，一名山药，味甘性平，补脾胃，疗虚损。兼擅补虚祛风之长；人参、白术、茯苓、甘草、干姜益气温阳，地黄、白芍、当归、川芎、麦冬、阿胶养血滋阴，与补气药相配伍，则为气血并调，气旺则血生，以助薯蓣补虚益损；桂枝、柴胡、防风、白蔹升散走表，祛风清热，杏仁、桔梗升降气机，大豆黄卷专泄水湿，神曲消食和胃，使诸补益之品补而不滞；甘草、大枣又能调和诸药养胃生津；酒服以助药势。全方补中寓散，用小量丸剂缓缓调治，则虚损渐复，风气渐去。

【临床应用】

1. 用方要点 本方以健忘、头晕目花，消瘦乏力，心悸气短，不思饮食，骨节酸痛，肢痛麻木，微有寒热为辨证要点。

2. 随症加减 若见气虚者，可加党参、黄芪；若见血虚者，可加当归、川芎；若见四肢不温者，可加桂枝、肉桂、附子；若见头晕眼花者，可加枸杞子，决明子。

3. 现代应用 现临床常用于治疗慢性脾虚胃弱、头晕、目眩、腰酸、背痛、肢冷麻木、产后风湿，或大病后周身疼痛，疲惫无力、周期性麻痹、重症肌无力之早期、产后受风、虚人长期反复感冒，老年体虚等属气血阴阳虚者。

延龄煮散

【来源】《普济方》

【组成】茯神、益智仁、防风、人参、桑寄生、藿香叶、炙甘草、沉香、熟地黄各等份。

【用法】水煎空腹服。

【功用】养阴益气，安神益智。

【主治】失眠健忘，证属气阴不足型。症见神疲气短、心悸不宁、心慌健忘、失眠多梦、腰膝酸软等。

【方解】方中熟地滋阴补肾，人参补气；茯神、益智仁安神益智；桑寄生补肝肾，强筋骨；沉香降心交肾，兼化浊醒脑；藿香叶醒脾化浊，防风可祛风散邪，炙甘草健脾和中。

【临床应用】

1. 用方要点　本方以健忘、神疲气短、心悸不宁、心慌、失眠多梦为辨证要点。

2. 随症加减　临证加减若见心气虚衰，心功能不全者，加温阳强心的制附片、黄芪、刺五加、万年青；心阳不足，心动过缓者，加强心助阳的制附片、麻黄、细辛、鹿角片；心悸失眠者，可加茯神，预知子；遗精早泄者，可加桑螵蛸、川牛膝。

3. 现代应用　现临床常用于治疗失眠、健忘、心悸不安、关节疼痛、形体疲乏、腰脊酸软、面色萎黄、饮食减少、睡眠差者。

养神丸

【来源】《圣济总录》

【组成】远志、麦门冬、石菖蒲、熟地黄、山茱萸、人参、茯神各 1 两，炙甘草半两，白术 3 分。

【用法】上药九味，捣罗为末，炼蜜和，丸如梧桐子大。每服 30 丸，食后米饮送下。

【功用】 补脾肾，益气阴，养心强智。

【主治】 心气不定之健忘。症见惊悸多梦，健忘，神疲体倦，气短。

【方解】 本方在定志丸的基础上加白术、甘草健脾，地黄，麦冬，山茱萸补心肾，养阴血。使脾胃健，阴血足，心气充，肾气旺，则神自安，志自强。方中人参、白术、甘草益气健脾；又加一味山茱萸，甘辛性平，入肠、胃经，《滇南本草》谓其可"治中气不足，久服补肝肾，添精益髓"，因多食易滞气困脾，"食后米饮送下"，以运脾健胃，以助药力。又用茯神、远志、菖蒲养心定神，熟地养血滋阴，麦冬清心除烦，全方诸药相合，健脾益气之力强，脾旺则气血充足，血气衰少之证得解，心气安定，健忘自除。

【临床应用】

1. 用方要点 本方以健忘，惊悸多梦，神疲体倦为辨证要点。

2. 随症加减 临证加减若见偏气虚者，可加重人参，黄芪；血虚者，可加重龙眼肉，当归；心气不足，惊悸恐怖、喜怒无常者，可加麝香，山药，朱砂，桔梗；若心悸较甚者，加磁石、朱砂以镇心安神；若畏寒肢冷、面色苍白者，加肉桂、附子以温心脾之阳气；兼腰膝酸软者，加何首乌、枸杞子以滋阴补肾。

3. 现代应用 现临床常用于治疗惊悸怔忡，老年痴呆，健忘，失眠，神经衰弱等见脾肾不足者。

三丹丸

【来源】《普济方》

【组成】 麦冬（去心）一两，熟地黄、天冬、丹参各一两半，茯苓、甘草各一两，远志（去心）、人参、朱砂（研为末）各半两。

【用法】 上药为末，炼蜜和丸，如梧桐子大。每服50丸至百丸，空心煎愈风汤下。

【功用】 养神定志，和血安神，外华腠理。

【主治】 健忘。症见心神不宁，惊悸怔忡等。

【方解】 本方麦冬、天冬甘苦微寒，质地滋润，养阴润肺，益胃生津，清心除烦。丹参苦寒降泄，入心肝血分，为活血化瘀要药，善凉血清心而除烦安神；茯苓健脾安神；朱砂镇心安神，远志既开心气又宁心安神，通肾气而强志不忘，交通心神，养心安神。诸药为伍，在养心安神的基础上调补气血阴阳，使心神得安，脑髓得养，则健忘自愈。

【临床应用】

1. 用方要点 本方以健忘，心神不宁，惊悸怔忡为辨证要点。

2. 随症加减 严重失眠者可加磁石、龙骨以重镇安神；若心悸较甚者，加磁石、朱砂以镇心安神；健忘甚者，可加茯神，预知子；血瘀者，可加桃仁、红花、三棱、莪术；气虚甚者，可加四君子汤；血虚甚者，可加四物汤。

3. 使用注意 朱砂有毒，内服不可过量或持续服用，以防汞中毒。忌火煅，火煅则析出水银，有剧毒。

4. 现代应用 现临床常用于治疗惊悸怔忡，帕金森综合征，老年痴呆，失眠，癫痫等气阴虚之健忘者。

八味丸

【来源】《寿亲养老》

【组成】 川巴戟1两半（酒浸，去心，用荔枝肉1两，同炒赤色，去荔枝肉不要），高良姜1两（锉碎，用麦门冬1两半，去心，同炒赤色为度，去门冬），川楝子2两（去核，用降真香1两，锉碎同炒，油出为度，去降真香），吴茱萸1两半（去梗，用青盐1两，同炒后，茱萸炮，同用），胡芦巴1两（用全蝎14个，同炒后，胡芦巴炮，去全蝎不用），山药1两半（用熟地黄同炒焦色，去地黄不用），茯苓1两（用川椒1两，同炒赤色，去椒不用），香附子1两半（去毛，用牡丹皮1两，同炒焦色，去牡丹皮不用）。

【用法】 上为末，炼蜜为丸，如梧桐子大，每服十五丸（6g），加至二十五丸（10g），酒送下，日再服。

【功用】 温补肝肾，暖丹田，聪耳目，老人常服益寿延年。

【主治】 肝肾不足之健忘。症见头晕健忘，腰痛脚软，身半以下常有冷感，少腹拘急，小便不利，或小便反多，入夜尤甚，阳痿早泄，舌淡而胖，脉虚弱，尺部沉细或沉弱而迟。

【方解】 方中巴戟、胡芦巴为温补肾阳，可补益命门之火为主药。高良姜可温胃祛寒，与香附合用则能除寒又可解郁；茯苓即可健脾胃，又能安神；

267

山茱萸，山药补肝养脾益精，使得阴生阳长。

【临床应用】

1. 用方要点　临床应用以健忘，腰痛脚软，小便不利或反多，舌淡而胖，尺脉沉弱或沉细而迟为辨证要点。

2. 随症加减　临证加减若畏寒肢冷较轻者，可将肉桂改为桂枝，并减轻桂、附之量，以减轻温中效果；兼痰饮咳喘者，可加干姜、半夏以温肺化饮；若夜尿多者，可加巴戟天、益智仁、金樱子、芡实以助温阳固摄之功。

3. 使用注意　阴虚潮热者，非本方所宜。

4. 现代应用　现临床常用于治疗慢性肾炎，糖尿病，醛固酮增多症，甲状腺功能低下，肾上腺皮质功能减退，慢性支气管炎，更年期综合征，慢性前列腺肥大等辨证属肾阳不足者，亦有用于肾阳不足之失眠者，疗效佳。名老中医孙振涛以八味丸加减知母、麦冬、合欢皮、百合、夜交藤、五味子、酸枣仁治疗顽固性失眠，症见入睡难，易醒，头晕脑胀，健忘等，疗效佳。

养命开心益智方

【来源】《普济方》

【组成】　干地黄、人参、茯苓各二两，肉苁蓉、远志、菟丝子各三两，蛇床子二分。

【用法】　上7味，共为粉。每日口服2次，每次6 g。

【功用】　补肾，养心，益智。

【主治】　心肾阳虚之健忘。症见精血不足，阳痿遗泄，精气清冷，腰背酸痛，健忘失眠，阴下湿痒。

【方解】　方中地黄滋阴补血，益精填髓、肉苁蓉补肾阳，益精血、菟丝子补肾固精，三者齐奏补肾健脑之功，人参大补元气、茯苓健脾益气，利水渗湿，二者一起养心安神，远志定心益智，蛇床子补肾去湿杀虫。全方以补肾药为主，兼以养心益智祛湿。

【临床应用】

1. 用方要点　本方以健忘失眠，阳痿遗泄，精气清冷，腰背酸痛，阴下湿痒为辨证要点。

2. 随症加减 若见气虚者，可加黄芪、党参；若见肾阳虚重者，可加大肉苁蓉用量，加牛膝；若见四肢不温者，可加干姜、肉桂、附子；若见心神不宁者，可加大远志用量，加茯神。

3. 使用注意 忌兔肉。

4. 现代应用 现临床主要用于治疗老年性健忘、心悸、失眠、精神恍惚、阳痿、腰背酸痛和阴下湿痒等证属心肾阳虚者。

七圣丸

【来源】《普济方》卷十七

【组成】白茯苓二两，肉桂、远志、人参、天冬、石菖蒲、地骨皮各一两。

【用法】上药同研和匀，炼蜜为丸。1次4~6g，饭后用茶或酒送服。

【功用】益气养阴，安神益智。

【主治】心脾两虚、气阴不足之健忘，耳目不聪。症见健忘，头晕神疲，面色㿠白，心悸不宁，胸闷气短，记忆力减退，遇事善忘。

【方解】全方用药共7味，茯苓的用量独重。茯苓味甘淡，药性平和，既能健脾渗湿，又能养心宁神。本方以茯苓为主，配用人参大补元气，健脾益肺，养心安神；天门冬养阴生津，润肺益气，填精滋肾；地骨皮补肝肾之阴，祛阴分之热，能使精气充而邪火退；菖蒲、远志化痰浊，开心窍，安心神；桂心温阳益气，温脾补中，在方中还有交通心肾之妙用。诸药合用，有温补心脾、益智增慧之功效。原书所谓治健忘，益心智，令人聪明，实非虚言。

【临床应用】

1. 用方要点 本方以健忘，头晕神疲，面色㿠白，心悸不宁，胸闷气短，记忆力减退，遇事善忘为辨证要点。

2. 随症加减 临证加减中若见痰迷清窍明显，则加祛痰药，如半夏、白芥子，皂荚等；若见中风，目上视，可加镇肝熄风药，如牡蛎、珍珠母等；若见心下悸脉结代，可加炙甘草汤；若心阳虚，心悸怔忡，可加桂枝甘草汤；若见健忘重者，可加预知子，茯神；若见失眠多梦者，可加龙骨、牡蛎；若见脾虚便溏者，可加桂枝，干姜；若见水肿者，可加茯苓，泽泻；若见胸闷者，可加郁金，柴胡。

3. **使用注意** 阴虚火旺者慎服。

4. **现代应用** 现临床主要用于治疗健忘、失眠、心悸不宁、恍惚、中风、老年痴呆症等证属心脾虚者。

龟甲散

【来源】《圣济总录》

【组成】龟甲（炙）、龙骨、远志、菖蒲各半两。

【用法】为末。每服方寸匕，渐加至二钱，空腹酒调下。

【功用】滋阴补肾、养心益智。

【主治】心肾阴虚之健忘。症见健忘、失眠、心悸怔忡、心神恍惚、气短、筋骨酸软、潮热盗汗、舌红苔少脉细。

【方解】本方为手足少阴经药也。龟甲是介虫之长，阴物之至灵者也；龙是鳞虫之长，阳物之至灵者也，都是血肉有情之品，借二物之阴阳，以补我身之阴阳，借二物之灵气，以助我心之灵气也；远志苦泄热而辛散郁，能通肾气，上达于心，强志益智；菖蒲辛散肝而香舒脾，能开心孔而利九窍，去湿除痰；又龟甲能补肾，龙骨能镇肝，使痰火散而心肝宁，则聪明开而记忆强。

【临床应用】

1. **用方要点** 本方以健忘、失眠、心悸怔忡、心神恍惚、气短、筋骨酸软、潮热盗汗、舌红苔少脉细为辨证要点。

2. **随症加减** 临证加减若见痰迷心窍，可加大石菖蒲用量，或加陈皮、半夏；若见血虚，可加当归、芍药、熟地、川芎；若健忘甚，可加茯神，预知子；若见心神不安等，可加茯神、龙齿。

3. **使用注意** 龟甲（炙）、龙骨宜先煎。

4. **现代应用** 现主要用于治疗失眠、健忘、心悸怔忡、头目眩晕、心神恍惚、帕金森综合征、老年痴呆等证属心肾阴虚者。

豫知散

【来源】《千金要方》

【组成】龙骨、生虎骨、远志各等份。

【用法】上为细末，生姜汤下，日三服。

【功用】聪明益智。

【主治】心肾虚衰之健忘。症见神思虚弱，胸闷憋痛，气短乏力，腰膝酸软、耳鸣失聪、神疲乏力，面色淡白，舌淡，脉弱。

【方解】本方龙骨甘涩平，质重沉降，为镇静安神，平肝潜阳之要药；虎骨能祛风寒，健筋骨，镇惊；远志苦既能开心气而宁心安神，通心肾而强志不忘，有交通心肾之长，又擅祛痰开窍，擅治疗心肾不交，失眠多梦，健忘惊悸，神志恍惚。全方仅由三味药组成，功能专一，疗效显著。

【临床应用】

1. 用方要点　本方以健忘，神思虚弱，胸闷憋痛，气短乏力，腰膝酸软、耳鸣失聪、神疲乏力，面色淡白，舌淡，脉弱为辨证要点。

2. 随症加减　临证加减若见心下悸脉结代，可加炙甘草汤；若心阳虚，心悸怔忡，可加桂枝甘草汤；若见健忘重者，可加预知子，茯神；若见失眠多梦者，可加龙骨、牡蛎；若见气虚甚者，可加黄芪、党参；若见夜寐不安，可加钩藤、龙齿、酸枣仁；若见腰背酸楚，可加山萸肉、肉苁蓉。

3. 使用注意　未见明显药物禁忌。

4. 现代应用　现临床主要用于治疗神经衰弱之健忘，老年痴呆症之健忘，失眠证属心肾虚衰者。

琼方既济丸

【来源】《普济方》引《卫生家宝》

【组成】白茯苓1斤，破故纸1斤。

【用法】上为细末，酒糊为丸，如梧桐子大，每服30～40丸，空心食前以温酒米饮送下。

【功用】 益心气，补丹田。妇人常服有子 。

【主治】 心肾不交之健忘。症见为事健忘，神志不安，梦寐惊悸，不思饮食；肾水无所滋养，腰重脚弱，步履少力，精神恍惚，小便频数。

【方解】 本方由等量的白茯苓和破故纸组成。白茯苓具有利水渗湿、益脾和胃、宁心安神之功用。破故纸为豆科植物补骨脂的果实，有补肾助阳之功。二者等量为伍，补心气填肾精，则神明之府得安，肾精得充。

【临床应用】

1. 用方要点 临床应用以健忘，神志不安，梦寐惊悸，精神恍惚，小便频数为辨证要点。

2. 随症加减 心气不足，中气下陷者，可加用补中益气汤；兼见心阳虚者可加用炙甘草汤；便频遗尿重者，可加桑螵蛸散；惊悸严重者可加安神定志丸；肾阳虚严重者可加用肾气丸。

3. 使用注意 未见明显药物禁忌。

4. 现代应用 现临床多用于治疗健忘等精神神经科顽固性疾病，亦用于老年保健。

排风汤

【来源】《普济方》引《圣惠方》

【组成】 茯苓、茯神、酸枣仁、人参、黄芪、当归、白芍、远志、莲子各半两，甘草2钱。

【用法】 加姜、枣，水煎服。

【功用】 益气补血，健脾养心。

【主治】 健忘。心脾两虚，症见心悸怔忡，健忘不眠，食少体倦，面色萎黄，舌质淡，苔薄白，脉细缓。

【方解】 方中人参、白术、茯苓、甘草益气健脾，为主药，使脾胃强健，则气血自生，气能统血；当归、黄芪补气生血，为辅药，使气固血充；茯神、酸枣仁养心安神，远志交通心肾，莲子清心醒脾，共为佐药；生姜、红枣调和营卫为使药。诸药合用以收益气补血、健脾养心之功。

【临床应用】

1. 用方要点 临床运用以健忘失眠，面色萎黄，舌质淡，苔薄白，脉细弱为其汤证要点。

2. 随症加减 失眠重者可加夜交藤，远志；兼见肾虚者可加熟地黄，黄精等。

3. 使用注意 阴虚潮热者，非本方所宜。

4. 现代应用 现临床多用于治疗健忘，失眠等。

河车大造丸

【来源】《扶寿精方》

【组成】 紫河车1具，茯苓、龟板各60g，熟地80g，黄柏、杜仲各45g，牛膝、麦冬、天冬、人参各36g，生地20g。

【用法】 将熟地黄杵为膏，余药为末，和膏加酒为丸如小豆大，每服8g，日服2次，开水或淡盐水送服。

【功用】 滋阴清热，补肾益肺。

【主治】 肝肾精血不足之健忘。症见健忘，咳嗽少痰，潮热盗汗，梦遗，形体消瘦，腰膝酸软，步履不便；小儿发育不良，筋骨软弱；以及久病虚损，舌红少苔，脉细数。

【方解】 本方以血肉有情之品的紫河车为主，与人同气相求，有峻补精血，滋养肺肝肾的作用。配龟板滋阴潜阳，天冬、麦冬、地黄养阴清热以助其功，配黄柏清虚火以护真阴；配杜仲、牛膝以补益肝肾，强壮筋骨。配人参以补益元气；至于用于炮制生地黄的砂仁、茯苓，意在通过其理气醒脾助运之功以防止地黄之滋腻。

【临床应用】

1. 用方要点 中医临床应用以久病虚损，形体消瘦，潮热盗汗，舌红，脉细数为其证治要点。

2. 随症加减 夏天加五味子，女人去龟板，加当归，以乳煮糊为丸；男子遗精，女子带下，并加牡蛎粉。

3. 使用注意 体虚便溏、食欲不振者不宜用，忌辛温燥烈之品。

4. 现代应用 本方主要用于再生障碍性贫血、男性不育、眩晕、耳鸣（尤以治疗高血压、更年期综合征所致的眩晕、耳鸣疗效更好）、老年肾咳、骨质疏松等病。

健志丸

【来源】《准绳·类方》卷五

【组成】 天门冬（去心）、远志（去心）、白茯苓（去皮）、熟地黄各等份。

【用法】 上为细末，炼蜜为丸，如梧桐子大。每服 40~50 丸，空心米饮送下，日 2 次。

【功用】 滋补肝肾，填精养血。

【主治】 肝肾亏虚之健忘。症见男子精少不育，女子经闭不孕，性机能减退。小儿发育迟缓，身材矮小，智力和动作迟钝，囟门迟闭，骨骼萎软。成人早衰，发脱齿摇，耳鸣耳聋，健忘恍惚，动作迟缓，足痿无力，精神呆钝等。

【方解】 本方天门冬、熟地黄滋补肝肾之阴，远志交通心肾；茯苓健脾益气。健先天之本的肾以填精，补后天之本的脾以养血。全方共奏滋补肝肾，填精养血之效。

【临床应用】

1. 用方要点 中医临床应用以久病虚损，发育迟缓，早衰，发脱齿摇，耳鸣耳聋，形体消瘦，健忘恍惚，动作迟缓，足痿无力，精神呆钝为其汤证要点。久服令人不忘，耳目聪明，身体轻健。

2. 随症加减 心悸加太子参、麦冬、五味子；男子不育，加黄精、制首乌；失眠者，加龙齿、酸枣仁；

3. 使用注意 体虚便溏、食欲不振者不宜用，忌辛温燥烈之品。

4. 现代应用 本方主要用于健忘、男性不育、眩晕、耳鸣、老年性便秘、骨质疏松、老年痴呆等病。

第八章　郁　　证

郁证，是由于情志不舒，气机郁滞所致，以心情抑郁，情绪不宁，胸部满闷，胁肋胀痛，或易怒易哭，或咽中如有异物梗阻等为主要临床表现的一类病症。多由情志不舒，气机郁滞而致，患者大多数有忧愁，焦虑、悲哀、恐惧、愤懑等情志内伤的病史。多发于青中年女性。

郁证的病理变化与心、肝、脾关系密切。气郁常是诸郁的先导，气郁日久，影响及血，则血行不畅，而致血郁；气郁化火，又可形成火郁；气滞不行，津液凝聚成痰，可致痰郁；脾运不健，或水湿停聚而成湿郁；或食积不消而成食郁。至于悲哀伤心，则可出现悲伤欲哭等心神不宁之症。六郁一般多属实证，若病久伤及心、肝、脾三脏气血，则多属虚证。

郁证的治疗以理气开郁，调畅气机、怡情易性为大法，但应辨别发病的脏腑及气、血、火、湿、食、痰郁的不同，并注意六郁相兼的情况，辨证用药；久病正虚，则当益其虚衰，以调阴阳；虚实夹杂，则虚实并调。

郁证为情志致病，注意精神调摄，保持乐观情绪，有助于郁证康复。

一、肝气郁结

柴胡疏肝散

【来源】《证治准绳》引《医学统旨》方

【组成】陈皮（醋炒）、柴胡各二钱，川芎、枳壳（麸炒）、芍药各一钱半，甘草（炙）五分，香附一钱半。

【用法】水煎服，一日一剂，早晚分服，饭前服。

【功用】疏肝理气解郁。

【主治】情志所伤、肝失条达之郁证。症见精神抑郁，情绪不宁，善太息，伴胁肋疼痛、脘闷嗳气、腹胀纳呆，苔薄腻、脉弦。

【方解】方中柴胡疏肝解郁为君药，香附理气疏肝，助柴胡以解肝郁；川芎行气活血而止痛，助柴胡以解肝经之郁滞，二药相合，增其行气止痛之功，为臣药。陈皮、枳壳理气行滞；芍药、甘草养血柔肝，缓急止痛，为佐药。诸药合用，共奏疏肝行气，活血止痛之功。

【临床应用】

1. 用方要点　中医临床应用以精神抑郁，情绪不宁，善太息，伴胁肋疼痛，脘闷嗳气、腹胀纳呆，苔薄腻、脉弦为其证治要点。

2. 随症加减　若痛甚者，可加当归、郁金、青皮、乌药等以增强其行气活血之力；肝郁化火者，可加山栀子、川楝子清热泻火。易激动，失眠，健忘加夜交藤、酸枣仁、珍珠母等；便秘加火麻仁、郁李仁；腹泻加附子、诃子、苍术；嗳气频发、恶心呕吐加姜汁、竹茹，旋覆花（包）、代赭石、藿香等；兼有食滞腹胀者加焦三仙、鸡内金等；腹痛甚加延胡索、郁金；脾胃虚弱加党参、山药、白术；脾湿困中加白扁豆、薏苡仁。

3. 使用注意　疏肝理气应注意掌握郁结之主证。疏散之品久用易伤气阴，故临床兼见血亏气虚者，须与养血益气药合用。

4. 现代应用　本方常用于抑郁证，不寐，肝炎，慢性胃炎，肋间神经痛等辨证属于肝郁气滞者。现代研究发现本方能促进胆汁分泌。

黛玉疏肝散

【出处】马大正验方（马大正《马大正中医妇科医论医案集》）

【组成】绿梅花 5g、玫瑰花 4g、合欢花 12g、厚朴花 5g、佛手 10g、木蝴蝶 4g、甘松 10g、八月札 10g、白蒺藜 10g。

【功用】轻疏肝气，芳香开郁。

【主治】精神抑郁引起的情绪低落、胸闷寡欢诸症，用于身体羸弱者的经行抑郁、产后抑郁等病症。症见精神抑郁，悲观失望、情绪低落、心烦易惊或胸闷寡欢，形瘦体弱。

【方解】绿梅花、玫瑰花、合欢花、厚朴花诸花质轻，芳香清扬，轻疏气机，佛手、木蝴蝶、甘松、八月札、白蒺藜疏肝调气。诸药合用，共凑轻疏肝气，芳香开郁之功。肝气郁结有愠怒所致，有因细琐怏怏者；有怒出狂言，有欲言还休者；有体气强悍，有素体羸弱，形同黛玉者，虽同为肝气郁结，不能条达，而治之有异。前者用柴胡疏肝散、越鞠丸之属，后者此方最为合拍，以此方之轻灵方可以愈此疾。该方多用轻清香味之花类或气味清淡之品，为疏肝调气芳香开郁之轻剂，有异于气味雄烈，行气犹如推墙之方剂，此譬如掸尘与扫地之别，不可不识。

【临床应用】

1. 用方特点 本方为治肝气郁结的常用方剂。精神抑郁，悲观失望、情绪低落、心烦易惊或胸闷寡欢，形瘦体弱。舌淡白，脉虚弦为证治要点。

2. 随症加减 心烦易惊，加远志 10g、菖蒲 8g；心悸寐差加郁金 10g、龙齿 15g、小麦 20g。

安神达郁汤

【出处】姚子扬验方（张丰强《首批国家级名老中医效验秘方精选》）

【组成】炒枣仁 30g，合欢花 15g，龙牡各 20g，炒栀子 15g，郁金 12g，夏枯草 10g，柴胡 10g，佛手柑 10g，炒白芍 12g，川芎 10g，甘草 3g。

【用法】水煎 300 毫升，早晚分服，每日一剂。患者就诊时，先作思想安慰工作，服上药 1~2 剂有效时，停药 2~3 日。再服 2 剂。再停，再服。不要连服。1 个月为一疗程。

【功用】疏肝解郁，养心安神。

【主治】郁证（胃肠神经官能症，植物神经功能紊乱，精神抑郁症）久治不愈者。

【方解】柴胡、郁金疏肝解郁；合欢花芳香清扬，轻疏气机；佛手疏肝调气；炒枣仁养心安神，龙骨、牡蛎重镇安神；栀子清心安神，夏枯草平肝降逆，共奏疏肝解郁，养心安神之功。

【临床应用】

本方主要适用于久治不愈之郁证。精神抑郁，情绪低落、心烦易惊或胸闷寡欢，形瘦体弱，舌淡白，脉虚弦为证治要点。随症加减：舌尖红、心烦重者，加黄连；胃气上逆、有痰者，加半夏。

四逆散

【出处】《伤寒论》

【组成】甘草（炙）、枳实（破，水渍，炙干）、柴胡、芍药各十分。

【用法】上为末。每服方寸匕，白饮和服，一日三次。

【功用】透邪解郁，疏肝理脾。

【主治】主治阳郁厥逆，肝脾气郁。症见精神抑郁，胸闷胁痛，腹胀嗳气，不思饮食，脉多弦细。

【方解】四逆者，乃手足不温也。其症缘于外邪传经入里，气机为之郁遏，不得疏泄，导致阳气内郁，不能达于四末，而见手足不温。此种"四逆"与阳衰阴盛的四肢厥逆有本质区别。正如李中梓云："此证虽云四逆，必不甚冷，或指头微温，或脉不沉微，乃阴中涵阳之证，惟气不宣通，是为逆冷。"故治宜透邪解郁，调畅气机为法。方中取柴胡入肝胆经，升发阳气，疏肝解郁，透邪外出，为君药。白芍敛阴养血柔肝为臣，与柴胡合用，以补养肝血，条达肝气，可使柴胡升散而无耗伤阴血之弊。佐以枳实理气解郁，泄热破结，与柴胡为伍，一升一降，加强舒畅气机之功，共奏升清降浊之效；与白芍相配，又能理气和血，使气血调和。使以甘草，调和诸药，益脾和中。综合四药，共奏透邪解郁，疏肝理脾之效，使邪去郁解，气血调畅，清阳得伸，四逆自愈。原方用白饮（米汤）和服，亦取中气和则阴阳之气自相顺接之意。由于本方有疏肝理脾之功，所以后世常以本方加减治疗肝脾气郁所致胁肋脘腹疼痛诸症。

【临床应用】

1. 用方特点　临床应用以精神抑郁，胸闷胁痛，腹胀嗳气，不思饮食，手足不温，脉多弦细为辨证要点。

2. 随症加减　若咳者，加五味子、干姜以温肺散寒止咳；悸者，加桂枝以温心阳；小便不利者，加茯苓以利小便；腹中痛者，加炮附子以散里寒；泄利下重者，加薤白以通阳散结；气郁甚者，加香附、郁金以理气解郁；有热者，加栀子以清内热。

3. 现代应用　本方常用于慢性肝炎、胆囊炎、胆石症、胆道蛔虫症、肋间神经痛、胃溃疡、胃炎、胃肠神经官能症、附件炎、输卵管阻塞、急性乳腺炎等属肝胆气郁，肝脾（或胆胃）不和者。

二、气郁化火

丹栀逍遥散

【出处】《医部全录》

【组成】牡丹皮、白芍（酒炒）、白术（土炒）、栀子（炒焦）、当归、薄荷、柴胡（酒制）、茯苓、甘草（蜜炙）。

【功用】养血健脾，疏肝清热。

【主治】肝郁血虚，内有郁热之郁证。症见潮热晡热，烦躁易怒，或自汗盗汗，或头痛目涩，或颊赤口干，或月经不调，少腹胀痛，或小便涩痛，舌红苔薄黄，脉弦虚数。

【方解】丹栀逍遥散是在逍遥散的基础上加丹皮、栀子而成。因肝郁血虚日久，则生热化火，此时逍遥散已不足以平其火热，故加丹皮以清血中之伏火，炒山栀善清肝热，并导热下行。肝性喜条达，恶抑郁，为藏血之脏，体阴而用阳。若情志不畅，肝木不能条达，则肝体失于柔和，以致肝郁血虚。肝郁血虚则两胁作痛，头痛目眩，郁而化火，故口燥咽干。肝木为病易于传脾，脾胃虚弱故神疲食少。脾为营之本，胃为卫之源，脾胃虚弱则营卫受损，不能调和而致往来寒热。肝藏血，主疏泄，肝郁血虚脾弱，在妇女多见月经不调，乳房胀痛。治宜疏肝解郁，养血健脾之法。方中以柴胡疏肝解郁，使肝气条达为君药。白芍酸苦微寒，养血敛阴，柔肝缓急；当归甘辛苦温，养血和血，且气香可理气，为血中之气药；归、芍与柴胡相同，补肝体而助肝用，使血和则肝和，血充则肝柔，共为臣药。木郁则土衰，肝病易于传脾，故以白术、茯苓、甘草健脾益气，非但实土以抑木，且使营血生化有源，共为佐药。薄荷、生姜辛散疏肝；白芍味酸，收敛心气。综观全方辛甘酸苦合用、收散清补并进，使肝郁得散、脾虚得健、心神得宁而愈。

【临床应用】

1. 用方要点 中医临床应用以性情急躁易怒，胸闷腹胀、嘈杂吞酸，口干苦，大便秘结，或头痛、目赤、耳鸣，舌质红，苔黄、脉弦数为其证治要点。

2. 随症加减 热势较甚，口苦，大便秘结者，可加龙胆草、大黄泻热通腑；肝火犯胃而见胁肋疼痛，口苦，嘈杂吞酸，嗳气，呕吐者，可加黄连、吴茱萸清肝泻火，降逆止呕；肝火上炎而见头痛，目赤，耳鸣者，加菊花、钩藤、刺蒺藜清热平肝；热盛伤阴，而见舌红少苔，脉细数者，可去原方中当归、白术、生姜之温燥，酌加生地、麦冬，山药滋阴健脾，或改用滋水清肝饮养阴清火。肝气犯胃，胃失和降，而见嗳气频作，脘闷不舒者，可加旋覆花、代赭石、法半夏和胃降逆；兼有食滞腹胀者，可加神曲、麦芽、山楂、鸡内金消食化滞；肝气乘脾而见腹胀、腹痛、腹泻者，可加苍术、厚朴、茯苓、乌药健脾化湿，理气止痛；兼有血瘀而见胸胁刺痛，舌质有瘀点瘀斑者，可加当归、丹参、郁金、红花活血化瘀。

3. 使用注意 疏肝理气应注意掌握郁结之主证。疏散之品久用易伤气阴，服药期间要保持情绪乐观，切忌生气恼怒。故临床兼见血亏气虚者，须与养血益气药合用。孕妇慎用

4. 现代应用 本方常用于抑郁证，不寐，辨证属于肝气郁滞者。另外本方常用于治疗肝炎、慢性胃炎、更年期综合征、肋间神经痛等属于肝郁气滞者。临床还用于肝郁血虚有热所致的月经不调，经量过多，日久不止，以及经期吐衄等。现代研究发现本方能促进胆汁分泌。

火郁方

【出处】 赵绍琴验方（赵绍琴著《赵绍琴临床经验辑要》）

【组成】 白僵蚕 6g（酒炒），全蝉蜕 3g，广姜黄 9g（去皮），生大黄 12g。

【用法】 原方为散剂，以黄酒、蜂蜜送服。

【功用】 调气解郁，畅三焦以泻其火。

【主治】 火郁。症见心烦急躁，自觉心中愤愤然，烦杂无奈，莫名所苦，舌形瘦薄而舌面少津，脉象多见沉涩或沉弦而数。

【方解】僵蚕为君，蝉蜕为臣，姜黄为佐，大黄为使。僵蚕味辛、苦，气薄，轻浮而升，故能胜风除湿，清热解郁……散逆浊结滞之痰也，能避一切怫郁之邪气。蝉蜕气寒无毒，味咸且甘，能祛风而胜湿，涤热而解毒也。姜黄行气散郁，建功辟疫。大黄味苦大寒，上下通行，盖亢甚之阳非此莫抑。苦能泻火，甘能补虚，一举而两得之。升降散中药仅四味，然其配伍精当，确为"火郁发之"之代表性方剂。四药相伍，寒温并用，升降相因，宣通三焦，条达气血，使周身气血流畅，则火郁之邪可得宣泄疏发矣。

【临床应用】

1. 用方特点 临床以心烦急躁，自觉心中愤愤然，烦杂无奈，莫名所苦，舌形瘦薄而舌面少津，脉象多见沉涩或沉弦而数为辨证特点。

2. 随症加减 因外邪袭表而致火郁不发者，加银花、连翘、薄荷、牛蒡子、防风、苏叶之类；因气滞而致火郁者，加柴胡、川楝子、旋覆花、陈皮、香附之类；因血瘀而致火郁者，加丹皮、赤芍、茜草、紫草、白头翁之类；因痰湿而致火郁者，加半夏、瓜蒌皮、菖蒲、茯苓、冬瓜皮、炒防风之类；因食滞而致火郁者，加鸡内金、焦山楂、焦神曲、焦麦芽、莱菔子之类；若火郁甚者，可于方中加黄连、黄芩、栀子等苦寒清泄之品；若郁火灼津而见津亏液耗之象者，加芦根、茅根、沙参、麦冬等药。个人体会，治火郁又需酌加风药，如防风、荆芥穗、苏叶等，以风药行气开郁、调畅气机、通达腠理而发其郁火也。

三、忧郁伤神

甘麦大枣汤

【来源】《金匮要略》

【组成】甘草三两，小麦一升，大枣十枚。

【用法】上三味，以水六升，煮取三升，温分三服。

【功用】养心安神，和中缓急。

【主治】脏躁。精神恍惚，常悲伤欲哭，不能自主，心中烦乱，睡眠不安，甚则言行失常，呵欠频作，舌淡红苔少，脉细微数。

【方解】《金匮要略》："妇人脏躁，喜悲伤欲哭，象如神灵所作，数欠伸，甘麦大枣汤主之。"方中小麦甘凉，养肝补心，除烦安神为君药。甘草甘平，补养心气，和中缓急为臣药。大枣甘温质滋，益气和中，润燥缓急为佐药。三药合用，甘润平补，养心调肝，共奏养心安神，和中缓急之功。

【临床应用】

1. 用方特点 本方为治脏躁的常用方剂。以精神恍惚，悲伤欲哭为证治要点。

2. 随症加减 若心烦不眠，舌红少苔，阴虚较明显者，加生地、百合以滋养心阴；头目眩晕，脉弦细，肝血不足者，加酸枣仁、当归以养肝补血安神。心悸怔忡严重者加丹参、茯神、潞党参；易怒烦热者加香附、素馨花、川楝子。血虚生风而见手足蠕动或抽搐者，加当归，生地、珍珠母，钩藤养血熄风；躁扰失眠者，加酸枣仁、柏子仁、茯神、制首乌等养心安神；表现喘促气逆者，可合五磨饮子开郁散结，理气降逆。

3. 现代应用 现代临床常用治失眠、心悸、郁证、癔病、更年期综合征等，属阴虚火旺者，均宜用之。另如自主神经功能紊乱、精神分裂症等，亦常运用。

4. 使用注意 湿浊内盛、心火亢盛者不宜用；不可大量服用或小剂量长期服用，因甘草有肾上腺皮质激素样作用，可引起水肿，血压升高。

四、阴虚火旺

滋水清肝饮

【出处】《医宗己任编》卷六

【组成】熟地，当归身，白芍，枣仁，山萸肉，茯苓，山药，柴胡，山栀，丹皮，泽泻。

【用法】水煎服。

【功用】滋阴养血，清热疏肝。

【主治】阴虚肝郁之郁证。症见眩晕，失眠、心悸，心烦易怒，胁肋胀痛，胃脘疼痛，咽干口燥，舌红少苔，脉虚弦细而数。

【方解】方中熟地滋肾填精为君药，辅以山茱萸养肝肾而涩精，山药补益脾阴而固精，柴胡、栀子疏肝，泽泻清泻肾火，并防熟地之滋腻。

【临床应用】

1. 用方特点 本方为治阴虚火旺的常用方剂。阴虚火旺之郁证以眩晕，失眠、心悸，心烦易怒，胁肋胀痛，胃脘疼痛，咽干口燥，舌红少苔，脉虚弦细而数为证治要点。

2. 随症加减 若心烦不眠，舌红少苔，阴虚较明显者，加生地、百合以滋养心阴；头目眩晕，脉弦细，肝血不足者，加酸枣仁、当归以养肝补血安神。或加入珍珠母、磁石、生铁落等重镇安神；腰酸、乏力，遗精者，加龟板、知母、杜仲、牡蛎等以益肾固精；月经不调者，加香附、益母草以理气开郁调经。心肾不交而见心烦失眠，多梦遗精者，可合交泰丸交通心肾；遗精较频者，可加芡实、莲须，金樱子补肾固涩。

3. 现代应用 癔病、更年期综合征等，属心阴不足，肝气失和者，均宜用之。当代名医周凤梧治疗经断前后诸症之脏躁病，拟甘麦大枣汤加味与之。上海名中医胡建华运用甘麦大枣汤加味治疗精神心理疾病，比如自主神经功能紊乱、精神分裂症、更年期综合征等，每获良效。

五、气滞痰郁

半夏厚朴汤

【出处】《金匮要略》

【组成】半夏一升，厚朴三两，茯苓四两，生姜五两，干苏叶二两。

【用法】每天1剂，水煎服。

【功用】行气散结，降逆化痰。

【主治】痰气郁结者，喜、怒、悲、思，忧、恐、惊之气结成痰涎，状如破絮，咽中似有物梗阻，咯之不出，咽之不下，或中脘痞满，气不舒快，或痰涎壅盛，上气喘急，或因痰饮中结，呕逆恶心。舌苔白润或白腻，脉弦缓或弦滑。

【方解】该方证多因痰气郁结于咽喉所致。情志不遂，肝气郁结，肺胃失于宣降，津液不布，聚而为痰，痰气相搏，结于咽喉，故见咽中如有物阻、咯吐不出、吞咽不下；肺胃失于宣降，还可致胸中气机不畅，而见胸胁满闷、或咳嗽喘急、或恶心呕吐等。气不行则郁不解，痰不化则结难散，故宜行气散结、化痰降逆之法。方中半夏辛温入肺胃，化痰散结，降逆和胃，为君药。厚朴苦辛性温，下气除满，助半夏散结降逆，为臣药。茯苓甘淡渗湿健脾，以助半夏化痰；生姜辛温散结，和胃止呕，且制半夏之毒；苏叶芳香行气，理肺舒肝，助厚朴行气宽胸、宣通郁结之气，共为佐药。全方辛苦合用，辛以行气散结，苦以燥湿降逆，使郁气得疏，痰涎得化，则痰气郁结之证自除。

【临床应用】

1. 用方特点　此病得于七情郁气，凝涎而生，故用半夏、厚朴、生姜辛以散结，苦以降逆，茯苓佐半夏，以利饮行涎，紫苏芳香，以宣通郁气，气舒涎去，病自愈矣。

该方为治疗情志不畅，痰气互结所致的梅核气之常用方。临床应用以咽中如有物阻，吞吐不得，胸膈满闷，苔白腻，脉弦滑为辨证要点。

2. 随症加减　若气郁较甚者，可酌加香附、郁金助行气解郁之功；胁肋疼痛者，酌加川楝子、玄胡索以疏肝理气止痛；咽痛者，酌加玄参、桔梗以解毒散结，宣肺利咽。湿郁气滞而兼胸脘痞闷，嗳气，苔腻者，加香附、佛手片、苍术理气除湿；痰郁化热而见烦躁，舌红苔黄者，加竹茹、瓜蒌、黄芩，黄连清化痰热；病久入络而有瘀血征象，胸胁刺痛，舌质紫暗或有瘀点瘀斑，脉涩者，加郁金、丹参、降香、姜黄活血化瘀。

3. 现代应用　现临床常用于治疗癔病、胃神经官能症、慢性咽炎、慢性支气管炎、食道痉挛等属气滞痰阻者。

4. 使用注意　方中多辛温苦燥之品，仅适宜于痰气互结而无热者。若见颧红口苦、舌红少苔属于气郁化火，阴伤津少者，虽具梅核气之特征，亦不宜使用该方。

方剂索引

285

七 画

八 画